MALADIES

DES

VOIES URINAIRES

ET

DES ORGANES DE LA GÉNÉRATION.

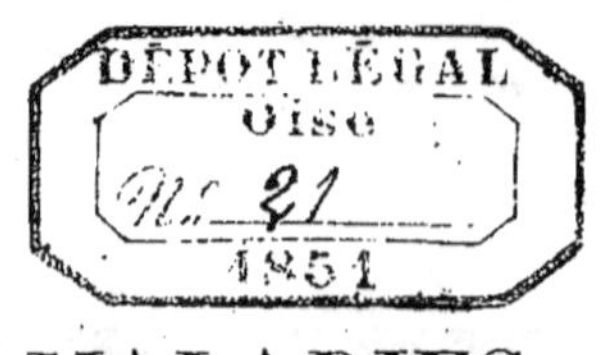

MALADIES

DES

VOIES URINAIRES

ET

DES ORGANES DE LA GÉNÉRATION

CONTENANT

Rétentions d'urine ;

Rétrécissements de l'urètre ;

Accidents produits par les Rétrécissements, les Ulcérations, les Dépôts et Fistules urinaires, les Fausses routes ;

Bougies et la manière de les introduire ;

Catarrhe, Faiblesse, Spasme ou Névralgie, et Paralysie de la vessie ;

Incontinence d'urine ;

Hématurie, ou Pissement de sang ;

Hémorrhoïdes ou Varices de la vessie ;

Maladies de la prostate ;

Blennorrhagie ;

Ecoulements anciens *(Goutte militaire)* ;

Engorgements des testicules ;

Maladies des Vésicules séminales et des Conduits spermatiques ;

Pertes séminales et Pollutions nocturnes ;

Virilité et Impuissance ; Excès vénériens ; Abus des organes génitaux ;

Maladies des reins et des urètres ;

Diabète sucré, ou Glucosurie ;

Gravelle ; Coliques néphrétiques ;

Calculs de la vessie ;

Broiement de la pierre dans la vessie ;

Affections syphilitiques primitives, accidents secondaires et tertiaires.

PAR

Le Docteur DUBOUCHET.

—

Dixième édition,

REVUE ET CORRIGÉE.

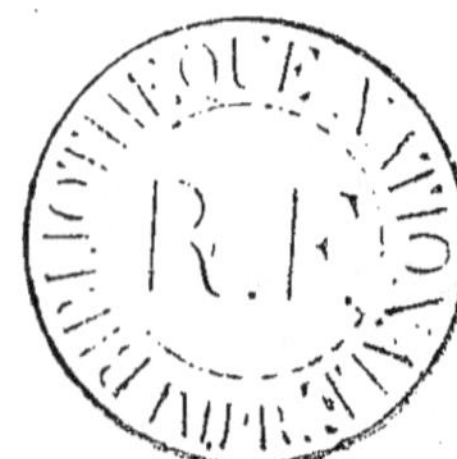

PARIS.

GERMER BAILLIÈRE, LIBRAIRE-ÉDITEUR,

17, RUE DE L'ÉCOLE-DE-MÉDECINE.

L'AUTEUR, 16, RUE TAITBOUT.

1851.

AU LECTEUR.

La rapidité avec laquelle les *neuf premières éditions* de cet ouvrage se sont écoulées rend complètement inutile l'avant-propos dont chacune
d'elles était précédée. Aujourd'hui l'abondance des
matériaux et le désir bien naturel de ne pas grossir
ce volume m'oblige à supprimer la *Notice historique* sur Ducamp, mon maître et mon devancier. Cet
homme supérieur, à peine âgé de trente-deux ans,
succomba à une phthisie pulmonaire qui le minait
depuis longtemps. Quoique très-jeune, il rendit à
la science et à l'humanité le service le plus important en changeant complètement le traitement des
maladies si fréquentes et si nombreuses des organes génito-urinaires.

Cette nouvelle édition est entièrement refondue,
et cependant loin de l'avoir augmentée, j'en ai au
contraire retranché toute la *troisième partie*, qui
contenait les observations cliniques et les réflexions
pratiques d'un certain nombre de malades qui, s'étant
adressés à moi, ont trouvé en mes mains la guérison, ou du moins, par mes conseils, un soulage-

ment efficace à leurs maux et à leurs longues souffrances.

Je sais bien que cette troisième division de mon
travail sur les maladies des voies urinaires et des
organes de la génération, présentait de l'intérêt,
et donnait de la confiance aux malades qui, ressen-
tant quelques embarras dans ces organes si délicats
et si essentiels à la vie, retrouvaient, en parcourant
ces observations, des rapports de position avec tel
ou tel autre individu qui, s'étant déjà confié à mes
soins, avait été soulagé ou guéri par mes divers procédés. J'ai vu, bien souvent, cette similitude de rapports, de souffrances et d'accidents les éclairer plus
rapidement que toutes les dissertations scientifiques
sur leurs maladies.

Mais parmi le grand nombre de malades que j'ai
eu à traiter depuis vingt-cinq ans, soit de rétrécissements du canal de l'urètre, de rétentions d'urine,
de catarrhe de la vessie, ou d'affection de la glande
prostate, un grand nombre de ces malades avaient été
affectés d'écoulements blennorrhagiques, d'urètrites
chroniques, souvent même de maladies syphilitiques ; un grand nombre, comme j'ai pu m'en convaincre, l'avaient été plusieurs fois.

Cette circonstance m'imposait donc l'obligation
de ne livrer à la publicité que les noms des individus
qui nous y auraient autorisé. Le nombre en serait
et devait en effet en être fort restreint, car peu de
personnes auraient assez de philosophie pour laisser
publier dans l'intérêt de l'art et de l'humanité qu'el-

les ont été affligées de ce genre de maladies, que l'on regarde généralement dans le monde, et cela fort à tort selon moi, comme l'indice d'une conduite irrégulière.

Un devoir de convenance m'imposant l'obligation fâcheuse de taire le nom de tous mes malades, même en faisant précéder leurs observations d'une simple initiale, j'ai renoncé à n'en donner aucune dans cette nouvelle édition. J'ai refusé même l'offre toute obligeante de certains pères de famille estimables qui, dans l'effusion de leur reconnaissance, m'autorisaient à publier leur cure, ou qui voulaient eux-mêmes, pour le bien de l'humanité, *nous disaient-ils,* la faire connaître par la voie de la publicité. On conçoit que tout en les remerciant sincèrement de leurs offres, j'ai dû à mon tour les refuser; et aujourd'hui plus que jamais, car il serait indigne de mon caractère, du médecin honorable qui se respecte et s'estime, de manquer ainsi aux convenances de sa profession; si après vingt-cinq ans de pratique spéciale, dans le traitement des maladies des organes génito-urinaires, il employait de tels moyens, qui doivent rester dans le domaine des médicastres et du charlatanisme.

Quand on a vu près de cinq mille individus recourir à nos soins, depuis le mois d'avril 1823, époque où succomba le jeune et célèbre Ducamp, et où parut notre premier travail sur les maladies de l'urètre et de la vessie; quand on a été assez heureux pour traiter avec succès plus de cinquante médecins,

tant de Paris que de l'étranger ; médecins qui, après
avoir pris connaissance de nos travaux et de nos
diverses méthodes curatives, sont venus nous dire :
« Mon cher confrère, nous sommes atteints d'une
» de ces affections que vous traitez avec tant de bon-
» heur et d'habileté, qui ont fait le sujet de vos
» veilles et de vos études ; veuillez nous donner vos
» soins, car nous plaçons en vous toute notre con-
» fiance, » certes on est assez honoré et récompensé
pour pouvoir fermer son oreille à la critique de
quelques détracteurs obscurs et jaloux, et dédaigner
surtout l'emploi de ces étranges moyens de charlatanisme qui ne seront jamais les nôtres.

Je dois dire au lecteur, pour le rassurer, que je
n'admets pas que tous les obstacles au cours de l'u-
rine, que toutes les rétentions d'urine soient la suite
forcée et inévitable des écoulements blennorrhagiques ; je suis revenu depuis bien des années de cette
opinion exclusive, partagée cependant par Ducamp,
en rencontrant souvent dans une pratique très-éten-
due, des rétentions d'urine, des affections de la
glande prostate, des fongus de la vessie, des névralgies du col vésical et même des catarrhes vésicaux,
chez des sujets qui n'avaient jamais eu d'écoulement
ni d'affections vénériennes. La plupart de ces malades nous avouaient cependant qu'ils avaient fait de
grands excès, de travail ou de veille, ou même avec
les femmes, en prolongeant le coït, et en le renouvelant sans nécessité. D'autres, et c'était le plus
grand nombre, s'étaient livrés dans leur jeunesse

à la masturbation, plus tard aux excès de table, ou aux boissons alcooliques, et généralement enfin à tout ce qui est capable d'entretenir ces longues érections qui ne tardent pas à produire une perte dans l'élasticité des vaisseaux de l'urètre, dans son tissu spongieux et ses corps caverneux. Le sang accumulé dans ces vaisseaux, trop fréquemment dilatés par l'effet de ces érections, n'est plus ramené en totalité dans la circulation ; le conduit urinaire ne tarde pas à diminuer de calibre par suite du gonflement des parois de ce canal et par l'état variqueux de ces veines. Il n'est donc pas étonnant que celles-ci produisent dans l'intérieur de l'urètre, au col vésical, ces rétrécissements fongueux, ces végétations et ces excroissances qui à la longue amincissent sa membrane interne et viendront par la suite réclamer impérieusement notre traitement.

Ces faits sont certainement très-remarquables sous le rapport de l'historique des maladies de l'urètre, de la glande prostate et de la vessie, et doivent bien rassurer les hommes qui ont mené une vie exempte d'excès, et surtout ceux qui ont eu le bonheur de n'être jamais atteints d'écoulements ou de blennorrhagies ; le nombre en est malheureusement très-petit. Quoique, hâtons-nous de le dire, les fréquents écoulements de l'urètre soient pour nous, plutôt la preuve du malheur que le résultat de l'inconduite ; nous démontrerons suffisamment, je l'espère, au chapitre où nous traiterons de la *blennorrhagie* ou de l'*urétrite*, que celui qui, dans sa jeunesse, a payé ce triste tribut à l'inexpérience et à la fougue de son tempérament, et qui aura été mal guéri d'un premier accident, le verra fréquemment se reproduire au moindre échauffement, au moindre écart dans le régime.

Combien n'ai-je pas vu dans ma longue pratique, des jeunes gens contracter des écoulements à l'âge de dix-huit à vingt ans, âge où, par leur position dépendante, ils tiennent le plus à cacher cette maladie et à se traiter dans le plus profond mystère! Ce n'est que rarement que ce premier écoulement sera bien guéri ; presque toujours il se reproduira au bout d'un certain temps, surtout lorsque les malades se livreront de nouveau au coït : au bout de quelques jours l'écoulement premier se reproduira, quelquefois même avec une plus grande intensité. Ils ne manquent pas alors d'en accuser les femmes avec lesquelles ils ont eu de nouvelles relations ; que de fois il nous est arrivé d'être appelé à nous prononcer dans de telles circonstances sur des femmes qui, convaincues de leur innocence, et craignant même pour leur santé, nous ont fait part des reproches qui leur étaient adressés ; et constamment après avoir questionné les individus qui croyaient avoir contracté une nouvelle blennorrhagie, nous avons acquis la certitude que leurs affections actuelles n'étaient que la recrudescence de leur premier malheur.

J'ai vu des jeunes gens nouvellement mariés venir réclamer nos soins pour un écoulement survenu dès les premiers jours de leur entrée dans le lit nuptial.

et cet écoulement, disons-le à regret, devenir la cause de débats orageux, de soupçons outrageants. Que de peine nous avions de persuader à ces jeunes maris, combien leurs reproches étaient injustes et peu fondés.

Souvent ces anciens écoulements, ces vieilles chaude-pisses à répétition, que les malades appellent vulgairement du nom de *goutte militaire*, avaient déjà donné lieu à des brides ou à des excroissances d'une telle dureté, dans le trajet du canal, que les médicaments de toute espèce, les injections astringentes les plus fortes ne faisaient qu'augmenter ces indurations de l'urètre sans tarir ces écoulements chroniques. Il fallait alors, pour arriver à une guérison radicale, attaquer le mal dans sa racine, et détruire, soit par une dilatation méthodique, soit par l'incision ou même par la cautérisation, des rétrécissements d'une telle tenacité, que le médecin lui-même en était surpris, vu l'âge peu avancé de ces jeunes malades qui s'étaient présentés à lui.

Lorsque le jet des urines n'est pas sensiblement diminué, il est fort difficile de faire accepter aux malades cette idée de rétrécissement entretenant et prolongeant indéfiniment leurs écoulements. Ils vous répondent tous : « J'urine facilement et sans douleur, donc je n'ai pas d'obstacles dans le canal. » Les médecins eux-mêmes s'y trompent, et partagent l'erreur de leurs malades, car s'ils introduisent une grosse sonde de métal, et qu'elle arrive jusqu'à la vessie, ils renvoient le malade en lui disant aussi, il n'y a pas de rétrécissement. Mais pour nous, praticiens spéciaux, qui nous livrons à des explorations plus précises et plus attentives que celles qu'on a l'habitude de faire, qui nous servons d'explorateurs plus sensibles que ceux généralement employés; qui déjà, par l'inspection du jet des urines, jugeons quelle est la partie du canal qui est altérée; soit que la lésion se trouve dans la portion courbe de l'urètre, soit dans la portion spongieuse, soit encore dans la portion droite du canal. Quelque faible que soit ce rétrécissement, il retient toujours un peu les urines; le malade urine beaucoup, il est vrai, mais plus souvent, il ne fait point attention à cette modification légère. Ce très-petit obstacle, sans cesse fatigué par la force de projection du jet urinaire, ne tarde pas à être irrité, toute la partie du canal qui se trouve derrière le point rétréci devient plus sensible, la membrane muqueuse, excitée plusieurs fois chaque jour par la même cause, s'irrite et s'enflamme, se ramollit et s'ulcère, et produit enfin cette sécrétion purulente qui arrive insensiblement au méat urinaire.

Règle générale. L'écoulement chronique est toujours le résultat d'une altération du calibre du canal, produite, soit par l'épaississement ou l'induration de la muqueuse urétrale, soit par l'engorgement ou l'ulcération de la glande prostate. Les malades peuvent conserver les écoulements chroniques qui arrivent à leurs suites, des années, sans que leur santé en soit altérée sensiblement : les signes de cette affection sont d'abord peu apparents. On voit au méat urinaire

une quantité variable d'un liquide plus ou moins
épais, plus ou moins coloré, plus ou moins filant;
chez quelques sujets, cet écoulement existe seulement le matin, et le canal reste sec le reste de la journée; chez d'autres, il apparaît avec le pressant besoin d'uriner; chez d'autres enfin le canal est presque
toujours mouillé, l'écoulement tache le linge, et il
forme des plaques dont le centre est entouré d'une
auréole semblable aux taches produites par de l'eau
gommée. Ces variétés de couleur, de consistance et
de quantité, sont dues à des causes souvent très-in-
directes et qui agissent périodiquement : un excès de
table, une longue marche, une partie de chasse, la
fatigue du cheval, jettent la perturbation dans les
fonctions de l'appareil urinaire, et altèrent à la longue la santé.

Je ne puis donc que rappeler aux malades, que la
goutte militaire, soit faible ou forte, la maladie existe,
et tôt ou tard ils en ressentiront les tristes effets, s'ils
ne s'empressent de recourir à nos moyens de guérir,
qui consistent à détruire ces brides ou valvules et à
dilater le canal graduellement sans l'emploi de
moyens violents ou de sondes métalliques dont ici
plus que jamais je blâme l'usage et l'abus.

Un mot aussi aux vieillards, qui sont en si grand
nombre atteints d'affections des voies urinaires, qui
éprouvent si souvent des difficultés à rendre le liquide urinaire, par suite de la paresse de la vessie.
Que de maux et de souffrances cette intéressante portion de la société s'éviterait, combien même n'en ver-

rions-nous pas prolonger leurs jours, si cette funeste croyance qu'il n'y a pas de remèdes à cause de leur âge, ne se propageait parmi eux à leur détriment! Nous pourrions invoquer ici le témoignage d'une foule de malades qui, dépassant l'âge de soixante-dix ans, sont restés en relation avec nous, et continuent à recevoir nos avis depuis plus de vingt ans; plusieurs ont été guéris, d'autres sont soulagés par nos soins; tous ne cessent de répéter qu'ils s'applaudissent d'avoir jeté les yeux sur les *premières éditions* de cet ouvrage ; d'avoir eu ensuite la pensée de venir réclamer nos conseils. Le régime auquel nous les avons soumis, le passage fréquent de nos sondes ou bougies courbes, les injections qui ont été pratiquées dans leurs vessies ; les facilités que nous leur avons donné de tenir constamment cet organe débarrassé du liquide urinaire, qui bien souvent, chez les vieillards, ne sort plus qu'incomplètement et par regorgement; tous nos conseils, toutes nos pratiques ont eu de très-bons et salutaires résultats; nous avons prévenu, chez quantité de ces vieillards, hommes de cabinet et d'étude, magistrats, ecclésiastiques respectables, dont la vie avait toujours été régulière, et qui jamais n'ont été atteints d'affections syphilitiques, nous avons prévenu le catarrhe chronique de la vessie, qui ne tarde pas à plonger ce viscère dans un état complet de paralysie.

La rétention d'urine chez les personnes âgées est bien rarement améliorée par les boissons ou les médicaments habituellement employés. Presque tou-

jours la cause qui la produit étant un obstacle matériel, mécanique, c'est par une action directe qu'il
faut chercher à la faire disparaître.

Que ceux qui nous liront encore se persuadent
donc bien que l'âge ne doit point les arrêter; que s'il
n'y a pas possibilité d'une cure radicale, du moins il
y a toujours du soulagement à obtenir, et que les al-
légements aux douleurs, dans les maladies anciennes
et chroniques, qui si souvent ne nous laissent ni jour
ni nuit, ne sont cependant pas des temps d'arrêt à
dédaigner.

Cet ouvrage s'adresse non-seulement aux médecins, mais encore aux gens du monde. A cet égard,
nous ne croyons pas pouvoir nous dispenser de nous
disculper en peu de mots d'un reproche que quelques confrères trop susceptibles, et cédant à une
fausse appréciation des effets de la publicité pour
tout ce qui tient à l'art de guérir, ont cru pouvoir
nous adresser, en insinuant *que nous n'écrivions que
pour les gens du monde et non pour les médecins*. Nous
leur répondrons d'abord que ce reproche ne nous est
pas applicable : nous avons constamment tenu les
dernières éditions de notre ouvrage au courant de
toutes les découvertes nouvelles, des méthodes bonnes ou mauvaises qui ont été proposées; elles sont
aujourd'hui entre les mains d'un grand nombre de
médecins praticiens de Paris, de la province et
même de l'étranger; la nomenclature des noms de
tous ces honorables médecins serait trop longue à reproduire ici, s'il fallait surtout citer les passages des

lettres qu'ils nous ont adressées, en nous priant, soit de les diriger dans le choix de leurs instruments, soit de les aider de nos conseils dans les traitements qu'ils voulaient entreprendre d'après notre méthode, soit encore en nous recommandant une foule de malades qu'ils confiaient à nos soins.

D'ailleurs nous répondrons à ceux qui persisteraient à répéter cette banale objection : Et pourquoi ne ferait-on pas des livres de médecine pour les personnes étrangères à cette science? Pourquoi les gens du monde, toujours si dominés par les préjugés quand il s'agit de leur santé, ne seraient-ils pas avertis qu'ils peuvent éviter telles ou telles affections par une hygiène mieux entendue? Pourquoi ne puiseraient-ils pas dans un ouvrage essentiellement pratique, écrit avec probité et conscience, des idées nettes, des notions justes et saines sur la maladie dont ils sont attaqués? Pourquoi ne pas chercher à détruire chez eux des opinions erronées et des pratiques dangereuses? En un mot, quel inconvénient y a-t-il à éclairer ceux qui demandent à la science ce qu'elle a de plus immédiatement applicable? N'est-ce donc pas là une œuvre d'utilité, et nous osons dire de dévouement?

Nous avons toujours admiré ces grands médecins qui, renfermés dans le sanctuaire, couvrent d'un voile épais l'arche de la science, et cherchent à la soustraire aux regards des profanes! Quels sont les résultats d'une pareille doctrine? c'est qu'en même temps que les bons ouvrages deviennent plus rares

dans le public, on voit surgir une foule de miséra-
bles productions médicales portant l'estampille du
charlatanisme et la flétrissure de son contact.

C'est une remarque facile à faire dans les grandes
villes pour un certain nombre de maladies, notamment pour les affections vénériennes, où les guérisseurs patentés pullulent de tous côtés. Vous aban-
donnez la place, d'autres s'en emparent; vous faites
de la médecine une sorte de science occulte, eh bien!
elle tombe malgré vous dans le domaine de l'empirique ; vous vous éloignez du public, le public s'éloi-
gne de vous ; il court à celui qui, jetant avec adresse
les filets sur sa confiance, lui parle, l'entraîne, le
séduit, le trompe et l'empoisonne en lui débitant ses
remèdes et ses drogues. A qui la faute? à vous qui ne
voulez pas descendre des hauteurs de votre mérite ;
à vous, qui ne comprenez pas que dans le siècle des
lumières et du progrès toute science doit s'humani-
ser, et se mettre en rapport sur plusieurs points
avec l'intelligence des masses.

En publiant successivement plusieurs écrits sur les
affections des organes génito-urinaires, nous avons
été dirigé par la ferme conviction et le désir de prouver qu'il y a en effet certains livres spéciaux de médecine très-utiles au public pour l'éclairer, et l'arracher, s'il est possible, aux piéges que lui tendent de
toutes parts l'ignorance et la cupidité.

Nous pensons avoir servi l'humanité, si ce *nouveau* traité vient en aide à la propagation d'une méthode aussi facile dans son exécution qu'assurée dans

ses résultats, et si nous parvenons en outre à détourner de suivre de mauvais traitements, presque toujours la cause directe de la maladie que nous traitons,
une grande partie des victimes aveugles de ces pré-
tendus médecins guérisseurs, faisant métier et mar-
chandise d'une profession honorable qu'ils avilissent
et déshonorent, par la manière dont ils la compren-
nent et l'exploitent!

MALADIES

DES

VOIES URINAIRES

ET DES

ORGANES DE LA GÉNÉRATION.

PREMIÈRE PARTIE.

MALADIES DE L'URÈTRE, DE LA GLANDE PROSTATE ET DE LA VESSIE.

CHAPITRE PREMIER.

DU RÉTRÉCISSEMENT DE L'URÈTRE.

Je vais traiter dans cet ouvrage d'une maladie très-commune et fort douloureuse. Sa connaissance spéciale est l'objet essentiel de mes études, et sa guérison le but de ma constante application.

Je passerai rapidement sur les détails anatomiques de la partie qui en est le siége.

L'urètre est le canal qui sert de conduit à l'urine et au sperme; il commence à la vessie, et s'étend jusqu'au gland ou à l'extrémité de la verge. Les anatomistes lui ont fait subir plusieurs divisions; il est utile seulement qu'on sache que deux membranes revêtent le canal : l'externe, très-épaisse, est appelée *spongieuse*; et l'interne, mince et délicate, reçoit le nom de *membrane muqueuse*, sécrétant continuellement, par une quantité immense de follicules, une matière visqueuse et lubrifiante.

Je ne réfuterai pas ici l'erreur de quelques praticiens, qui ont soutenu que le canal de l'urètre a jusqu'à douze pouces de longueur; de nombreuses observations ont prouvé le contraire.

A donné depuis longtemps à l'étude des *maladies des organes urinaires*, et favorisé par une pratique étendue, j'ai pris plus de deux mille mesures sur des sujets de différentes grandeurs : la longueur du canal n'a jamais excédé neuf pouces ; constamment cette étendue du canal n'a varié que de sept à neuf pouces.

Le méat urinaire est plus étroit que le reste du canal, mais il n'en est pas moins susceptible d'une dilatation de trois à quatre lignes de diamètre ; la circonférence du canal dans l'état naturel est de deux lignes et demi à trois lignes.

Plusieurs causes peuvent occasionner des rétentions d'urine : le catarrhe, ou la paralysie de la vessie; la gravelle, les calculs, les tumeurs fongueuses, développées soit dans l'intérieur de l'organe urinaire, soit sur un des points du canal; l'inflammation et l'engorgement squirrheux du col de la vessie ou de la glande prostate, etc.; mais l'expérience nous a prouvé que sur dix rétentions d'urine, neuf sont dues à des rétrécissements et obstructions survenus sur un ou plusieurs points du canal de l'urètre.

Sans contredit, l'inflammation est une des causes

les plus fréquentes des rétrécissements de ce conduit. La blennorrhagie, vulgairement appelée *chaude-pisse*, est la plus intense et la plus fréquente des inflammations. C'est donc elle principalement qui est la source des carnosités ou végétations qui se forment le long de ce canal.

Si j'interroge les malades qui se présentent à moi, éprouvant quelques difficultés à lâcher les urines, et qui, par suite de ces difficultés, sont obligés sans cesse de satisfaire à ce besoin, tous m'assurent avoir été attaqués dans leur jeunesse d'un ou plusieurs écoulements, dont les derniers surtout avaient présenté des symptômes plus ou moins graves, et s'étaient prolongés indéfiniment. En cet état, les malades ressentaient des pesanteurs vers l'anus, des démangeaisons et de fortes cuissons dans le trajet du canal chaque fois qu'ils voulaient uriner. S'ils se livraient aux plaisirs de l'amour, l'écoulement revenait avec plus d'intensité, les douleurs augmentaient en urinant, le jet des urines diminuait insensiblement, et, avec les années, ils finissaient par éprouver plus ou moins de difficultés à satisfaire ce besoin de la nature.

Un malade ne s'effraie pas positivement de ces divers symptômes, qui viennent lentement ; il ignore quels sont les accidents qui plus tard pourront survenir ; plusieurs mois se passent, des années même, sans qu'il éprouve de violentes douleurs ; mais l'inflammation n'en fait pas moins de progrès ; des coarctations naissantes se forment ; les végétations

s'étendent; les difficultés d'uriner augmentent chaque jour; quelquefois, malgré les remèdes de toute
espèce qu'on lui administre, le malade ne cesse pas
d'apercevoir un léger suintement au bout de sa verge;
son linge en est constamment taché, et la rétention
d'urine complète arrive au moment où il s'en doute
le moins. Heureux celui qui, se hâtant de demander
avis en pareil cas, s'adresse à un homme de l'art
versé dans la connaissance des maladies de l'urètre
et de la vessie! Mais malheur à lui s'il tombe entre
les mains d'un de ces praticiens qui ne connaissent
que deux choses en fait de maladies des organes
sexuels : la *vérole* et le *mercure*.

En effet, tous les médicaments que les empiriques
administrent ne font qu'augmenter le mal. Un homme éclairé se rend compte de cette affection subite.
Il part de ce principe que toutes les fois qu'une inflammation a passé à l'état chronique, elle a de la
propension à se fixer plus particulièrement sur la
partie qui en est le siége. La sensibilité du point où
elle se fixe se trouvant exaltée, il en résulte une espèce de boursoufflure, d'où naissent ces carnosités,
ces rétrécissements, ces ulcérations, ces brides plus
ou moins étendues qui rampent le long de ce conduit, lequel doit toujours être libre pour donner
passage aux urines.

Il est incontestable qu'une personne qui, dans
sa jeunesse, aura eu une ou plusieurs blennorrhagies, dont elle n'aura été débarrassée qu'à l'aide
des injections astringentes, sera tôt ou tard atta-

quée d'un ou plusieurs rétrécissements de l'urètre.

J'ai dit que ces rétrécissements se formaient avec tant de lenteur qu'il était difficile, dans le principe, d'en soupçonner l'existence ; j'ai vu des malades qui malheureusement n'en avaient été avertis que par une rétention complète d'urine survenue tout-à-coup, soit à la suite d'un repas copieux, soit après des excès dans l'acte vénérien, soit après une grande fatigue.

Il est une circonstance qui devra constamment fixer celui qui craindrait d'avoir le canal rétréci. Ayant eu des blennorrhagies, si, malgré la plus grande sagesse, ou malgré tous les remèdes qui lui ont été indiqués, même les injections astringentes, il voit persister un petit écoulement blanchâtre, qui, chaque matin, tient collés les bords du méat urinaire ; s'il voit nager dans son urine de petits filaments muqueux ; enfin, si à tous ces symptômes s'ajoute cette circonstance qu'il se soit opéré un changement dans le jet de l'urine qui a diminué de volume, il n'y a pas le moindre doute qu'il ne soit atteint d'un embarras dans l'urètre.

Il suffit au chirurgien d'explorer attentivement le canal avec une petite bougie à tête arrondie ou olivaire, ou plutôt avec la sonde exploratrice de Ducamp. Il pourra, dans plusieurs cas, pénétrer jusqu'à la vessie ; mais s'il existe un rétrécissement, il le reconnaîtra. Pour nous, une longue habitude nous a rendu si familier l'usage des bougies et des sondes, que la moindre bride ne saurait nous échapper. Nous dirons même plus : il nous suffit de voir pisser une personne affligée de rétrécissements dans le canal, pour prononcer de suite s'il existe un ou plusieurs obstacles.

Les gens du monde regardent trop communément un écoulement comme une maladie légère, et ils ne s'en occupent guère, à moins que des symptômes inflammatoires graves, leur rendant la marche difficile ou pénible, ne les forcent à garder le lit, ou bien encore à moins que des chancres, des bubons ou toutes autres ulcérations ne viennent les avertir impérieusement qu'il faut avoir recours à des moyens énergiques pour les guérir.

Nous voyons chaque jour des individus, impatients de se délivrer d'un écoulement qui les gêne, recourir à des moyens plus ou moins énergiques, qui peut-être arrêteront l'écoulement, mais en le répercutant et en donnant naissance à une maladie beaucoup plus grave. D'autres, plus indifférents, laissent le canal s'habituer à une sécrétion continuelle, en n'opposant au mal aucune espèce de traitement curatif; la membrane muqueuse qui tapisse ce canal s'irrite par la présence de ce mucus, qui s'épaissit, finit par s'amonceler plus particulièrement sur un des points de cette membrane, où elle occasionne presque toujours un étranglement. Alors le cours de l'urine est plus ou moins interrompu, et de là viennent ces souffrances insupportables qu'un malade seul peut décrire avec précision, lorsqu'il ne rend plus le liquide que par *strangurie*, c'est-à-dire quand l'urine ne s'échappe que goutte à goutte et après de grands efforts.

Lorsque, à l'aide d'une petite bougie olivaire, ou plutôt de la sonde exploratrice, on est parvenu à constater le rétrécissement commençant, il est du devoir du médecin d'engager le consultant à s'en débarrasser de suite; alors le traitement sera facile et peu douloureux. S'il n'y consent pas, les progrès du mal se manifesteront par les accidents suivants.

Chaque fois que le besoin d'uriner se fera sentir, le jet d'urine se fera attendre; il sortira plus mince que dans l'état naturel; il sera parfois aplati; il se tortillera en spirale, à quelque distance du méat urinaire : s'il existe plusieurs obstacles, il sera bifurqué, ressemblant au jet du sabot d'un remouleur; le malade pisse sur ses souliers.

L'urine, de plus en plus échauffée en séjournant plus qu'elle ne devrait dans son réservoir, accroît l'inflammation qui existe en permanence sur les rétrécissements; elle y dépose des glaires, des mucosités, qui, réunies, forment un bouchon dont nécessairement l'explosion pénible et difficile doit toujours précéder le premier jet d'urine.

On peut regarder la présence de ces glaires, de ces flocons muqueux, comme l'indice certain d'un rétrécissement dans l'urètre, quand celui qui les rend habituellement éprouve quelques difficultés à lâcher son urine.

A cette période de la maladie, la vessie ne se vide plus, et le malade s'aperçoit qu'après avoir satisfait à ce besoin d'évacuation, s'il fait de nouveaux efforts, les urines viennent encore, et coulent presque aussi

abondamment qu'à la précédente éjection. Elles n'arrivent d'ailleurs qu'accompagnées d'un chatouille-
ment presque douloureux le long du canal, ce qui
force celui qui l'éprouve à porter la main au périnée, vis-à-vis le bulbe, siége le plus ordinaire de tous
les obstacles, et à presser le canal dans cette partie
ou à tirailler la verge, comme pour aider à la sortie
du liquide.

C'est alors que si l'on veut passer une bougie ou
une sonde, elle est arrêtée par l'obstacle, environ
à cinq pouces du méat urinaire; on provoque une
douleur telle que le malade qui a recours à cette
petite opération n'a pas le courage d'aller plus avant,
et qu'il arrête la main du chirurgien qui l'opère,
tant la sensibilité est vive et exaltée dans la partie
rétrécie.

Telle est à peu près la position de tous les malades
atteints de rétrécissements du canal, dans la seconde
période de la maladie. Les douleurs ne tarderont pas
à augmenter; elles se propageront dans tout le canal;
une pesanteur incommode se fera sentir dans l'anus
et dans les aines.

Chez une foule de malades, les efforts qu'ils font
pour uriner leur donnent des envies continuelles
d'aller à la selle; ils sont obligés parfois de tampon-
ner l'anus, en cherchant à satisfaire le premier besoin; d'autres sont affectés de hernies par suite de
ces fréquents et douloureux efforts.

Un des accidents les plus communs causés par les
rétrécissements de l'urètre, et qui n'avait pas été

observé avant nous, c'est l'inaptitude à la reproduction ; l'éjaculation du sperme se trouve presque toujours incomplète ; la semence, retenue en partie
derrière l'obstacle, n'achève d'en sortir que goutte
à goutte, après que l'érection a tout-à-fait cessé.
Entraînant avec elle des filets sanguinolents, ces res-
tes dépourvus de cette chaleur vitale, de cette force
naturelle qui constitue la faculté génératrice, ne
servent le plus souvent qu'à augmenter les douleurs
du patient, qui ne se livre qu'avec crainte au coït,
ayant éprouvé par lui-même qu'à la suite de cet acte,
cause immédiate d'une nouvelle irritation, de petits
vaisseaux se rompent, et le sperme ne sort qu'avec
douleur, et parfois même accompagné de quelques
gouttes de sang.

Nous appellerons *dyspermasie* cette véritable rétention du sperme.

Quand un malade en est arrivé à présenter les divers symptômes que nous venons d'indiquer, il doit
s'attendre à être pris au premier jour par une rétention complète d'urine.

Cet accident est fréquent, surtout après un repas
copieux, un excès dans les plaisirs vénériens, à la
suite de quelques travaux pénibles qui exigent des
veilles prolongées, ou bien d'une marche forcée.

Le canal est tellement oblitéré dans sa partie rétrécie, que la bougie la plus fine ne peut parvenir à s'introduire au-delà de l'obstacle. Si elle parvient à s'y
engager, elle est tellement serrée qu'il faut employer
la force pour la retirer.

Rien n'est plus pénible à observer que les symptômes qui accompagnent cette cruelle affection. Sai-
sissant pour point d'appui tout ce qui l'environne, le
malade prend successivement toutes les positions
pour favoriser l'excrétion des urines; son visage est
rouge, animé; ses yeux sont injectés, son pouls est
dur et élevé, tous ses muscles se contractent, la verge
entre en érection, une vive douleur se prolonge tout
le long du canal, et se fait sentir dans toute la région
de la vessie, et jusqu'aux uretères et aux reins. Les
urines, venant frapper continuellement contre le rétrécissement, occasionnent une dilatation du canal
derrière l'obstacle. Nous avons souvent trouvé des
poches qui auraient facilement contenu une petite
noix, chez les malades qui avaient succombé à une
rétention complète d'urine. Heureux lorsque des
ulcérations ou des crevasses n'en sont pas l'inévitable
suite !

Dans sa vie privée, l'homme attaqué de cette maladie est triste, morose; ses digestions se font mal;
il éprouve des maux de tête; des sueurs légères
couvrent toute la surface de son corps, surtout lorsqu'il vient de se livrer à de violents efforts; il est
sujet aussi à des accès de fièvre qui viennent par
intermittence s'emparer de lui.

Combien de fois ne nous sommes-nous pas
trouvé auprès de malades dans la triste position
de ne pouvoir rendre quelques gouttes d'urine! De
quelle terreur les parents ou les amis du malade
n'étaient-ils pas frappés en voyant les malheureux

grincer des dents, parcourant leur chambre à grands
pas, demandant du secours à tout ce qui les entoure ;
enfin, accablés de lassitude et de fatigue, regagner
un lit où ils cherchent en vain le repos! Tourmentés
par une soif ardente, ils n'osent la satisfaire, de peur
d'augmenter la réplétion de la vessie. Bientôt, exci-
tés de nouveau par la douleur, ils se relèvent et s'é-
puisent encore par des efforts superflus, jusqu'à ce
que l'homme de l'art vienne les tirer de cette funeste
et déplorable situation, et les préserve, s'il en est
temps encore, des accidents affreux qui pourraient,
en être la suite.

Dans ces moments d'angoisses, que les malades atteints de rétention complète d'urine n'oublieront
jamais, il en est peu, surtout chez ceux qui conser-
vaient toutes leurs forces, qui ne se soient un instant
laissés aller à des idées de suicide.

Nous examinerons successivement la conduite que
le médecin aura à tenir dans ces cas extrêmement
graves.

Plusieurs praticiens ont été d'avis qu'il fallait chercher à vider la vessie en ouvrant à l'urine un passage, soit par son conduit naturel, soit par une route
étrangère, afin d'éviter la rupture de cet organe ou
du canal ; l'un et l'autre de ces deux moyens ont été
souvent funestes aux malades. Nous ferons connaître
tous ceux qui presque constamment nous ont réussi,
et nous ne cesserons de répéter cette question aux
personnes atteintes de rétrécissements du canal :
Maintenant que la science et l'art, aidés de la pré-

cieuse découverte de Ducamp, sont parvenus à obtenir la guérison certaine de ces maux lorsqu'on s'y prend à temps, pourquoi attendre la dernière extrémité pour faire disparaître des rétrécissements et des obstructions qui, plus tard, causent de si funestes accidents?

CHAPITRE II.

ACCIDENTS PRODUITS PAR LES RÉTRÉCISSEMENTS DU CANAL DE L'URÈTRE.

Ulcérations. — Crevasses. — Dépôts urineux. — Fausses routes. — Fistules urinaires. — Engorgements des testicules.

La rétention d'urine n'est pas le seul accident qui soit la suite inévitable des rétrécissements survenus le long de la membrane muqueuse de l'urètre.

Il n'est pas rare de voir le liquide urinaire, séjournant plus longtemps qu'à l'ordinaire dans la vessie, l'enflammer fortement.

Cette inflammation se propage rapidement dans le canal, et la suspension des urines arrive sans que le malade ait le temps de se reconnaître, et puisse donner le motif de cette rétention subite.

Ce cas est très-pressant. Les douleurs et les angoisses du malade ; le besoin d'uriner qui se fait sentir à chaque instant ; la vessie qui, par sa distension, s'élève jusqu'à l'ombilic ; le bas-ventre tendu, dur et douloureux à la moindre pression ; la peau brûlante, le pouls accéléré, la face animée et rouge, tout indique que le cas est urgent, et que si des secours prompts et bien dirigés ne sont pas administrés au malade, sa vie court les plus grands dangers.

Plusieurs fois nous avons vu la partie qui se trouve derrière l'obstacle, et la vessie elle-même, distendues par les urines, se rompre, et les malades succomber à la suite d'un épanchement des urines, qui, filtrant à travers le tissu cellulaire, envahissait toute la cavité du ventre, et donnait lieu à la gangrène. La mort seule, en pareil cas, venait mettre un terme aux souffrances des malades, chez qui de larges ouvertures avaient été pratiquées vainement pour donner issue aux abcès et aux dépôts urinaires.

Nous citerons le cas de ces deux malades qui étaient atteints de chutes du rectum, à la suite des efforts qu'ils faisaient constamment pour évacuer les urines. L'un d'eux, habitant Bercy, ne pouvait uriner qu'en prenant la position de celui qui veut aller à la selle, et après s'être tamponné l'anus avec un linge ou du papier brouillard, pour empêcher la sortie de l'intestin.

Le second malade qui demeurait aussi dans cette commune, était chétif, maigre, souffrant; une hernie volumineuse était survenue, qui nécessita l'application d'un bandage ; le catarrhe vésical s'était emparé de lui; des glaires s'amassaient en quantité dans la vessie ; ce n'est qu'avec bien de la peine que nous avons pu sauver cet homme d'une mort certaine, en détruisant les obstacles qui existaient dans le canal, et en le familiarisant avec l'introduction des sondes, auxquelles il a recours de temps en temps.

Quoique âgé et infirme, il fût rendu à la vie, satisfait et reconnaissant des heureux efforts que nous avons faits pour rendre supportable sa douloureuse et périlleuse position.

D'autres fois nous avons vu des ulcérations perforer de part en part le canal. Les urines, passant par le nouveau trajet fistuleux, se répandent dans l'enveloppe des testicules, que la présence du liquide épanché augmente considérablement, si l'on ne s'oppose pas sur-le-champ aux envahissements, en faisant de larges ouvertures ; les cuisses peuvent, ainsi que l'abdomen, être, en peu de temps, infiltrées de la même manière. Frappant de mort toutes les parties qu'elle atteint, et ne respectant rien, l'urine cause une inflammation des plus intenses, la gangrène s'en empare, et toutes ces parties n'offrent plus qu'un vaste dépôt.

On le voit, ces accidents sont très graves, il n'y a pas de temps à perdre ; sans des secours prompts et bien entendus, le malade est voué à la mort.

La première indication à remplir est de pratiquer de larges incisions pour donner passage aux urines, et de chercher avec précaution à rétablir leur véritable cours. Heureux si l'on parvient à calmer la fièvre, à déterger les ulcères, dût-on favoriser la formation d'une fistule urinaire, dont on peut du moins espérer la cicatrisation !

Qu'on ne croie pas cependant que ces ouvertures contre nature ne sont pas à redouter. Si elles n'aboutissent pas toujours à la mort, elles finissent constamment par désorganiser les parties qui en sont le siége. Parfois les fistules s'oblitèrent ; elles deviennent dures et calleuses ; de là de nouvelles inégalités ; des rétrécissements se reforment, et ramènent ces dépôts urinaires, ces épanchements qui, en premier lieu, avaient forcé à leur procurer cette issue. Un des accidents les plus communs est le gonflement spontané des testicules, survenu avec douleur violente le long des cordons, à la suite d'une marche forcée ou de quelques excès dans les plaisirs vénériens. J'ai vu des malades qui avaient pris ces engorgements pour une chaude-pisse tombée dans les bourses, tandis que ces engorgements n'avaient d'autre cause que la présence de crevasses survenues derrière les obstacles dans le canal.

Cet accident, nouveau pour les malades, les effrayait ; ils ne pouvaient que difficilement s'en rendre compte, ne s'étant point exposés à contracter de nouvelles blennorrhagies ; mais cet état s'explique très-bien par l'inflammation qui, du point où elle existe en permanence, se propage par les divers canaux adjacents jusqu'aux testicules, et donne lieu à leur engorgement.

Le repos au lit, une ou deux applications de sangsues, des cataplasmes émollients fréquemment renouvelés, des demi-bains, une saignée si le sujet est jeune et vigoureux, et les engorgements se dissipent assez fréquemment au bout de quinze à vingt jours. Mais la cure reste incomplète, et les rechutes sont fréquentes : aussi avons-nous recommandé à ceux de nos malades qui se sont trouvés dans ce cas, de ne jamais quitter le suspensoir, afin d'éviter que le tiraillement des testicules, occasionné par leur pesanteur, ne donne lieu, non pas précisément à leur réengorgement, mais à celui de l'épididyme, conduit formé de la réunion de tous les vaisseaux séminifères.

Ces engorgements reviennent aussi interrompre fréquemment notre traitement, lorsque le canal étant trop rétréci, on ne peut qu'avec peine le faire franchir par la bougie. Ils se reproduisent également dans l'opération de la lithotritie, lorsqu'on est obligé de dilater l'urètre pour arriver jusqu'à ce réservoir. Nous voyons assez souvent des malades atteints de rétrécissements se plaindre de la persistance d'un petit écoulement blanchâtre qui suinte à l'extrémité de la verge, et qui, chaque matin, tient collés les bords du méat urinaire. Ces écoulements, que l'on confond souvent avec une blennorrhagie nouvelle ou ancienne, n'ont rien de contagieux; nous ferons connaître les moyens que nous employons pour les guérir; parfois ils déterminent l'apparition sur le gland ou le prépuce de quelques individus, de certaines vésicules ou plaques rouges, qui disparaissent assez fréquemment par l'usage des lotions et des bains.

Je fus consulté par un de nos membres distingués de l'Institut et par un étranger de distinction, sur la nature de l'écoulement dont ils étaient atteints depuis un grand nombre d'années, et sur la cause à laquelle ils devaient l'attribuer; chez l'un paraissaient des vésicules qui disparaissaient après quelques bains, des adoucissants et le régime antiphlogistique; et chez l'autre, des plaques rouges passant rapidement d'un rouge pâle à un état extrême d'inflammation, et ensuite s'affaiblissant par l'usage répété de lotions émollientes; j'annonçai aux deux malades qu'il existait certainement chez eux quelque obstacle dans l'urètre, et qu'avant de rien entreprendre pour les guérir, il serait prudent d'explorer le canal, et d'en venir à la destruction de ces obstacles. Le premier de ces deux malades, qui redoutait beaucoup l'introduction des sondes et des bougies, refusa de s'y soumettre. Nous ignorons aujourd'hui s'il est encore dans le même état, ou s'il s'est enfin soumis à un traitement qu'il sentait bien lui-même être devenu nécessaire.

Quant au second malade, à qui notre savant et regrettable professeur Marjolin avait déjà conseillé la cautérisation, nous trouvâmes chez lui un fort rétrécissement à environ cinq pouces et demi de profondeur. Il en souffrait chaque fois qu'il voulait uriner, et voyait le jet de son urine considérablement diminué depuis dix ans. Il n'hésita pas à se mettre entre nos mains, et un mois nous suffit pour le débarrasser radicalement, et pour rendre à son canal sa largeur primitive. Il est aujourd'hui tout-à-fait dégagé, sans avoir fait autre chose que suivre un régime doux et humectant, et prendre quelques bains et quelques boissons légèrement sudorifiques. Pendant le cours de nos petites opérations, ses taches rouges ont disparu; il urine parfaitement bien, et passe tranquillement ses nuits sans en éprouver le besoin.

Les écoulements qui persistent pendant des années ne peuvent que donner naissance, à la longue, à ces excroissances, brides ou ulcérations dont nous avons précédemment parlé, à moins cependant qu'on ne les rencontre chez des malades qui ont le canal très-libre; ils sont alors le résultat de la manière vicieuse dont on a guéri leurs blennorrhagies. Les malades, et même quelques médecins, ne sont point assez convaincus que la blennorrhagie, comme beaucoup d'autres inflammations, a ses périodes bien tranchées, et qu'il est maladroit et souvent dangereux de la contrarier dans sa marche.

Une observation qui ne nous a pas échappé, c'est que nous voyons les blennorrhagies persister avec bien plus d'intensité chez les gens riches que dans la classe des gens peu fortunés, ou de ceux qui viennent chercher des secours dans nos hôpitaux. Cela tient à ce que les derniers sont tenus à un régime et à un traitement propres à favoriser la guérison de la maladie, et à ce qu'ils ont conservé cette vieille et sage croyance, qu'il ne faut couper les écoulements qu'après qu'ils ont coulé plusieurs semaines : aussi ne réclament-ils les soins du médecin que pour obtenir quelques préparations astringentes de copahu, qui réussissent presque toujours, lorsque le temps opportun est arrivé de faire usage de ces remèdes. Les gens du monde, au contraire, ont toujours mille prétextes pour solliciter le médecin trop complaisant de leur administrer intempestivement des médicaments qui, plus tard, auraient eu un bon résultat, mais qui, dans une période trop peu avancée de la maladie, en dérangent le cours, ne la guérissent qu'incomplètement, et presque toujours lui impriment une marche chronique qu'il est bien difficile d'arrêter quand des malades ne sont pas assez raisonnables pour se soumettre entièrement aux conseils d'un praticien éclairé.

Passons à des accidents d'un tout autre genre, qui doivent trouver place dans ce chapitre.

Fausses routes.

Les fausses routes sont en première ligne parmi les accidents qui peuvent compliquer les rétrécissements du canal de l'urètre. Elles sont, à la vérité, produites le plus communément par la main même qui travaille à débarrasser la vessie d'un malade en proie à une rétention complète d'urine; mais c'est une raison de plus pour nous d'en faire sentir les conséquences et d'en préserver le malade et son opérateur. Quand il y a rétrécissement sur un point du canal, c'est toujours en avant de ce rétrécissement que se font les fausses routes; et comme généralement les rétrécissements qui sont les plus difficiles à franchir sont situés à la courbure ou bulbe du canal, portion membraneuse de l'urètre, il en résulte que cet accident funeste arrive plus fréquemment dans cette partie.

Les fausses routes sont plus ou moins profondes, selon que l'opérateur a employé plus ou moins de force à introduire la sonde, et selon que celle-ci était plus ou moins solide.

Il est tout naturel que les fausses routes pratiquées avec des sondes en métal soient plus profondes et plus dangereuses que celles qui seront faites avec des bougies moins résistantes, ou des sondes en gomme élastique, armées de leurs mandrins.

Lorsqu'en sondant un malade on s'écarte de la direction du canal, et qu'on a le malheur de faire fausse route, le praticien en est averti par une espèce de déchirement des parties, dont se plaint aussitôt le patient, et un épanchement assez abondant de sang accompagne le retirement de la sonde.

Il nous est arrivé plusieurs fois d'être appelé par des malades sur qui, avant notre venue, on avait fait des tentatives de cathétérisme, et de reconnaître chez eux des fausses routes de plusieurs lignes, et même d'un et de deux pouces d'étendue, que le médecin ordinaire, peu habitué à manier la sonde, travaillait encore à prolonger, espérant toujours arriver à la vessie en continuant avec force l'introduction de la sonde mise hors de sa voie.

L'art de bien sonder est plus difficile que beaucoup de praticiens ne peuvent s'en faire l'idée. Ne craignons pas de le dire : nous avons reconnu de fausses routes pratiquées sur des malades atteints de catarrhes de la vessie, et chez qui le canal était libre et ne présentait aucun obstacle à la facile introduction de la sonde.

Il est des cas où il devient tout-à-fait impossible, même à un praticien versé dans cette spécialité de l'art de guérir, d'introduire une sonde droite ou courbe, surtout si, auparavant, un chirurgien peu exercé a tenté cette opération. Il est à parier, dans ce cas, que le bec de l'instrument s'est engagé au-devant du rétrécissement au bulbe de l'urètre. La fausse route formant avec l'aire du canal un Y, au moment où l'on voudra faire basculer la sonde pour lui faire franchir la symphyse du pubis, son bec s'engagera de préférence dans la fausse direction.

Dans ces cas graves, nous préférons toujours patienter, faire usage de bougies fines, à pointes effilées, administrer aux malades les antiphlogistiques, les priver de boissons, tromper leur soif par quelques quartiers d'orange, les placer dans le bain, leur appliquer des fomentations et des cataplasmes émollients sur le bas-ventre, des sangsues au périnée, puis recourir à quelques injections poussées jusque sur l'obstacle, mais sans employer la force, moyens avec lesquels on finit toujours par triompher d'un obstacle considérable; plutôt que d'employer, soit les sondes coniques, ou encore les cathéters en plomb, les algalies droites, instruments qui, dans des mains inexpérimentées, n'entraînent que trop souvent des accidents graves et funestes.

C'est dans les cas de fausses routes que brille la

précieuse découverte de notre maître Ducamp. On introduit la sonde exploratrice dans le canal jusqu'à ce qu'elle soit arrêtée sur le retrécissement en avant duquel se trouve la fausse route, on la pousse légèrement sans secousse, puis on la retire cinq minutes après. S'il existe une fausse route, elle rapporte à son extrémité une empreinte bifurquée, qui parfois indique très-bien la position de la bonne ou de la fausse ouverture.

Etablissons, en thèse générale, que l'on ne devra jamais entrer de force dans la vessie. Je sais qu'en professant cette doctrine de prudence et de sagesse, je me mets en opposition avec quelques praticiens qui n'ont point hésité à avancer *que toutes les fois qu'il y a rétention complète, il fallait pénétrer de vive force dans la vessie.* Il est possible que, pour ces habiles chirurgiens, qui ont acquis une grande habitude d'opérer, le cathétérisme soit chose facile; mais je m'adresse à de jeunes médecins, surtout à ceux éloignés de la capitale, qui ne rencontrant pas dans leur pratique une grande quantité de malades atteints de rétention d'urine, ouvriraient immanquablement une fausse route, s'ils avaient à sonder un individu atteint de rétrécissements anciens et opiniâtres. Pour nous, qui nous sommes trouvé obligé de recourir à cette opération par l'incurie ou l'imprudence des malades, ce n'est qu'avec la plus grande circonspection que nous en avons usé; et toutes les fois que nous l'avons jugée inutile, nous avons su résister aux désirs et aux pressantes sollicitations de nos clients.

Nous avons été, il n'y a que très-peu de temps, appelé à donner nos soins à un malade de C...., (Nièvre), d'un certain âge, qui avait éprouvé une rétention d'urine complète, à la suite de quelques fatigues et excès de travail. Il fit appeler son chirurgien, qui, voyant la position grave du malade, essaya de passer dans le canal de l'urètre une sonde en gomme élastique armée de son mandrin. Ses tentatives furent inutiles; elles n'aboutirent qu'à faire souffrir considérablement le malade, à lui faire rendre beaucoup de sang et à augmenter l'inflammation qui déjà existait à un degré excessif. Effrayé de la position de son client, ce chirurgien fit appeler un praticien de son voisinage, qui jouissait d'une réputation méritée. D'un commun accord, ils furent d'avis de renouveler les tentatives avec la sonde d'argent conique. Le malade, dans un état d'exaspération extraordinaire, demandait à être débarrassé du liquide contenu dans sa vessie, qui, par sa prédominance et son élévation vers l'hypogastre, menaçait de se rupturer. Le cathéter conique fut introduit dans le canal; arrivé à six pouces environ où se trouvait l'obstacle, l'opérateur allongea la verge, appuya avec la paume de la main sur le pavillon de la sonde, la fit basculer, l'engagea dans les parois de l'urètre, arriva sur le bas-fond de la vessie, le perça, et entra avec facilité dans le réservoir distendu par le liquide, et l'urine coula avec abondance, mêlée avec du sang. Le malade ne poussa pas un cri : il était soulagé. Sur ces entrefaites, son fils accourut me solliciter de venir porter secours à son père. Je m'empressai de le suivre, mais il était trop tard : la sonde avait été laissée dans la fausse route, et l'urine s'était épanchée dans tous les tissus cellulaires voisins; les bourses, les cuisses, le bas-ventre, étaient envahis par de vastes dépôts uri-naires. Je n'arrivai que pour être témoin de la mort de ce malade, qui, par son incurie et ses retards, s'était condamné lui-même à être la victime d'un rétrécissement qui, attaqué à temps , aurait été faci-lement détruit.

Je suppose qu'avec la sonde on parvienne à fran-chir un premier obstacle sans pratiquer de fausses routes; s'il s'en trouve un second, un troisième, n'est-on pas exposé évidemment à ne pas échapper au danger de dévier de la bonne direction? Qui est-ce qui avertit l'opérateur qu'il est sorti du canal de l'urètre? est-ce la résistance qu'il éprouvera? Mais il arrive, dans maintes occasions, qu'un rétrécisse-ment de quelque longueur présente plus de difficultés pour être traversé que le tissu de l'urètre ou de la glande prostate, en persévérant à s'y engager.

L'opération du cathétérisme est une des opérations les plus délicates et les plus difficiles de la chirurgie, surtout quand on l'emploie pour combattre des rétré-cissements : elle ne présente qu'incertitude; et, à côté de l'espoir d'atteindre le but qu'on se propose , de détruire ces obstacles, se trouve le danger de les augmenter.

Nous voyons tous les jours des praticiens très-habiles échouer dans la pratique de cette opération, et les cas où, confiée à des mains peu expérimentées, elle est devenue mortelle, ne sont malheureusement que trop fréquents. Notre confrère Mayor, de Lausanne, qui veut que l'on n'emploie, dans tous les cas de rétrécissement de l'urètre, que de gros cathéters en plomb ou en étain arrondis à leurs extrémités, est lui-même obligé d'avouer que malgré sa hardiesse ses essais ne sont pas toujours heureux; en effet, les graves accidents *inflammatoires* qui sont arrivés à la suite de ces tentatives hardies sont bien faits pour dégoûter les médecins et les malades d'y avoir recours.

Que le médecin, appelé auprès d'un malade atteint d'une rétention complète d'urine par rétrécissement, ne perde pas de vue que trop de précipitation de sa part serait funeste à celui qui réclame ses soins. Avant de rien entreprendre, il examinera avec attention le malade; il lui adressera, ainsi qu'à ceux qui l'entourent, des questions sur toutes les circonstances qui ont précédé ou accompagné son accident. Par là, il saura si le malade a été sujet à de fréquentes inflammations de l'urètre; s'il y a longtemps qu'il pisse mal; si déjà il a eu une suspension complète d'urine, et quels sont les moyens qui ont été mis en usage pour l'en soulager.

Muni des sondes d'argent non coniques et en gomme élastique, légèrement recourbées, et de bougies de diamètres différents, il se servira d'abord de celles que nous appelons à *pointes effilées* ou à *mèches*, qui ne sont ni trop molles ni trop dures. Les bougies en cire, dont nous nous servons avec succès lorsque nous avons cautérisé les obstacles, sont trop minces et trop molles. Échauffées par les parois du canal, elles perdent leur consistance; si l'on met tant soit peu de force dans leur introduction, elles ploient et se contournent en spirales devant le rétrécissement; du reste, elles sont presque toujours inoffensives. Si l'on emploie une bougie en gomme élastique trop résistante vers sa pointe, on s'expose à percer les brides ou les coarctations de l'urètre; on provoque l'infiltration de l'urine par la formation d'un commencement de fausse route; la consistance des bougies doit donc être moyenne.

Des bougies et de la manière de les introduire.

Pour bien introduire une bougie dans le canal, nous préférons que le malade se tienne debout devant nous. Nous pratiquons depuis bien longtemps le cathétérisme avec les sondes droites ou courbes dans cette position.

Lorsque la bougie arrive sur l'obstacle et s'y arrête, on lui imprime, en la roulant légèrement entre les doigts, de petits mouvements de rotation gradués, pour la faire pénétrer insensiblement dans l'ouverture du rétrécissement. Lorsque l'on y parvient, on s'en aperçoit à la résistance qu'on éprouve en voulant retirer la bougie; si, au contraire, l'extrémité de la bougie va constamment frapper contre les parois du rétrécissement, elle est repoussée en arrière; si l'on force, elle se ploie; si elle porte un bout pointu et dur, elle blesse et déchire le tissu; le malade souffre et rend du sang.

Si la rétention d'urine n'est pas complète, si le malade pisse encore par un jet qui donne peu d'inquiétude au médecin, on se trouve bien de la méthode que nous avons adoptée depuis quelques années, et qui consiste à introduire la bougie jusque sur l'obstacle, sans chercher à le franchir : seulement, il est à propos que la bougie soit légèrement appuyée et engagée même, s'il est possible, sur le rétrécissement. En renouvelant deux fois par jour ces petites manœuvres, pendant une ou deux heures chaque fois, insensiblement le rétrécissement se dilate, et permet non-seulement au malade de rendre ses urines avec plus de force, mais encore au praticien de commencer ses cautérisations avec un porte-caustique, n° 4 ou 5, ou de continuer la dilatation avec des numéros plus élevés.

Il arrive assez souvent que les introductions de sondes ou bougies, et l'application même du caustique sur des parties fongueuses et charnues, provoquent un écoulement de sang par l'urètre. Cet écoulement n'a rien qui doive surprendre ou inquiéter le malade ni le médecin; s'il est peu abondant, il devient même salutaire en dégorgeant les parties affectées. Mais si le sang venait abondamment et par jet à la suite d'une tentative de cathétérisme, dans un cas de rétrécissement, on doit y faire attention, car il est à parier que l'opérateur s'est écarté de la bonne route. Il doit dès-lors suspendre toute espèce de tentatives, dans la crainte de s'engager chaque fois dans la fausse route et de l'agrandir.

Des injections.

L'introduction de bougies et de sondes, dans les cas de rétention d'urine par rétrécissement, expose les malades à bien des dangers. Il serait donc préférable de recourir, dans les cas difficiles, aux injections émollientes, poussées avec un certain degré de force. Un de nos confrères a, dans ces derniers temps, préconisé les injections forcées. Il a été sans doute conduit à employer ce moyen, qu'il regardait comme nouveau, en voyant plusieurs de nos devanciers tenter d'injecter de l'huile d'amandes douces ou d'olive jusque sur l'obstacle, pour favoriser l'affaissement des chairs et le glissement de la sonde et de la bougie jusqu'à la vessie. Mais je dirai à notre collègue qu'il est plusieurs cas de rétrécissements situés au bulbe de l'urètre, tellement sensibles et douloureux, que, chez les malades qui se trouvent dans cette catégorie, les injections forcées leur paraissent dix fois plus douloureuses que l'introduction des plus grosses bougies, et qu'à la suite de ces injections nous avons vu deux fois survenir des inflammations très-graves de l'urètre et de la vessie même.

Le moyen préconisé par ce praticien nous paraît beaucoup plus utile chez les personnes âgées, atteintes d'engorgement de la glande prostate, lorsque cet organe, par son état squirrheux, s'est tout-à-fait aplati, marronné, au point de dévier l'ouverture du canal, et de ne pas permettre l'introduction de la moindre algalie. Alors les injections forcées, émollientes et sédatives, ont de puissants résultats. J'y ai eu recours avec un plein succès chez un ancien député des Bouches-du-Rhône, atteint d'un engorgement considérable de cet organe; sur un vieillard de quatre-vingt-quatre ans, que j'avais traité avec succès, et que le choléra vint enlever immédiatement après sa guérison d'une affection de la glande prostate, qui lui avait causé des souffrances et des difficultés à uriner, pendant près de vingt ans.

Si on a recours aux injections forcées dans les cas de rétention complète d'urine, on devra donc les pratiquer avec beaucoup de ménagement. Nous nous servons à cet effet d'une seringue ordinaire, remplie d'eau tiède, adaptée à une sonde en gomme élastique ouverte à ses deux extrémités, et portant un pavillon pour recevoir le bout en ivoire ou en argent de la seringue. Une simple pression exercée avec les deux mains sur le corps de la seringue chasse le liquide, qui par sa fluidité s'insinue peu à peu dans l'étroite ouverture de l'obstacle, et repousse les mucosités qui, venant s'agglomérer derrière cette ouverture, refusent tout passage à l'urine.

Alors on engage le malade a faire quelques efforts pour uriner à mesure que l'on fait pénétrer l'injection. Si l'on s'arrête quelques instants, on voit les urines sortir goutte à goutte, et, en retirant tout-à-fait la sonde, l'urine commence à couler par un jet mince et délié.

Mais, nous le répétons, comme moyen dilatant, les injections forcées ne sont pas sans danger, et elles deviennent si douloureuses pour certains malades nerveux et irritables, que la fièvre ne tarde pas à s'emparer d'eux, et à forcer le chirurgien à en abandonner l'emploi.

CHAPITRE III.

DU CATARRHE AIGU ET CHRONIQUE DE LA VESSIE.

Le catarrhe et la paralysie de la vessie sont les plus communes de toutes les maladies chez les vieillards.

Je n'entrerai point ici dans des détails sur les vices de conformation de la vessie, ni sur les diverses affections qui peuvent changer sa forme, telles que sa hernie, son renversement, ses adhérences, son hypertrophie, les tumeurs fongueuses et corps étrangers qui se trouvent dans sa cavité.

La capacité de cet organe est susceptible d'éprouver de grands changements; elle peut être considérablement diminuée ou augmentée. En faisant l'ouverture des cadavres de personnes qui avaient été atteintes d'affections des voies urinaires, j'ai trouvé plusieurs fois la vessie racornie et ne présentant que le volume d'une grosse noix.

Toutes les fois qu'un malade garde, soit un rétrécissement dans le canal, soit un calcul dans la vessie,
cet organe tend à perdre de sa capacité par une disposition à uriner fréquemment. Des rétentions d'urine
complètes, de simples difficultés à uriner, peuvent
aussi amener la distension de la vessie, et accélérer
la paralysie de cet organe. Cette paralysie aura son
chapitre spécial; occupons-nous ici seulement du catarrhe : nous le diviserons en catarrhe aigu et en catarrhe chronique.

Ce dernier nous occupera davantage, car malheureusement nous le rencontrons trop souvent chez les
vieillards, et même chez les adultes qui depuis
long-temps négligent des obstructions de l'urètre.

Le catarrhe aigu s'annonce d'abord par une douleur
sourde, obscure et profonde, mais qui bientôt augmente d'intensité, et s'étend à toute la région du bas-
ventre.

Un frisson général de courte durée accompagne
quelquefois son invasion ; et le pouls, après avoir été
déprimé, devient dur et fréquent.

L'hypogastre est soulevé, tendu, d'une excessive
sensibilité au toucher, et présente une châleur brûlante.

A mesure que la maladie s'accroît, le reste du
ventre participe graduellement à cet état de malaise ;
il ne peut supporter une pression un peu forte, qui
ne retentisse bientôt sur le réservoir de l'urine.

Les malades éprouvent ordinairement au col de la
vessie, le long de l'urètre, et jusqu'au méat urinaire,

une sensation d'ardeur et de brûlure, que, dans l'exagération de la plainte, ils comparent à celle qui résulterait de la présence d'un fer rougi au feu. Des
envies, ou plutôt d'intolérables besoins d'uriner, les
tourmentent incessamment, et les obligent à se livrer
à de violents efforts, qui ne produisent presque jamais que la sortie de quelques gouttes d'un liquide
épais, trouble, rougeâtre, ou même sanguinolent,
dont le passage est accompagné et suivi de l'augmentation de toutes les douleurs. Les accès de ce *ténesme vésical* se succèdent en beaucoup de cas sans
interruption, et jettent certains malades dans un véritable désespoir. Malgré des besoins si fréquents et
des efforts si réitérés, l'urine s'accumule dans la vessie, la distend, l'élève au-dessus du pubis, et lui fait
former à l'hypogastre une tumeur globulaire, rénitente, dont la plus légère pression est insupportable.
Une continuelle agitation, une anxiété inexprimable,
une fièvre intense et persévérante, se joignent à ces
phénomènes locaux, en même temps que la peau se
couvre presque toujours d'une sueur abondante et
visqueuse, qui exale une odeur d'urine plus ou
moins pénétrante.

Dans les cas les plus graves, le catarrhe aigu se
propage, d'une part, au canal de l'urètre, et, de
l'autre, aux uretères jusqu'au reins. Les douleurs indiquent parfaitement par leur trajet la nature des
parties successivement affectées, et les progrès du
mal. Les malades éprouvent alors fréquemment des
coliques, des nausées, des hoquets, des vomisse-

ments bilieux et tous les symptômes d'une inflammation intense des intestins.

Le catarrhe aigu ne débute pas toujours avec cette
violence; nous voyons souvent cette affection se borner à la vessie, l'excrétion de l'urine être peu déran-
gée, le ténesme vésical peu sensible, surtout lorsqu'il
est la suite consécutive d'une autre maladie des organes génito-urinaires, telle que les calculs, les rétrécissements de l'urètre, les tuméfactions de la glande
prostate ou du col de la vessie. Alors le catarrhe
aigu passe rapidement à l'état chronique; son traitement devient bien plus difficile, en ce sens que le
médecin qui n'a pas été appelé à l'observer et à le
combattre est exposé à se méprendre sur ses périodes.

Toujours est-il que rarement le catarrhe vésical à
l'état aigu se termine franchement, comme quelques
auteurs l'ont avancé; il se prolonge, et persiste sur
un grand nombre de malades à l'état chronique, surtout chez les vieillards qui ont eu pendant leur jeunesse des blennorrhagies difficiles à guérir, qui ont
abusé des médicaments diurétiques et balsamiques,
qui ont fait des excès de table et de plaisirs vénériens, et chez ceux qui, par des convenances relatives à leur position sociale, ont fait des efforts
prolongés pour retenir l'urine accumulée dans la
vessie.

Les causes que nous regardons comme secondaires,
dans cette maladie, sont les brusques transitions du
chaud au froid dans la température de l'atmos-

phère, la suppression des hémorrhagies, la disparition subite d'une dartre, qui détermineront des catarrhes plus spécialement que d'autres affections du
même ordre, lorsqu'elles agiront sur des individus
déjà disposés, par quelques états organiques particuliers, aux inflammations vésicales.

Les malades atteints de catarrhe chronique de la
vessie ne sont pas ordinairement sujets à la fièvre;
à peine ressentent-ils quelque gêne ou pesanteur dans
le bas-ventre : l'urine, alors même que des rétrécissements n'existent pas dans le canal, ce qui est toujours une complication fâcheuse, s'écoule difficilement, à raison de son épaisseur et des filaments glai-
reux que forment les mucosités qu'elle entraîne, en
proportion quelquefois énorme. Celles-ci, blanchâ-
tres ou jaunâtres, et comme transparentes, se ras-
semblent au fond du vase, adhèrent à ses parois, et
sont douées d'une viscosité élastique très-remarqua-
ble. Si l'on décante l'urine qui en est chargée, on
voit cette matière s'écouler à son tour, et former des
filaments très-longs, dont la ténacité est telle que,
lorsqu'une certaine quantité s'en est échappée, elle
suffit pour attirer le reste au dehors, bien que l'on
cesse de la verser et d'incliner le réservoir qui la
contient.

J'ai observé plusieurs cas dans lesquels la presque
totalité des urines se convertissait, par le refroidissement, en une matière glaireuse et filante comme du
blanc d'œuf : la masse qu'en fournit la vessie est souvent de beaucoup supérieure à celle de la sécrétion

urinaire, et il n'est pas rare qu'elle s'élève à plusieurs livres dans les vingt-quatre heures. L'urine est alors de nature alcaline, et exhale, dès les premiers instants de sa sortie, une forte odeur ammoniacale, qui devient, par un séjour plus prolongé, extrêmement pénétrante, et se convertit fréquemment en une insupportable fétidité.

Lorsque cette excrétion muqueuse est peu abondante dès le début de la maladie, nous voyons des malades la confondre avec l'évacuation involontaire et insensible du sperme, qui accompagne, chez quelques sujets, la sortie des urines et des matières fécales.

Un malade de Bordeaux, ayant plusieurs obstacles dans l'urètre, chez qui l'éjaculation du sperme n'avait pas lieu par suite de ces mêmes rétrécissements, qui étaient très-anciens, et pour ainsi dire calleux, était aussi atteint du catarrhe chronique. Voyant l'analogie qui existait entre ces deux humeurs par leur viscosité, leur alcalescence et les éléments qui les composaient, il avait de la peine à être détrompé. Cependant le sperme diffère essentiellement du mucus catarrhal, par sa couleur blanche, par la propriété qu'il a de se liquéfier en se refroidissant ; par son insolubilité dans l'eau, tant qu'il est épais ; par sa dissolubilité, au contraire, lorsqu'il est devenu liquide ou simplement mêlé avec les urines.

Les altérations que nous avons remarquées à l'ouverture des cadavres ont constamment présenté des nuances diverses. Chez beaucoup de sujets, la membrane muqueuse de la vessie nous a paru épaissie, d'un noir uniforme ; l'organe tout entier, revenu sur lui-même, ne présentait plus qu'une cavité étroite, non dilatable, à peine susceptible de retenir une once ou deux de liquide. J'ai eu deux malades qui ont succombé à cette affection. J'ai trouvé sur l'un d'eux des tumeurs fongueuses à la surface interne de la vessie, s'étendant jusque sur le col, et formant en quelque sorte obstacle au libre cours des urines.

Il est très-difficile de reconnaître le fongus de l'u-rètre ou du col de la vessie, qui réclame la cautéri-sation, la dilatation, ou l'extirpation, comme tous les autres obstacles qui s'opposent à la sortie du li-quide urinaire.

Bien souvent encore, de véritables tumeurs hé-morrhoïdales se développent sur la tunique interne de la vessie, au pourtour de son col ; et dans beau-coup de cas ces tumeurs ou fongus sont continus avec la glande prostate, et semblent tirer d'elle leur ori-gine. Ces tumeurs sont tantôt lisses et tantôt inégales : les unes mollasses et saignantes, d'autres dures et cartilagineuses, surtout lorsque leur surface mame-lonnée est revêtue de concrétions calculeuses, comme il nous est arrivé d'en rencontrer.

Un médecin de Paris a tout récemment écrit un gros volume d'observations pour prouver l'existence de ces fongus ou tumeurs, et proposer leur guérison par l'extirpation ou l'excision. Ces opérations, qu'il faut renouveler plusieurs fois, ne sont pas sans dan-ger ; il est rare que par l'extirpation on n'arrache pas, avec les pinces destinées à enlever ces tumeurs fongueuses des parties, soit de la membrane muqueuse, soit de la vessie, de son sphincter ou de la glande prostate. On fait alors répandre aux malades beaucoup de sang, qui, s'épanchant dans l'organe urinaire, peut amener une inflammation très-intense de ce viscère, et enlever rapidement les malades.

J'ai rencontré assez souvent de ces fongosités ou tumeurs chez des individus sanguins sujets aux hémorrhoïdes; la dilatation avec les bougies en cire, ou simplement même avec celles en gomme élastique à bout olivaire, était toujours suivie d'un heureux résultat. Nous avouons cependant que les signes qui indiquent leur présence sont trop obscurs et trop incertains pour se permettre l'excision ou l'extirpation, opérations qui présentent toujours des dangers, quelles que soient la hardiesse et l'habileté du praticien qui les entreprend; les seules indications à remplir sont de dilater ces fongosités lorsqu'elles sont placées dans le voisinage du col de la vessie, pour maintenir le libre cours des urines; ce qui peut très-bien suffire pour retarder l'accroissement de ces tumeurs, qui bien souvent avec l'âge s'affaissent et se flétrissent comme de véritables hémorrhoïdes; et on prévient aussi, par ce moyen, la dilatation variqueuse de leurs vaisseaux et leur dégénérescence cancéreuse. Nous recommandons en outre aux malades d'éviter tout excès dans le régime, et surtout dans les plaisirs de l'amour, car tout ce qui porterait à une irritation directe sur le canal de l'urètre et la vessie tendrait nécessairement à aggraver l'affection dont ces parties seraient le siége.

Dans d'autres cas, j'ai remarqué des plaques rouges, des infiltrations sanguines et des ulcérations profondes qui avaient détruit la tunique musculeuse et pénétré jusque près du péritoine.

Sur d'autres sujets, la tunique musculeuse ayant agi avec un surcroît d'énergie, ses fibres étaient devenues plus volumineuses, et projetaient dans l'intérieur de l'organe des saillies irrégulières et tellement multiples, que quelques anatomistes ont donné aux vessies qui présentent cette disposition les noms de *vessies à colonnes* ou de *vessies à poche*. L'altération la plus ordinaire consiste dans l'épaississement et le racornissement des parois de la vessie, véritablement hypertrophiée.

Pour établir le diagnostic de cette maladie, toujours grave en elle-même, il faut bien faire attention aux dérangements de la sécrétion urinaire, ainsi qu'aux matières puriformes ou muqueuses mêlées du liquide que secrètent les reins.

Ce qui, quoique souvent entouré d'obscurité, importe le plus au succès du traitement, est la connaissance des causes réelles de la maladie et des complications qui l'accompagnent. Le praticien atteindra ce double but, d'une part, en se faisant rendre un compte exact des circonstances commémoratives du catarrhe, et de l'autre, en explorant avec une scrupuleuse attention la vessie elle-même, ainsi que le canal de l'urètre, la prostate, et même toute l'étendue de l'appareil urinaire.

Aux recherches du premier genre se rapporte la connaissance des écoulements que le malade peut avoir eus, des excès de fatigue, des injections irritantes, des suppressions d'hémorrhagies ou d'affections dartreuses qui ont précédé ou déterminé cette maladie.

On s'assurera avant tout s'il n'existe pas des rétrécissements de l'urètre, des calculs urinaires, un engorgement de la glande prostate, qui provoquent et entretiennent le plus fréquemment les catarrhes chroniques de la vessie ; le toucher de la prostate et de la vessie par le rectum fournira également, en beaucoup de cas, sur l'état de tuméfaction de la première et sur le degré de rétraction ou de dilatabilité de la seconde, des notions précieuses.

Dans l'état actuel de nos connaissances, il n'est plus permis à un praticien d'entreprendre le traitement d'une affection chronique du réservoir de l'urine, sans s'être formé, au moyen de toutes ses recherches, une idée positive et exacte des dispositions de l'urètre, du mode d'altération des parois vésicales, et de l'existence ou de l'absence de corps étrangers dans la cavité de l'organe malade.

Le catarrhe chronique est, sous quelque forme qu'il se présente, une maladie très-grave, et, disons-le, souvent incurable. Le danger est alors proportionné à l'intensité des douleurs qu'éprouvent les malades, à l'abondance des matières excrétées par la vessie, au degré d'agitation, d'insomnie et de fièvre qui accompagne la lésion locale.

Le catarrhe chronique ne diminue guère les forces organiques qu'en proportion de la masse de mucosités qu'il fait rejeter au-dehors. Les ulcérations, les fongosités, les affections cancéreuses, au contraire, épuisent et font périr les sujets, par suite de souffrances continuelles et du mouvement fébrile non interrompu qu'elles occasionnent presque toujours.

Il n'en est pas de même lorsque des rétrécissements de l'urètre l'ont provoqué et l'entretiennent, ou lorsque les calculs urinaires l'accompagnent. Il est permis d'espérer alors que le rétablissement de la libre excrétion urinaire, ou l'extraction des corps étrangers suffit pour ramener la santé. Nous en avons une foule d'observations à notre disposition.

Remarquons toutefois que si, d'une part, la situation profonde de la vessie, la difficulté d'agir immédiatement sur son tissu, l'impossibilité d'empêcher un liquide aussi irritant que l'urine, d'arriver dans sa cavité, en un mot, que si toutes ces circonstances, réunies ou isolées, rendent très-difficile et souvent impossible la guérison des catarrhes chroniques, d'autre part, l'activité médiocre des sympathies de l'organe affecté rend la maladie longtemps locale, et compatible avec la continuation de la vie.

C'est ainsi que nous connaissons plusieurs vieillards qui depuis cinq, dix, ou quinze ans et plus, sont atteints de catarrhes chroniques, et dont la

santé générale se conserve encore dans un état satisfaisant.

Le traitement du catarrhe aigu et chronique demande à être bien dirigé : c'est là que le médecin
doit apporter un tact médical qui ne s'acquiert qu'à
la longue, et par une grande habitude d'observation;
car le traitement du catarrhe chronique diffère entièrement de celui qui convient au catarrhe aigu. Parfois, il faut savoir alternativement employer l'un et
l'autre, et les corroborer.

Le traitement du catarrhe aigu consiste spécialement dans les antiphlogistiques généraux et locaux.
Mais parmi les moyens de ce genre, il en est qui conviennent plus particulièrement que d'autres, et sur
l'emploi desquels il importe d'insister : tels sont les
bains tièdes, que l'on peut réitérer jusqu'à deux fois
par jour, en ayant la précaution que le malade n'y
reste que trois quarts d'heure ou une heure au plus
chaque fois.

La peau est, comme personne ne l'ignore, unie
par d'étroites sympathies à l'appareil urinaire ; or, le
relâchement de son tissu, la détente que le bain y occasionne, la douce transpiration qu'il excite, réagissent d'une manière salutaire jusque sur la vessie enflammée.

Des saignées générales seront pratiquées, si le sujet est sanguin et vigoureux; on aura recours ensuite à des applications de sangsues, proportionnées
en nombre à l'intensité et aux symptômes de la maladie. A ces moyens devront être ajoutées des bois-

sons délayantes , émulsionnées , prises abondam—
ment.

Les bains de siége, préparés avec les décoctions
de son, de guimauve ou de graine de lin et de têtes
de pavots, alterneront utilement avec les bains entiers.

Dans les intervalles de ces immersions, l'hypogastre et le périnée seront recouverts de fomentations
ou de cataplasmes émolients et légèrement narcotiques. Des lavements mucilagineux et huileux devront être administrés, et l'on imposera au malade
l'abstinence la plus sévère des aliments, ainsi que le
repos le plus absolu de l'esprit et du corps.

Il importe, dans les inflammations aiguës, et particulièrement dans celle qui nous occupe, d'attaquer
avec énergie et de poursuivre sans relâche, jusqu'à
ce qu'elle cède, l'irritation qui constitue la maladie.
Les saignées capillaires, hypogastriques, périnéales
et lombaires, les bains généraux et de siége, les
lavements, les applications émollientes, et les autres
moyens indiqués, devront être répétés avec une persévérance égale à la gravité et à l'opiniâtreté des
symptômes.

La rétention d'urine fait bien naître alors l'indication de recourir à la sonde, afin de vider la vessie,
et d'écarter ainsi une complication fâcheuse de son
inflammation ; mais si le canal est douloureux, si
l'introduction occasionne des spasmes et des resser-
rements, si du sang s'écoule de l'urètre au plus léger effort exercé pour faire entrer l'algalie, si, en un

mot, l'opération excite de trop fortes souffrances et augmente l'irritation du malade, il faut y renoncer, et insister sur les calmants et les antiphlogistiques. Sous l'influence de leur emploi, on verra certainement l'écoulement de l'urine se rétablir à mesure que la détente s'opérera et que les douleurs cesseront. S'il en était autrement, on obtiendrait du moins cet avantage, que la diminution de l'irritation locale rendrait supportable et utile l'introduction d'une petite bougie en cire, qui, loin de réussir plus tôt, aurait, si l'on avait insisté sur son exécution, entraîné l'augmentation des accidents, et par conséquent aggravé la situation du malade.

Quelle que soit l'origine du catarrhe aigu, la même méthode thérapeutique locale doit lui être opposée ; on y ajoutera seulement, selon le cas, après la diminution de l'irritation principale, divers moyens accessoires appropriés aux causes spéciales qui ont pu occasionner son développement.

Ainsi des couvertures chaudes, des boissons abondantes prises tièdes et légèrement aromatisées, des frictions stimulantes extérieures, conviendront, lorsque le catarrhe dépendra de la brusque suppression de la transpiration cutanée, afin de rétablir cette fonction et d'exciter la sueur.

Si la disparition d'une dartre a provoqué cette inflammation vésicale, en même temps que l'on combat celle-ci, on doit chercher à rappeler l'autre par des applications irritantes, et, au besoin, par un vésicatoire non cantharidé.

L'opium, qui semblerait avantageux afin d'apaiser la douleur et de faire cesser l'agitation ainsi que l'insomnie, convient peu dans le traitement du catarrhe aigu, parce que les symptômes qu'il serait destiné à combattre dépendent surtout du gonflement des parties et de l'obstacle apporté à l'excrétion urinaire. Cette substance ne devient utile que lorsque, les accidents inflammatoires ayant perdu de leur première violence, il reste encore au malade, soit de la douleur produite par la présence d'un calcul ou d'un rétrécissement, soit des épreintes et un ténesme vésical évidemment entretenus par l'excès de sensibilité des parties et la susceptibilité du système nerveux.

On pourra recourir alors aux lavements avec les décoctions mucilagineuses, auxquelles on ajoutera quelques gouttes de laudanum ou quelques grains d'extrait gommeux d'opium. Ces injections opiacées, faites par l'anus, sont plus favorables et agissent plus immédiatement sur les parties excitées, que l'administration des narcotiques par la bouche, à laquelle on ne doit cependant pas renoncer complètement.

Des moyens puisés à la même source, c'est-à-dire des adoucissants à l'intérieur, des bains, du repos, l'absence de toute espèce d'excès, et surtout des excès vénériens, conviennent toujours dans le cas de catarrhe chronique. On y ajoutera des exercices modérés, des vêtements chauds, l'usage de la flanelle sur toute la surface du corps, l'attention extrême d'éviter le froid et l'humidité, surtout aux pieds, qu'il importe de tenir dans un état habituel de chaleur et de douce transpiration. Des frictions faites sur la peau avec une brosse ou une flanelle imprégnée de vapeurs de vinaigre, des bains de vapeur, des ventouses scarifiées ou des applications vésicantes avec la pommade ammoniacale promenée sur le bas-ventre, les lombes, le bassin, le périnée, les parties internes et supérieures des cuisses , conviendront comme révulsifs lorsqu'il n'existera plus ni douleur vive, ni fièvre, ni même accélération habituelle du pouls. Aussi longtemps que ces symptômes persistent, ils annoncent la continuation d'un degré élevé d'inflammation, qu'il est à craindre de rendre plus intense en multipliant les points douloureux, et, par suite, le foyer de l'excitation organique.

Lorsque le catarrhe chronique a résisté à ces moyens, j'ai obtenu parfois d'heureux effets d'un séton placé à l'hypogastre ou au périnée, selon que l'inflammation paraissait occuper spécialement le corps ou les parties voisines du col de la vessie et de la prostate. Plusieurs praticiens distingués ont eu recours avec avantage à des cautères appliqués à la partie supérieure et interne des cuisses, à des frictions faites sur les mêmes régions, ou à la périphérie du bassin, avec la pommade émétisée (4 grammes d'émétique sur 30 grammes d'axonge), aux moxas et à d'autres exutoires analogues, aux bains , aux douches, aux injections froides, ou avec les eaux sulfureuses.

Les stimulants intérieurs, tels que les sudorifiques, les purgatifs administrés à propos, les eaux minérales, telles que celles de Contrexeville, de Vichy, de Carlsbad, d'Enghien, d'Aix en Savoie, de Passy, de Barèges ou de Balaruc, prises pures ou coupées avec du lait ou de l'eau d'orge, ne doivent être employées cependant qu'avec une espèce de circonspection contre les catarrhes chroniques. Ces moyens ont le grand inconvénient d'exciter l'estomac et les intestins, et, en beaucoup de cas, d'ajouter à la maladie primitive des surexcitations gastro-intestinales, toujours défavorables et souvent dangereuses. Lorsque nous y avons recours, nous surveillons attentivement l'impression qu'ils exercent, afin de suspendre ou de cesser leur emploi aussitôt qu'ils deviennent nuisibles.

A l'exemple de l'illustre professeur de l'Hôtel-Dieu, Dupuytren, nous avons fait prendre avec avantage aux malades atteints de catarrhes chroniques, de six à dix pilules par jour de la composition suivante :

Térébenthine molle de Venise	2 grammes
Acétate de plomb	20 centigrammes
Extrait de jusquiame blanche	30 centigrammes
F. dix pilules.	

Nous suspendons au bout de quinze jours cette médication pour la reprendre ensuite si nous la jugeons nécessaire. Communément, sous l'influence de l'usage des eaux minérales et de ces pilules, nous ne tardons pas à voir les urines du malade changer complètement.

Si quelquefois il est si difficile d'obtenir la guérison du catarrhe de la vessie, c'est, en général, que
l'on a compté trop exclusivement sur les effets des
traitements médicamenteux. Il faut que ce traitement
soit la suite et le complément du traitement diététi-
que, ou que l'un ou l'autre soient combinés de la
manière la plus favorable au résultat que l'on veut
obtenir.

Les baumes, les résines, et en particulier la térébenthine, ont été tour à tour préconisés contre le
catarrhe chronique, accompagné d'excrétion muqueuse abondante. L'eau de goudron, que nous conseillons à nos malades, produit également, en beaucoup de cas, de bons et salutaires effets ; mais, nous
ne saurions trop le répéter, pour administrer ces
substances avec sécurité, il est indispensable, d'une
part, que les organes digestifs soient exempts de surexcitation morbide, et de l'autre, que le catarrhe
vésical existe sans complication de douleur vive, de
chaleur à la peau et d'agitation du pouls, ou que,
par des moyens convenables, on l'ait d'abord ramené à cet état de simplicité.

Dans ces derniers temps, on a proposé et employé
avec quelque avantage, contre le catarrhe chronique,
les injections permanentes, ou du moins très-prolon-
gées, faites dans la vessie avec la sonde à double
courant. Cette pratique a pour objet de faire successivement, et par une action prolongée, passer dans
l'organe urinaire une masse plus ou moins considérable de quelque liquide approprié aux indications

qui se présentent à remplir. Pour cela, une sonde à double canal étant placée dans l'urètre, un tube de gomme élastique conduit, d'un réservoir plus ou moins élevé, jusqu'à l'une des divisions de l'instrument, la matière de l'injection, laquelle, après avoir pénétré dans la vessie et s'être répandue sur ses parois, ressort par l'autre canal, et est portée jusqu'à un vase de décharge.

Les diverses parties de cet appareil sont solidement unies à l'aide d'ajutages en argent et de vis, de telle sorte que le liquide ne peut s'échapper et inonder le lit du malade.

Les injections continues peuvent être faites avec de l'eau pure, avec des décoctions de plantes mucilagineuses ou aromatiques, avec diverses eaux minérales pures ou affaiblies, avec une dissolution légère d'acétate de plomb, et, dans quelques cas, avec un mélange d'eau et de chlorure d'oxide de sodium, selon l'état de douleur, d'irritation ou d'inertie de l'organe.

Une médication aussi directe, et agissant d'une manière aussi immédiate sur les parties malades, doit être nécessairement fort active, et par conséquent susceptible ou de nuire beaucoup ou de produire une impression salutaire. Il importe donc de ne l'employer qu'avec circonspection; et il est à désirer que les médecins qui, comme nous, sont voués au traitement spécial des maladies des voies urinaires, nous fassent connaître par des observations nouvelles, exemptes de toute prévention, les circonstances dans lesquelles ces injections ont eu du succès, et le degré de confiance que les praticiens doivent leur accorder.

Nous avons déjà dit que, si le catarrhe chronique était compliqué de l'existence de rétrécissements du canal, de blennorrhagie, de la présence de calculs urinaires, la première indication à remplir consisterait à détruire les lésions, après la cessation desquelles la maladie principale, n'étant plus entretenue, cédera plus facilement aux moyens destinés à la combattre.

Comme cela n'arrive que trop fréquemment, si le catarrhe chronique résiste à tous les moyens thérapeutiques que nous venons d'indiquer; on peut encore, en insistant sur la rigoureuse observation des lois de l'hygiène, sur l'abstinence de tous les excès, sur l'usage habituel des adoucissants et des doux révulsifs, prolonger, pendant de longues années, la vie des malades. En agissant ainsi, si l'on ne guérit pas le mal, du moins on le diminue, on le rend supportable, on arrête et l'on ralentit ses progrès. Nous en avons fait nous-même l'heureuse expérience, ayant eu, dans beaucoup de cas, la satisfaction d'éloigner indéfiniment l'époque cruelle de la désorganisation des parties affectées.

CHAPITRE IV.

DE LA FAIBLESSE ET DE LA PARALYSIE DE LA VESSIE.

—

La faiblesse de la vessie consiste dans une diminution de la sensibilité et de la contractilité de cet organe telle , qu'il ne remplit ses fonctions que d'une
manière incomplète. S'il n'y a pas d'obstacles dans
l'urètre , le jet de l'urine conserve la même grosseur ;
mais, à mesure que cette faiblesse augmente, il est
toujours moins long ; il arrive que l'urine tombe ver-
ticalement et sans former le moindre jet.

Les personnes affectées de faiblesse de ce viscère
attendent quelquefois longtemps pour commencer à
uriner, et souvent elles n'y parviennent qu'en faisant
des efforts, en contractant les muscles du ventre
pour comprimer la vessie et pour suppléer ainsi à
l'insuffisance de ses contractions.

Non-seulement le jet perd de sa longueur au point
de devenir perpendiculaire ; mais à mesure que la
vessie se contracte plus faiblement, le liquide urinaire s'évacue en plus petite quantité ; il en reste
toujours davantage dans le réservoir après chaque
évacuation, et les besoins d'uriner deviennent plus
fréquents chaque jour.

Ces urines, en y séjournant, s'altèrent, deviennent

acres, irritantes ; l'irritation qu'elles excitent détruit la sensibilité de la membrane interne de la vessie, et en augmente l'épaisseur en y faisant affluer plus abondamment le liquide.

La plupart des vieillards atteints de cette infirmité, qui ne les fait pas souffrir considérablement, croient qu'elle est une suite de leur âge ; ils négligent de consulter sur leur état, ne pensant pas que cette faiblesse de la vessie amènera bientôt la paralysie complète de cet organe et quelquefois même des calculs urinaires : c'est un tort qui leur prépare des regrets.

Quand les urines s'amassent dans le réservoir, et que l'on néglige de les évacuer chaque jour avec le secours des sondes courbes en gomme élastique, tout en faisant un traitement propre à combattre cette faiblesse, cet accès devient de plus en plus considérable, et produit une distension telle, que les contractions deviennent tout à fait impossibles. Alors il y a paralysie complète et même rétention, si les muscles qui entourent le col de la vessie conservent assez de force pour s'opposer à l'issue de l'urine par regorgement.

Lorsque l'urine sort de cette manière, les malades n'accusent qu'un sentiment de pesanteur avant la suppression complète de l'écoulement du liquide ; la vessie peut en contenir assez pour former une tumeur au-dessus du pubis. Il est des malades dont la vessie est si petite, que, même avant cette suppression, la tumeur au bas-ventre n'a point lieu. Si l'on

néglige de sonder, cet état peut donner lieu à des
nausées, à des vomissements, à des sueurs abondantes ayant odeur d'urine ; le pouls devient petit, fréquent, les pieds et les jambes enflent, et en fort peu
de temps, le malade se trouve en danger.

Il ne faut pas avoir une grande habitude d'observer ces maladies, pour reconnaître que les urines
sortent par regorgement, lorsque surtout elles coulent continuellement, et qu'il y a tumeur au-dessus
du pubis.

La faiblesse et la paralysie de la vessie sont presque toujours le partage des vieillards ; elles arrivent
à la suite d'excès en tout genre, des boissons diurétiques prises en trop grande quantité, des écoulements, des rétrécissements de l'urètre, des travaux
de cabinet, et de toutes les occupations qui obligent
à une vie sédentaire : aussi les joueurs et ceux qui
restent longtemps à table, se privant d'évacuer la
vessie, y sont-ils très-sujets.

La paralysie de la vessie est très souvent la suite
des excès dans les plaisirs vénériens. Rien n'épuise
aussi promptement les forces que l'émission fréquente de la liqueur séminale, surtout quand elle est
provoquée par la masturbation ; le spasme qui accompagne cette émission énerve et jette le corps, à
la fleur de l'âge, dans toutes les infirmités de la ca-
ducité. La vessie, comme tous les organes, devient
moins apte à l'exercice de ses fonctions ; elle n'a
plus assez de force pour expulser la totalité de l'u-
rine, et sa faiblesse cause la rétention de ce liquide.

Des vieillards et même les adultes qui n'ont point été continents, ceux qui se livrent à la masturbation ou qui ont exercé fréquemment le coït étant debout, sont atteints de très-bonne heure de catarrhe et de paralysie de la vessie.

Un des nombreux malades que j'ai vus atteints de cette affection avait une faiblesse de cet organe, à la suite de la funeste habitude qu'il avait contractée d'uriner sur le côté étant au lit, au lieu de se mettre dans une position favorable à l'évacuation complète du liquide urinaire. Je lui appris le moyen de se sonder; il cessa d'uriner dans la position que nous venons d'indiquer : quelques frictions sèches, de légers toniques, et par dessus tout l'exercice pris chaque jour au grand air, l'ont tout à fait débarrassé de cette maladie.

Tous les vieillards n'éprouvent pas les infirmités provenant, soit de la faiblesse, soit de la paralysie de la vessie, mais on peut dire qu'il en est peu qui en sont exempts. La vessie recevant continuellement un liquide qui contient des principes plus ou moins âcres, sa sensibilité est continuellement excitée; il en résulte que de tous nos organes c'est celui qui perd le plus rapidement sa contractilité et sa force, et qu'il n'est pas étonnant que, même à un âge encore peu avancé, nous voyions tant d'individus qui, ayant été pendant leur jeunesse soumis à des causes qui ont agi plus particulièrement sur le système urinaire, ne peuvent qu'avec bien de la difficulté et d'une manière incomplète, avant l'âge des infirmités, satisfaire à des besoins qui se renouvellent à chaque instant du jour.

En général, le peu de succès que l'on obtient du traitement de la faiblesse et surtout de la paralysie de la vessie, provient de ce que les médecins, regardant cette affection comme locale, ne cherchent pas à combattre ses causes primitives, et croient atteindre le but, et peut-être les bornes de l'art, en agissant seulement sur l'organe affecté.

L'expérience que nous avons acquise dans le traitement d'un grand nombre de malades atteints de cette affection, nous autorise à avancer qu'il y a rarement faiblesse de la vessie, sans qu'il y ait un état d'atonie générale ou une cause particulière qui rendra inutiles les moyens employés pour rétablir ses fonctions, et qui, avant tout, demande à être attaquée.

Les boissons adoucissantes et diurétiques, les bains, la saignée ou les sangsues, sont les moyens généralement employés contre la rétention d'urine ou une difficulté d'uriner quelconque; ce qui convient très-bien, si le mal dépend de l'inflammation ou du spasme de la vessie; mais si cet organe est dans un état d'atonie, cette pratique est le contraire de ce qu'il faut faire.

Lorsque les urines ne sortent plus que par regorgement, la vessie étant distendue par une grande quantité de liquide, les boissons adoucissantes et diurétiques augmentent cette distension; elles affaiblissent, ainsi que les bains, tout le système, et les sangsues anéantissent tout à fait le malade.

La première indication à remplir, celle à laquelle le médecin familier avec les maladies de la vessie ne manquera jamais, c'est l'emploi de la sonde pour évacuer l'urine, qui est toujours retenue en plus ou moins grande quantité dans cet organe. On ne laissera point la sonde à demeure; il est préférable de la réintroduire chaque fois qu'il sera nécessaire de vider la vessie. Plusieurs de nos malades portent une sonde sur eux, pour s'en servir chaque fois qu'ils ont besoin d'uriner : c'est le meilleur moyen de prévenir la paralysie complète de la vessie, et même de la guérir, surtout lorsqu'il n'y a encore que paresse de l'organe urinaire.

C'est dans ce cas que les sondes en plomb et en étain d'un gros calibre, à extrémités arrondies, peuvent être utiles aux malades qui veulent se sonder eux-mêmes. Rien n'est comparable, cependant, aux sondes courbes et flexibles, en gomme élastique, lorsqu'il ne s'agit surtout que de vider la vessie.

Nous en voyons qui, insensiblement, arrivent à uriner sans la sonde, ou du moins à ne s'en servir que rarement : nous leur recommandons constamment de s'assurer de temps en temps, avec cet instrument, si la vessie se vide bien des dernières gouttes d'urine; s'il en reste, nous les engageons à continuer encore l'usage de ce moyen.

Dans tous les cas de faiblesse de la vessie, je conseille des frictions sèches sur tout le corps, et particulièrement sur la région hypogastrique, sur les aines, le périnée, la partie interne des cuisses. Quelquefois j'ai recours, pour les frictions, à une pommade préparée avec l'ammoniaque, l'huile d'amandes douces et la teinture de cantharides à très-faible dose.

Les bains ne peuvent convenir contre la paralysie de la vessie, puisqu'il est indiqué de fortifier : les malades n'y resteront donc qu'un quart d'heure environ; et je n'y ai recours que lorsque j'emploie les frictions excitantes , la peau nettoyée devenant plus souple, plus perméable et bien plus susceptible de recevoir l'action des frictions.

Quelques praticiens ont conseillé des injections d'eau chaude de Balaruc, de Barèges, et celles préparées avec le chlore ou l'eau végéto-minérale, et disent en avoir retiré de bons effets. Nous les avons employées maintes fois, et dans des cas où elles paraissaient bien indiquées, mais presque constamment sans succès. Bien des malades n'ont pu les supporter; chez quelques-uns elles ont produit de l'irritation; au second ou au troisième mois nous avons été obligé de les cesser. Nous connaissons des confrères qui n'ont pas été plus heureux que nous dans ce genre de médication. On peut relire à ce sujet ce que nous avons dit ci-devant, en traitant du *catarrhe aigu.*

Les toniques sont évidemment la base du traitement de la faiblesse et de la paralysie de la vessie ; mais, pour en obtenir du succès, il faut les administrer à propos, et y avoir convenablement préparé le malade.

Nous retirons de bons effets des purgatifs légers répétés à des intervalles donnés , des boissons sudorifiques et des injections détersives; parfois même nous avons eu recours avec succès aux vomitifs, chez des vieillards, quand l'état de la langue et la couleur jaune de la peau nous déterminaient à employer, soit l'ipécacuanha, soit l'émétique à petite dose.

Bien souvent, par l'influence de ces moyens, les urines recommençaient à couler; la vessie se contractait de nouveau, le sphincter de ce viscère reprenait son élasticité naturelle, et les malades vidaient complètement leur vessie, peu à peu la sonde devenait inutile; j'étais moi-même alors le premier à ordonner qu'elle fût mise de côté.

Les boissons sudorifiques, que nous avons constamment conseillées aux malades atteints, soit de catarrhe chronique, soit de paralysie de la vessie, produisent généralement de bons résultats. Non-seulement elles déterminent une excitation générale, dont les suites ne sont point à redouter, même chez les sujets faibles et usés, mais encore il y a beaucoup à espérer de l'excitation particulière qu'elles produisent sur la vessie, surtout lorsqu'on les rend légèrement diurétiques. Dans ces cas les diurétiques ne peuvent avoir aucun inconvénient; ils ont même l'avantage de stimuler doucement la vessie, et de contribuer à rétablir ses fonctions (pourvu qu'on ne donne qu'une petite quantité de boisson), lorsqu'ils sont combinés avec les sudorifiques, et lorsque les malades sont dans un état qui favorise une abondante évacuation par la peau.

Les médicaments indiqués ci-dessus, variés selon l'âge et le tempérament, et continués pendant plus ou moins longtemps, selon la gravité de la maladie et les effets qu'ils produisent, peuvent tous être employés alternativement chez le même individu. Ils tendent tous à ranimer la circulation générale, à tonifier la membrane muqueuse, à exciter la sensibilité de tout le système; et quelques-uns produisent cet effet particulièrement sur les viscères et sur la vessie.

On parviendra toujours plus facilement à produire un changement dans l'économie animale, et on fatiguera beaucoup moins le malade en prenant différentes voies, qu'en insistant sur le même moyen, à moins que les bons effets qui en résultent n'indiquent d'en continuer l'usage. Cette méthode explorative a au moins l'avantage de faire reconnaître le moyen le plus convenable; ce qui doit suffire pour le faire adopter par les médecins qui nous liront.

Dans tous les cas de faiblesse ou de paralysie de la vessie, on commence par s'assurer si ce ne sont pas des calculs, et le plus souvent des rétrécissements de l'urètre, qui ont amené l'une ou l'autre de ces deux affections. Le canal étant libre dans toute son étendue, et la vessie ne contenant point de corps étrangers, on évacuera soigneusement ce viscère de l'urine qui pourrait y séjourner, et l'on réitérera l'usage de la sonde pendant tout le traitement, aussi souvent qu'il sera nécessaire.

Les toniques et les amers, avons-nous dit, sont évidemment indiqués dans ces deux cas. S'ils ont été si souvent appliqués sans succès, c'est qu'on avait négligé de disposer convenablement les malades à les recevoir.

En général, les adoucissants, les diurétiques et les boissons sudorifiques, conviendront pendant les premiers temps de la maladie. On aura recours ensuite aux toniques combinés avec les fondants, et l'on conseillera ensuite les eaux minérales sulfureuses prises à l'intérieur, en bain et en injection. Les eaux de Passy, de Contrexeville, de Bussang, celle de Balaruc et de Vichy, mêlées avec de la décoction d'orge ou avec une infusion aromatique, sont les injections que nous employons le plus fréquemment ainsi que celles au baume de copahu ; mais il faut avoir la précaution de ne pas en faire usage trop tôt, et sans avoir détruit les causes qui rendent nul ou de peu de durée le bon effet qu'elles peuvent produire sur la vessie.

Tous ces moyens, même étant bien administrés, pourraient devenir inutiles si l'on négligeait les secours de l'hygiène et ceux du régime. Il est absolument nécessaire de favoriser et de soutenir leur action par un exercice modéré, par des aliments légers et succulents, et surtout par du bon vin peu chargé d'alcool, pris cependant en petite quantité.

C'est le matin, un peu avant le déjeuner, qu'il faut engager les malades à se livrer à l'exercice dans un lieu bien exposé, l'air étant sec; s'il était froid, il suffirait d'être bien vêtu pour s'y exposer sans inconvénients.

Les frictions sèches ou aromatiques pratiquées soir et matin, comme il a été indiqué plus haut, et la promenade, sont les seuls exercices auxquels il faut se borner, en attendant que les forces permettent d'en supporter de plus actifs.

Il faut éviter la vie sédentaire avec autant de soin que la fatigue. Rien n'est plus propre à augmenter la faiblesse de la vessie que de rester longtemps au lit ou assis sur des siéges chauds. Quand on est assis ou couché chaudement, on sent rarement le besoin d'uriner.

Les hommes de lettres et de cabinet sont exposés à la faiblesse de la vessie, non-seulement par leur vie sédentaire, mais encore par l'état de contraction où se trouve l'organe dont l'influence est nécessaire pour animer l'action de tous les autres. Quand on est livré à de fortes méditations, toutes les fonctions languissent, la transpiration diminue, la sécrétion de l'urine est plus abondante; et, à cause de la diminution de la sensibilité générale, on ne sent point le stimulant qu'elle excite dans la vessie, ou, si on le sent, on néglige souvent de satisfaire au besoin de la rendre. Elle séjourne dans son réservoir, le distend, et amène en peu de temps la faiblesse et même la paralysie.

Le médecin reconnaîtra facilement que la vessie reprend son ressort, et même qu'elle peut se vider naturellement, lorsque l'urine sortira de la sonde par un jet rapide.

Si le malade urine sans le secours de cet instrument, et si cependant l'évacuation se fait encore lentement, en petite quantité ; si, de plus, cette évacuation est accompagnée d'un sentiment de pesanteur vers le col de la vessie, cet organe n'a pas repris encore tout son ressort, la sonde est encore nécessaire : il serait donc peu convenable de n'en pas continuer l'usage à chaque nouveau besoin d'uriner.

Si l'on suppose qu'une dartre ou un rhumatisme a pu se fixer sur la vessie, il faudrait recourir ou aux vésicatoires, ou au moxa, ou au cautère. Plusieurs fois nous avons retiré de l'avantage d'un exutoire appliqué sur la région hypogastrique ou au périnée, soupçonnant une répercussion dartreuse sur l'organe urinaire. Les sudorifiques et les purgatifs étaient aussi constamment employés pendant tout le temps du traitement.

Nous avons remarqué qu'il était très-difficile de guérir la paralysie de la vessie quand elle était produite par des boissons diurétiques prises en trop grande quantité, et continuées pendant longtemps.

Dans ce cas, nous n'administrons les toniques et les stimulants qu'avec une grande réserve, et toujours de manière à ne pas porter directement leur action sur la vessie.

Dans les premiers jours du traitement, les boissons adoucissantes sont les seules que nous conseillons. L'usage doit en être continué aussi longtemps que les forces de l'estomac et l'état des malades peuvent le permettre.

La paralysie du col de la vessie est encore plus difficile à guérir que celle du corps de ce viscère. Ces deux maladies peuvent exister simultanément, le sphincter de la vessie n'étant composé que de la réunion des fibres qui forment la tunique musculaire de cet organe, ce qui donne lieu à la rétention et à l'incontinence d'urine tout à la fois. Rien n'est plus facile à concevoir : la vessie et son col ne pouvant se contracter, l'urine sort par son propre poids et par l'action involontaire des muscles abdominaux, ainsi que par les mouvements du corps, sans que le malade puisse la retenir, et même sans qu'il la sente couler. Dans le chapitre qui traitera de l'*incontinence d'urine*, nous nous occuperons des moyens de s'opposer à cette maladie incommode.

CHAPITRE V.

DU SPASME OU DE LA NÉVRALGIE DU COL DE LA VESSIE. — SON TRAITEMENT.

Le spasme et les affections nerveuses du col vésical se rencontrent rarement seules ; il est assez fréquent de les observer à la suite de quelques rétrécissements anciens du canal de l'urètre, ou de quelques lésions organiques de la prostate, de la vessie ou des reins. On doit donc être bien persuadé d'avance que si l'on ne dirigeait pas toute son attention et ses soins du côté de ses complications, l'effet du traitement que je vais indiquer serait nul, ou ne se soutiendrait pas.

J'ai eu à traiter une assez grande quantité d'individus atteints de ces spasmes du col vésical : rarement la maladie m'a paru vierge ; les phénomènes névralgiques n'étaient qu'un accessoire, mais un accessoire, disons-le à regret, qui exerçait une très grande influence sur la marche, les symptômes et le traitement de la maladie.

Les rétrécissements organiques de l'urètre exercent une grande influence sur le développement anormal de la sensibilité et de la contractilité des parois du canal, et surtout du col de la vessie. Dans une multitude de ces circonstances, on conçoit de suite qu'il suffit de traiter méthodiquement le rétrécissement, pour que les symptômes de la névralgie ou du spasme vésical cessent d'eux-mêmes, et sans qu'on soit obligé de s'en occuper spécialement. Il faut une grande habitude d'observer ces sortes de maladies pour distinguer nettement, dans l'ensemble des accidents, ce qui appartient à la névralgie et ce qui doit être attribué au rétrécissement de l'urètre ou à toute autre affection.

Lorsque cependant l'on n'a affaire qu'à une simple névralgie du col vésical, le traitement est facile et à peu près certain. Dans le but de diminuer l'irritabilité excessive du col de la vessie, j'introduis tous les deux jours une bougie de cire molle, de deux à trois lignes de diamètre ; je la laisse en place pendant un quart d'heure ou vingt minutes chaque fois, et, pour assurer le succès de cette opération, il faut avoir la précaution d'introduire cet instrument avec lenteur. S'il y a trop d'irritation, je préfère très souvent débuter par l'introduction de mes bougies en gomme élastique, à bout olivaire, qui dans ces cas arrivent toujours à la vessie sans exalter, comme les bougies en cire, la sensibilité extrême du canal ; d'ailleurs ces bougies pénètrent plus aisément, elles ne sont pas sujettes à butter dans quelques parties du canal, l'extrémité qui est arrondie efface bien les plis de ce conduit ; elles ne peuvent point s'engager sur des brides ou lacunes de l'urètre ; en définitive, de l'aveu de tous les malades, elles causent beaucoup moins de douleur, et partant provoquent peu ou point de réaction. Ce résultat, dont je me suis assuré maintes fois dans ma longue pratique, m'a conduit aussi à ne laisser la bougie en place que pendant quelques minutes, et à diminuer d'autant plus son séjour dans le trajet urinaire qu'elle occasionne des sensations plus désagréables au malade.

Dans les cas plus avancés et plus graves de névralgie du col vésical, où l'action de mes bougies est insuffisante, j'ai recours aux injections dans la vessie, qui ont été beaucoup trop négligées ; on pourrait employer aussi les douches sulfureuses sur l'hypogastre, le pubis, le périnée, la partie interne des cuisses, et même sur le trajet de l'épine dorsale. Les dérivatifs, soit à la peau , soit au canal intestinal , ou même sur les deux points à la fois, sont aussi souvent efficaces.

Après avoir employé les bougies à bout olivaire ou celles en cire molle, ou même, durant les derniers jours de leur emploi, si la vessie ne se vide pas complétement, je pratique quelques injections, d'abord avec de l'eau tiède, puis avec de l'eau froide. Deux précautions sont indispensables à la réussite de ce moyen, dont l'application d'ailleurs est fort simple , et qui n'exige qu'une sonde et une seringue.

La sonde en gomme élastique sera courbe et très-flexible ; elle aura de deux à trois lignes de diamètre; la seringue contiendra de sept à huit onces de liquide. Il faut que le piston remplisse bien exactement l'intérieur du cylindre, et que le bout soit assez ouvert et cependant assez effilé pour s'adapter à la sonde. L'on n'a pas besoin de démonter la seringue pour l'emplir; on pompe en faisant le vide, et pour chasser l'air qui pourrait être demeuré dans le cylindre, on pousse le piston de bas en haut jusqu'à ce que le liquide commence à sortir. Lorsqu'on fera deux ou trois injections coup sur coup, on emplit la seringue, et on la dispose pour une seconde injection pendant que le liquide de la première s'écoule par la sonde. Il faut pousser l'eau dans la vessie avec lenteur et sans saccades, en s'arrêtant aussitôt que le malade manifeste le besoin d'uriner. Quant à l'introduction de la sonde, elle exigera les mêmes ménagements que celle des bougies; elle demande même plus de précautions

encore, parce que les sondes qui portent deux ouvertures sur leurs parties latérales peuvent être retar-
dées dans leur parcours, et parfois même arrêtées
sur quelques brides, rétrécissements ou fongosités
de la prostate. Je me sers de préférence de sondes
ayant un seul œil bien évidé à l'extrémité; cette pratique a pour effet de ne rien ôter à la solidité de la
sonde, en diminuant ces chances de temps d'arrêt
dans le canal ; la douleur pour le malade doit aussi
être moins grande. La fréquence et le nombre des
injections, la quantité et la température de l'eau se
règlent d'après les résultats obtenus, surtout en ce
qui concerne la contractilité de la vessie.

Lorsque les injections ne sont pas nécessaires, et
aussi quand elles cessent d'être utiles , les douches
produisent souvent d'heureux résultats. C'est un
moyen d'une grande efficacité, que jusqu'à présent
l'on a beaucoup trop négligé dans le traitement des
maladies des organes urinaires. J'ajouterai qu'il est
rare de rencontrer des personnes qui sachent bien
administrer une douche, quoique ce soit une chose
fort simple; car il ne s'agit, la composition du liquide étant une fois arrêtée, que de bien savoir gra-
duer la chute d'eau, en tournant le robinet, et de
proportionner la force de percussion de la colonne
liquide à l'effet qu'on se propose d'obtenir. Or, cette
force dépend de la hauteur de la chute et de la distance à laquelle on tient le robinet vis-à-vis la personne qui reçoit la douche. Dans les commencements, chez les malades qui surtout n'ont jamais été

douchés, la colonne liquide leur produit une sensation désagréable, que certains malades trouvent pénible, insupportable même ; mais il s'agit là d'un effet moral plutôt que d'une douleur physique; on ne
doit pas tenir compte d'une répugnance qui tient
presque toujours à la crainte, et dont on triomphe
facilement. La nature du liquide, soit pour les injections, soit pour l'administration des douches, n'est
point une chose indifférente. Toutes les fois qu'il y
a atonie, faiblesse, soit de la vessie, soit des organes
génitaux, et que cette atonie n'est point en rapport
avec la constitution de l'individu, la douche simple
d'eau froide mérite la préférence, si d'ailleurs il
n'existe pas de contre-indications. On l'applique
principalement sur le périnée, sur le bas-ventre et
la partie interne et supérieure des cuisses. Quand le
malade est trop sensible à l'impression du froid, on
peut commencer par une petite quantité d'eau dé-
gourdie; au bout de quelques minutes , l'eau même
très-froide est facilement endurée. On peut prendre
la douche de 35 à 50 degrés R. ; mais 28 à 30 degrés
sont le point le plus convenable lorsque tout le corps
est plongé dans l'eau, et quelquefois même il faut
descendre encore. A l'occasion des douches très-
chaudes et très-froides, je ferai remarquer que ce
n'est pas le point sur lequel frappe le liquide qui
souffre du froid ou de la chaleur, mais les parties
voisines sur lesquelles tombent les éclaboussures.
On soustrait les malades à ces impressions désagréables en couvrant d'un linge sec les parties qui ne

doivent pas être douchées ; s'il s'agit de garantir du froid, l'étoffe sera en laine.

La durée de chaque douche est de dix à vingt minutes, en ayant soin de la promener à mesure que la partie se fatigue. Nous avons retiré de bons effets d'un mélange d'eau chargée de principes de Barèges et de Plombières. Il est de rigueur pendant l'usage des douches de tenir le ventre libre, à l'aide de doux laxatifs et de lavements ; on prescrit, en outre, aux malades des boissons aqueuses abondantes, un régime doux et hygiénique, en ayant soin d'écarter tout ce qui pourrait entretenir l'irritation des organes génito-urinaires.

Dans quelques spasmes ou névralgies du col vésical, aussi bien que dans quelques états nerveux de l'urètre, la guérison a été si rapide, et parfois due à l'emploi de si petits moyens, qu'on peut se croire en droit de la regarder comme un coup de hasard. En effet, que de fois ne voyons-nous pas des malades cesser de souffrir à la quatrième ou cinquième introduction de la bougie ! On ne savait pas pourquoi ces accidents existaient, et l'on ne sait pas davantage pourquoi ils ont disparu ; il n'y a eu cependant qu'une faible perturbation, mais elle a suffi pour faire rentrer dans leur état normal les propriétés vitales qui étaient altérées, viciées, d'une manière à nous inconnue.

Ce traitement si simple et si facile n'inspire pas toujours une grande confiance aux malades ; j'en ai vu plusieurs qui le repoussaient dès la seconde introduction de la bougie, ou après une première injection, sur le frivole prétexte que ce moyen de traitement les avait irrités davantage, que leurs souffrances avaient été plus fortes. Beaucoup de praticiens peu instruits et n'ayant que des connaissances très-superficielles sur la pratique des maladies des organes génito-urinaires ne manquaient pas de détourner les malades, et de leur prouver que puisqu'ils n'obtenaient pas guérison dans un très-court délai, ils devaient renoncer à ces fâcheuses opérations pour recourir à un traitement purement médical ; quelques-uns ne renonçaient pas précisément au traitement que j'avais indiqué, mais ils ne le suivaient plus avec exactitude, cessant surtout de s'imposer les privations que je leur avais tant recommandées. D'autres, bien évidemment atteints de ces spasmes douloureux, ou névralgies du col vésical, ne voulaient même pas entendre parler d'explorations devenues nécessaires pour s'assurer de l'état de leurs organes. Et cependant c'est surtout dans le cas qui nous occupe que le traitement est souvent long, que la guérison marche avec lenteur et avec irrégularité ; il y a des interruptions, des recrudescences, pendant lesquelles les souffrances reparaissent tout aussi vives qu'au premier abord. Les premiers commencements du traitement sont presque constamment marqués par de la fièvre, ou une recrudescence de douleurs qui, au début, découragent le malade le moins versatile et celui qui était venu à nous avec le plus d'espoir et de confiance.

Disons, toutefois, que les diverses introductions qui sont si nécessaires, et qui toujours finissent par être salutaires et efficaces, doivent être pratiquées par une main habile, par un chirurgien qui a une grande expérience et une grande habitude de sonder. Si tant de malades n'ont pas été soulagés par le traitement que j'indique, c'est que bien souvent ils ont eu recours à des mains peu aptes au cathétérisme; c'est que des tâtonnements maladroits ont fatigué l'urètre au lieu d'en modifier l'irritabilité. Si l'on a procédé avec brusquerie, si la bougie ou la sonde ne pénètre pas de suite dans la vessie, si on la retire, puis si on la replace et si on la pousse, elle heurte contre les parois de l'urètre, et finalement fait plus de mal que de bien. On conçoit que le premier point manqué, on échoue dans tout le reste, car j'ai eu à constater un très grand nombre de fois, qu'on ne peut ramener la sensibilité de l'urètre à son état normal qu'après l'avoir modifiée par l'action des sondes ou des bougies.

Il en est de même si, pour soulager et guérir une névralgie du col vésical, on débute par la sonde, des injections froides, des douches ou des dérivatifs; elle ne guérira pas, et l'on aura quelques surprises; plusieurs malades éprouveront même des perturbations graves qui ébranleront leur santé. On ne doit pas s'en étonner, car il faut commencer par l'introduction de bougies graduées; le passage d'une sonde est toujours plus douloureux, il entraîne une réaction trop brusque et trop forte, dont les malades se trouvent fort mal; on est obligé de revenir à l'emploi des bougies en gomme élastique, bien molles et flexibles, à bout olivaire, et parfois même il est resté une telle irritabilité qu'on est forcé d'ajourner tout traitement. Il en est de même des injections dans l'organe urinaire. Si la sonde n'est pas introduite avec précaution, elle irrite l'urètre et le col de la vessie, et cette surexcitation nuira plus que l'injection ne sera utile. Je crois devoir appuyer sur tous ces détails, car les faits ne me manqueraient pas, et j'en pourrais citer de nombreux où le traitement a échoué par le seul fait de la manière vicieuse de procéder.

La température du liquide à injecter n'est point indifférente, à moins d'une grande insensibilité de l'appareil urinaire, spécialement de la vessie. La prudence veut qu'on n'emploie pas d'abord de l'eau froide; on n'y a recours qu'à la troisième ou quatrième séance, surtout lorsque la vessie ne réagit pas, qu'elle se contracte faiblement, qu'elle est frappée d'atonie; mais si elle se resserre avec force pour chasser le liquide, si le malade éprouve un pressant besoin d'uriner aussitôt après qu'on a introduit une petite quantité d'eau, les injections deviennent inutiles, et à plus forte raison ne faut-il pas recourir à de l'eau froide. Dans le cas, au contraire, où les injections ne sont repoussées qu'avec faiblesse et lenteur, quand le liquide ne coule qu'en bavant, on doit insister sur l'emploi de l'eau froide. Ainsi, on le voit, pour les injections, comme pour les douches, les sondes et les bougies, il y a des écueils à éviter. Il faut tenir

compte de toutes les circonstances qui, de prime
abord, paraissent sans portée, et à l'influence néanmoins desquelles se trouve attachée la réussite du
traitement.

CHAPITRE VI.

DE L'INCONTINENCE D'URINE. — CHEZ LES VIEILLARDS, — LES ADULTES
ET LES ENFANTS; — TRAITEMENT.

—

L'incontinence d'urine est une affection aussi incommode que fréquente chez les vieillards, les enfants et les personnes atteintes du rétrécissement du
canal.

Un *antagonisme* évident existe à la vessie, et même
au rectum, entre les fibres charnues des parois de
ces organes et les sphincters placés autour des ori-
fices par lesquels ils communiquent au-dehors. Cet
antagonisme est tel, que, dans l'état naturel, les anneaux musculeux des ouvertures l'emportent en énergie sur les fibres des parois, et qu'ils maintiennent
pendant un certain temps les liquides ou les matières
dans leurs réservoirs, qu'ils distendent en s'y accumulant.

Lorsque cette distension est portée assez loin, le
besoin se fait sentir; la volonté relâche les sphincters, fait agir les muscles en même temps que l'organe lui-même se resserre, et l'évacuation a lieu.

Dans la maladie qui nous occupe, l'urine s'accumule d'abord dans la vessie, l'emplit, la dilate, et
ne parvient au-dehors que lorsque les parois de cet
organe, distendues outre mesure, ne peuvent plus se
prêter à une plus grande ampliation, et forcent le liquide à s'échapper par l'urètre. Plus le sphincter vésical conserve de contractilité, plus cette évacuation
par regorgement est tardive. Lorsque, au contraire,
l'anneau musculeux est très affaibli ou paralysé, la
vessie expulse le liquide presque aussitôt qu'elle le
reçoit, et n'éprouve que peu ou pas de distension.

Les vieillards, surtout ceux qui ont abusé des organes génitaux, et chez lesquels un état de langueur,
de mollesse et de relâchement de ces organes a succédé à des stimulations trop prolongées ou trop fréquentes, sont disposés d'une manière spéciale à l'évacuation continuelle et involontaire de l'urine ; mais
ici encore l'incontinence est presque toujours précédée de la rétention de ce liquide. La vessie, affaiblie
d'abord, puis de plus en plus complétement paralysée, commence par ne se vider qu'avec lenteur ; elle
conserve ensuite des quantités incessamment croissantes d'urine, acquiert une ampleur considérable,
et finit, après un temps plus ou moins long, par
laisser échapper continuellement, et goutte à goutte,
le trop-plein du liquide qui la distend outre-mesure.

L'épanchement des urines, chez les personnes
âgées, augmente tous les jours, sans que pour cela
elles en éprouvent de très grandes douleurs. Le liquide, après sa sortie, exhale une odeur forte ; il a

une telle action, qu'il ne tarde pas à présenter des érosions sur le scrotum et sur la peau le long des cuisses, quelquefois même des ulcérations.

Nous observons souvent l'incontinence d'urine chez les malades atteints de rétrécissements de l'urètre; l'urine s'accumulant encore plus dans la vessie, son évacuation laborieuse est accompagnée de violents efforts ne s'opérant que d'une manière incomplète. Dans ce cas, le col vésical, affaibli par la présence du liquide que l'obstacle retient encore avec plus ou moins de force, perd de son énergie, se laisse graduellement distendre, et devient quelquefois complétement inerte. Les portions les plus reculées de l'urètre éprouvent la même altération; et, ainsi que nous l'avons vu sur plusieurs cadavres, des parties de ce canal situées en arrière du rétrécissement se dilatent quelquefois de manière à former une sorte de seconde cavité vésicale. Le rétrécissement, cause première de tous ces désordres, devient alors la seule barrière qui s'oppose à la sortie de l'urine; il remplace le col vésical; et, comme il est privé du sphincter, il laisse ce liquide sourdre goutte à goutte par l'effet de la pression que la colonne supérieure exerce sur lui : c'est encore là une des variétés de l'incontinence par regorgement. Il est urgent d'attaquer et de détruire promptement les obstacles, si les malades veulent voir cesser cette infirmité.

Dans les irritations douloureuses de la vessie, dans les inflammations très-aiguës de cet organe, le contact de l'urine devient parfois si insupportable, que la vessie ne peut éprouver la moindre distension sans amener des souffrances intolérables. Le besoin d'uriner se renouvelle alors à chaque instant; et, dans certains cas, le liquide s'écoule à mesure qu'il arrive des reins, son séjour, même momentané, dans son réservoir, étant devenu impossible.

Chez les calculeux, l'incontinence peut avoir lieu, ou par l'effet d'une excitation intense que déterminent les concrétions urinaires, ou par suite de la désorganisation des parois de l'organe, qui s'épaississent, deviennent fibreuses, s'appliquent contre le corps étranger, et ne sont plus susceptibles de contraction.

Diverses causes mécaniques, telles que l'incision du col de la vessie et l'extraction des calculs urinaires dans l'opération de la taille; les rétrécissements, situés au voisinage du col de la vessie; la présence de tumeurs fongueuses ou de concrétions engagées dans ce col et la portion prostatique de l'urètre; les ulcères de ces parties; la pression que l'enfant exerce chez les femmes vers la fin de la grossesse sur le corps de la vessie; les fistules qui font communiquer directement cet organe ou son col avec l'extérieur ou avec quelques organes voisins, comme le vagin ou le rectum, peuvent encore déterminer l'incontinence d'urine.

Il n'est pas rare chez les enfants de voir l'urine accumulée durant la nuit dans la vessie, alors peu ample et irritable, s'échapper involontairement pendant le sommeil; il existe alors aux parois vésicales un état de sur-excitabilité, en même temps que de la faiblesse au col et aux muscles chargés de s'opposer à l'écoulement de l'urine. L'incontinence, bornée à ce degré, est incomplète et seulement nocturne, l'influence de la volonté suffisant pendant le jour pour retenir le liquide et pour ne le laisser échapper que lorsque le besoin de l'expulsion se fait sentir; mais quelquefois aussi elle est complète, c'est-à-dire continuelle, les sphincters, d'une part, étant trop faibles, et, de l'autre, les parois de l'organe étant trop énergiques pour que le liquide puisse être retenu en quantité notable dans son réservoir.

Le premier de ces deux états, et parfois aussi le second, se continuent chez certains sujets au-delà de l'époque de la puberté, et même pendant le reste de la vie, les malades tantôt inondant chaque nuit leur coucher, tantôt mouillant incessamment les vêtements qui les couvrent. Nous avons vu quantité d'individus atteints de cette infirmité dégoûtante; ils portent généralement sur leur visage l'empreinte de la tristesse, de la honte, et il leur manque quelque chose sous le rapport de l'énergie cérébrale et de l'intelligence.

D'après ce qui précède, l'incontinence d'urine est bien plus souvent un accident, une conséquence de lésions étendues et profondes, qu'une affection primitive dépendant d'un défaut de rapport entre les parois du réservoir et entre les muscles qui ferment son orifice. Cette considératiou doit généralement servir de règle au pronostic : l'incontinence produite

par des causes passagères ou durables devra nécessairement disparaître promptement comme elles, ou
se prolonger d'une manière indéfinie, ou bien enfin
être entièrement incurable. Celle qu'on observe chez
les enfants se dissipe ordinairement après la seconde
dentition, ou plus tard, à l'époque de la puberté.
Lorsque malheureusement elle persévère au-delà de
cette époque, il est rare qu'on parvienne à la guérir.
Dans tous les cas, l'état des sujets des deux sexes atteints d'incontinence d'urine est des plus déplora-
bles, à raison de leur inévitable malpropreté, de l'o-
deur repoussante qu'ils exhalent, des inflammations
et excoriations que le contact de l'urine détermine
fréquemment sur les parties qu'elle baigne.

Le traitement de l'incontinence d'urine doit être
approprié aux causes qui la produisent et l'entretiennent.

Dans les maladies aiguës, ainsi que dans les affections cérébrales, on doit remédier à la distension de
la vessie et à la sortie du liquide par regorgement, à
l'aide du cathétérisme, qu'on réitère plusieurs fois
dans les vingt-quatre heures, ou en laissant à demeure dans la vessie une sonde flexible en gomme
élastique, dont on ouvre le pavillon à des intervalles
suffisants.

Dans les cas de rétrécissements de l'urètre, de fistules, d'ulcères, de calculs vésicaux très volumineux
ou engagés dans les parties reculées du canal excré-
teur, ce n'est qu'en détruisant ces affections que l'on
peut obtenir la guérison de l'incontinence.

Chez les vieillards, l'incontinence due à la paralysie des sphincters ou de la vessie est fort difficile à guérir. Si la vessie est dilatée, inerte, et fortement étendue vers l'ombilic, ce dont on s'assure par l'examen du bas-ventre et par l'exploration à travers le rectum, il est d'abord indispensable de la vider de l'urine qu'elle contient, au moyen de la sonde. Cette opération sera répétée, ou la sonde sera laissée à demeure, afin de prévenir une distension nouvelle. Des injections d'eau froide, d'eau mélangée avec le chlorure de soude, d'eaux minérales sulfureuses et martiales, mitigées ou pures, ont été ensuite faites avec avantage dans la vessie. Des applications de linges trempés dans de l'eau à la glace, faites à l'hypogastre et au périnée, des douches à la même température, dirigées sur ces parties, des bains froids, sont assez souvent mis en usage avec succès; mais le froid ne doit en général être employé qu'avec une grande réserve et beaucoup de précautions chez les sujets âgés; de larges vésicatoires volants appliqués successivement sur le sacrum, le pubis et la région périnéale; des frictions stimulantes, aromatiques ou spiritueuses sur les mêmes parties; des lavements rendus excitants à l'aide du quinquina et d'autres substances analogues, conviennent presque toujours. A tous ces moyens directs on ajoutera avec utilité l'usage intérieur des eaux minérales fortifiantes, des préparations amères, et même des doses prudemment graduées de teintures de cantharides. Si l'ensemble de ces moyens ne guérit pas, il soulage du moins presque toujours, et souvent nous sommes parvenu, avec de la persévérance, chez des malades qui avaient été regardés comme incurables, à séparer les instants de l'émission urinaire par des intervalles de plus en plus longs.

Chez les jeunes enfants, l'incontinence nocturne n'exige guère d'autres soins que ceux qui consistent à les éveiller plusieurs fois pendant la nuit afin de les faire uriner. Il conviendra aussi de les priver d'aliments et de boissons susceptibles d'exciter la sécrétion urinaire, et de leur défendre de boire pendant la soirée. Les bains froids, les frictions sèches ou stimulantes, les vésicatoires volants à la circonférence du bassin; à l'intérieur, les amers et les toniques, la poudre de belladone, sont autant de moyens que l'on emploiera avec avantage, surtout s'il existe de la faiblesse générale, et si les tissus sont pâles, mous et abreuvés de sucs lymphatiques.

Après la puberté, la teinture de cantharides a été mise en usage avec succès, surtout chez les jeunes filles. Nous avons vu plusieurs fois l'excitation produite par le mariage guérir de cette infirmité, spécialement lorsque l'écoulement involontaire de l'urine n'avait lieu que la nuit; d'ailleurs, les moyens que nous venons d'indiquer ne devront pas être négligés, quel que soit le sexe du malade, et l'on devra insister d'autant plus sur leur emploi que l'organisme offre durant la jeunesse de grandes ressources, et qu'il s'agit de rendre supportable une vie qui offre un long avenir.

Une remarque importante, déjà faite par J.-L. Petit, consiste à bien observer les circonstances qui accompagnent l'incontinence nocturne de l'urine parmi les enfants.

Les uns, en effet, dorment si profondément que le besoin ne les éveille pas, et que la vessie se vide sans qu'ils en aient la conscience : ceux-là, il faut les éveiller une ou plusieurs fois, et leur donner ainsi l'habitude de le faire.

On doit en agir de même envers ceux qui rêvent qu'ils urinent hors de leur lit et dans des lieux convenables.

Quant à ceux que la paresse peut retenir, les privations et de légers châtiments sont souvent suffisants pour les corriger, et la guérison ne s'opère que lorsque l'âge fait naître d'autres idées, et développe le sentiment de l'amour-propre.

Quant à l'incontinence déterminée par l'excès d'irritabilité des parois de la vessie, les sphincters conservant leur énergie naturelle, on la distingue de celle dont il vient d'être question, à l'état habituel de rétraction de l'organe, à la vivacité avec laquelle le besoin se fait sentir, à la nécessité invincible d'y satisfaire instantanément, si l'on veut éviter que l'urine s'échappe involontairement; enfin à la douleur qui résulte des essais tentés pour laisser une quantité notable de ce liquide s'accumuler dans son réservoir. Dans ces cas, il faut recourir aux émollients, aux calmants, à de légers narcotiques, à des applications de sangsues faites au bas-ventre, au périnée, à l'anus, et principalement aux bains de siége prolongés. Il est rare qu'à l'aide de ces moyens on ne parvienne pas à soulager, si ce n'est à guérir.

Enfin, lorsque l'incontinence résiste aux traitements les mieux appropriés à la nature des causes qui la produisent, l'art doit s'efforcer d'en atténuer les effets.

Chez les jeunes sujets, et même chez les vieillards, on retient l'urine dans la vessie, à l'aide de bandages compressifs, qui se placent à la verge, comme le compresseur à crémaillère, ou qui s'appliquent sous le pubis, derrière la racine de la verge.

Nous avons fait confectionner des anneaux de gomme élastique, qui, excitant une légère pression autour de la verge, permettent aux malades qui s'en servent de garder le liquide pendant quelque temps. Winslow a conseillé un compresseur qui consiste dans une pelote montée sur un ressort élastique, fixé lui-même à une ceinture semblable à celle des brayers, et qui vient agir sur le canal de l'urètre à l'endroit où le pénis se dégage du scrotum.

Lorsque les bandages ne peuvent être supportés ou ne réussissent pas, il faut recourir à des vases en caoutchouc, soutenus par une ceinture s'appliquant à l'une des cuisses du sujet, et dans lesquels la verge verse continuellement l'urine.

Chez les femmes, la compression du canal est souvent impraticable, et les vases sont plus difficiles à appliquer et à maintenir : aussi l'incontinence d'urine est-elle pour elles une infirmité plus insuppor-

table encore que pour les hommes. Beaucoup préfèrent des éponges et du linge pour absorber l'urine,
ou bien un pessaire, soit en gomme élastique, soit
de taffetas gommé, disposé en urinal, afin de recevoir le liquide à mesure qu'il s'écoule.

Les vieillards atteints de cette affection doivent
éviter l'air froid et humide, avoir la précaution d'ê-
tre toujours bien vêtus, ne point faire usage de farineux et autres aliments difficiles à digérer, ni des
spiritueux de manière à en abuser; ils doivent aussi
éviter de rester trop longtemps au lit, surtout dans
un lit chaud; se livrer à un exercice modéré, se
faire pratiquer chaque jour des frictions sur la région hypogastrique et sur les parties voisines de
cette région; fuir les assemblées nombreuses; se
priver des travaux qui exigent une grande application; s'interdire enfin tout ce qui peut les empêcher
d'obéir au besoin impérieux d'uriner aussitôt qu'il se
fait sentir.

CHAPITRE VII.

DE L'HÉMATURIE OU PISSEMENT DE SANG.

L'hématurie est une émission par l'urètre d'une
quantité de sang plus ou moins considérable, provenant de l'intérieur des voies urinaires.

Le médecin doit s'attacher d'abord à reconnaître son existence, et ensuite déterminer d'où elle provient, ainsi que la nature des lésions qui l'occasionnent.

Dans une foule de cas il n'est pas toujours facile de prononcer si l'hématurie a pris son existence dans le canal, la vessie ou les reins. Pour y parvenir, on ne saurait apporter trop d'attention à l'examen des liquides rendus, ainsi qu'à l'analyse des symptômes qu'éprouvent les malades.

D'abord, la coloration de l'urine en rouge ou même en brun ne suffit pas pour déceler sûrement la présence du sang dans ce liquide. Il est très-commun de voir des malades s'abuser à ce sujet, et s'obstiner à croire qu'ils ont rendu du sang, bien qu'ils n'aient émis qu'une urine peu abondante, rougeâtre, briquetée ou saturée des matières animales et des sels qu'elle doit contenir.

Lorsque le sang est en grande proportion dans l'urine, et plus encore lorsqu'il sort presque pur, le diagnostic de l'hématurie ne saurait offrir d'obscurité. Le sang conserve alors la teinte qui lui est propre : il trouble la transparence de l'urine avec laquelle il sort, puis forme au fond du vase un dépôt de matière colorante et de fibrine, doux au toucher, qui n'a rien de pulvérulant et que son aspect seul fait aisément reconnaître.

Lorsqu'il est entièrement pur, il se coagule au-dehors, à peu près comme à la suite de la saignée ; il se prend en masse et présente un ou plusieurs caillots plus ou moins compactes, nageant dans des quantités variables d'urine et de sérosité.

Dans d'autres circonstances, il sort de l'urètre sous la forme de caillots déjà concrétés, fibrineux, solides, qui en ont imposé à des observateurs superficiels, et ont été pris pour des vers.

Il n'est pas très rare que ces caillots, ayant séjourné dans l'urètre, soient creusés par le passage de l'urine, et sortent sous la forme de tubes plus ou moins larges, qui représentent assez bien les dimensions de ce canal.

Les causes de l'hématurie sont ordinairement des lésions matérielles développées dans l'intérieur des voies urinaires, et qui ne déterminent qu'accidentellement le mélange du sang avec l'urine. C'est ainsi que la présence de la pierre dans la vessie, que les ulcérations, que les fongosités des parois et surtout du col de cet organe, que les calculs arrêtés dans les reins et dans les uretères, occasionnent fréquemment la rupture de vaisseaux sanguins plus ou moins considérables, ou des exhalations sanguines abondantes. Dans ces divers cas, le pissement de sang est presque habituel, ou se reproduit à des intervalles irréguliers, quelquefois sans cause déterminante appréciable, et, dans d'autres circonstances, à la suite des stimulations les plus légères.

Un malade de Rouen, qui succomba, en 1835, à la suite d'une affection cancéreuse de la vessie, rendait fréquemment du sang avec les urines, ce qui avait fait croire à plusieurs praticiens qu'il existait un calcul dans la vessie; quelques autres pensaient qu'il était atteint d'un squirrhe de la glande prostate. Ce malade a été vu et soigné tour à tour, pendant les trois ou quatre années qu'a duré cette grave et dou-, loureuse maladie, par Lisfranc, Breschet, Marjolin; il a reçu en dernier lieu et jusqu'à la mort les soins assidus de M. Cruveilhier et les miens. A l'autopsie que nous avons faite avec beaucoup d'attention, nous avons trouvé, outre un rétrécissement intesti-nal considérable, un fongus cancéreux situé au-devant du col vésical. La prostate était saine, il n'exis-tait pas de calculs; l'organe urinaire était rétréci et induré complétement; une foule de vaisseaux vari-queux, rampant sur la surface de ce fongus, contri-buaient à ces pissements de sang qui se reproduisaient en dernier lieu très fréquemment. Une fièvre lente, le marasme et la mort ont mis fin aux longues souf-frances de ce malade, à peine âgé de cinquante ans.

Les inflammations très vives des reins, et surtout de la vessie, déterminent l'exhalation d'une quantité très considérable de sang dans l'intérieur de ces or-ganes. Ce liquide remplace pour ainsi dire l'urine dans quelques néphrites très intenses, et sort du ca-nal de l'urètre à demi coagulé, ou même se coagule dans la vessie dont il excite violemment les contrac-tions.

Nous avons vu quelques malades chez qui l'hémor-rhagie des voies urinaires et le mélange du sang à l'urine s'opéraient avec une grande facilité sans alté-ration profonde des tissus, sans lésion préalable, et par l'effet d'une congestion si peu douloureuse qu'elle était à peine sentie. C'est ainsi que des femmes âgées voient quelquefois des pissements de sang, plus ou moins abondants et durables, se renouveler à certaines époques, et remplacer les règles supprimées depuis longtemps. Chez les hommes, l'hématurie a quelquefois remplacé les hémorrhoïdes, affectant la même périodicité dans ses retours et exerçant sur la santé générale la même influence.

L'hémorrhagie urétrale est assez facile à distinguer, parce que le sang s'écoule continuellement, ou du moins sans que le malade fasse des efforts pour uriner ; parce qu'il sort pur sans mélange d'urine, et parce que l'urine émise à son tour par suite de sécrétion des reins et de la réplétion de la vessie est claire, limpide, ou du moins exempte de coloration sanguine intense. La petite quantité de sang qu'elle entraîne en passant par l'urètre ne suffit pas pour la charger notablement, et ne l'empêche pas d'offrir un contraste évident avec le sang qui précédait sa sortie, et qui s'écoulera encore après son expulsion.

L'hématurie vésicale est presque toujours accompagnée de douleurs intenses ou obscures dans la région du bas-ventre, et de pesanteur vers le col de la vessie ; quelquefois des frissons marqués la précèdent. Le sang n'est ordinairement pas alors intimement mélangé avec l'urine ; il forme souvent, au contraire, des caillots distincts, irréguliers, nageant dans un liquide d'ailleurs clair ou très-faiblement coloré, et qui se précipite isolément au fond du vase. Cette disposition annonce que l'exhalation s'est faite sur quelques points isolés, alors que la vessie contenait déjà une urine limpide, et sans que le mélange du sang avec celle-ci ait eu le temps de s'opérer complètement.

Lorsque l'hématurie provient des reins, la vessie et l'hypogastre sont libres ; mais de la douleur, de la tension, de l'embarras, existent à la région des lombes. Il est très rare que la souffrance des organes sécréteurs ne soit pas l'effet d'un accident local. Le sang sort intimement mélangé à l'urine, distillé goutte à goutte ; et, cheminant avec elle le long de l'urètre, il s'y incorpore pour ainsi dire, et parvient ainsi dans la vessie. Alors même qu'il se coagule dans ce réservoir, une grande quantité de sa matière colorante reste en suspension, et communique une teinte très-foncée à la masse entière.

Ces caractères ne sont que peu affaiblis par l'arrivée d'une urine claire et limpide par le rein demeuré sain, lorsque la maladie n'affecte que l'un de ces organes, par la raison que les deux liquides, parvenant dans la vessie avec lenteur par goutte, et à travers des ouvertures très-rapprochées, ne manquent pas de se mélanger intimement et de former un tout homogène.

Ainsi que nous l'avons déjà indiqué, la quantité de sang fournie par le rein peut être très-considérable, et remplacer en quelque sorte l'urine. Si, dans ces cas, on sonde le malade, qu'il n'y ait ni obstacle ni ulcération au canal, l'instrument pénètre sans difficulté comme sans douleur dans la vessie, qui se vide plus ou moins difficilement, selon le degré de cohésion de la masse qu'elle renferme. Lorsque ses parois sont revenus sur elles-mêmes, le sang ne tarde pas à reparaître comme précédemment, et est rendu de nouveau, sans que la poche d'où il s'échappe soit le siége de phénomènes appréciables d'excitation.

L'hémorrhagie urétrale résulte ordinairement des déchirures faites à l'urètre pendant l'introduction des sondes et des bougies. Il ne faut pas oublier, dans le traitement des maladies de l'urètre, que les rétrécissements s'accompagnent assez souvent de l'inflammation chronique et du ramollissement des parois de ce canal, qui alors offrent moins de résistance, et se laissent plus facilement pénétrer que dans l'état sain.

Ici, les circonstances antécédentes ne peuvent laisser de doute sur la cause de l'hématurie, et la profondeur à laquelle l'extrémité de l'instrument vulnérant a été portée indique également d'une manière certaine le point où la blessure a eu lieu.

Le bulbe est le siége le plus ordinaire de ces lésions.

L'hémorrhagie urétrale succède encore quelquefois à la sortie difficile et douloureuse de calculs engagés dans l'urètre, et résulte des éraillements produits par les aspérités de ces corps étrangers contre la membrane muqueuse. Lorsque le sang est exhalé, dans les cas de blennorrhagie très-intense, la douleur atroce que le malade éprouve, ajoutée aux au-

tres signes de l'urétrite, ne permet pas de méconnaître cette origine.

Dans la vessie, diverses lésions peuvent occasionner l'hématurie ; nous avons déjà parlé des calculs
urinaires, des ulcères, des varices et des fongosités
de cet organe. Les signes qui annoncent l'existence
de ces maladies se manifestent alors, et l'hémorrhagie vésicale, toutes les fois que le sujet se livre à des
exercices fatigants ou qu'il éprouve des secousses violentes et prolongées, ne fait qu'ajouter un nouveau
degré de certitude aux conséquences qu'on en déduit.

L'hématurie qui accompagne l'inflammation très-
aiguë de la vessie survient ordinairement en même
temps qu'une fièvre intense, de l'agitation, des douleurs hypogastriques intolérables, et d'autres symptômes caractéristiques de la maladie, toujours grave
alors, du réservoir de l'urine.

C'est à l'excitation vive, mais non encore parve-
nue au degré de l'inflammation, de l'intérieur des
voies urinaires et surtout de la vessie, qu'il faut rapporter une autre sorte d'hématurie assez fréquente
dans les pays chauds, à la suite de grandes fatigues,
et chez les individus qui sont restés longtemps à cheval, comme les soldats de cavalerie, et principalement les courriers. Dans ces cas, la sécrétion urinaire diminue, l'urine devient épaisse, rouge, chargée
de sels, quelquefois sanguinolente. Elle occasionne
au col de la vessie et à l'urètre, lorsqu'elle les traverse, une sensation pénible d'ardeur et de brûlure.
Les mêmes causes d'excitation continuant d'agir, la

vessie devient le siége de douleurs vives qui se propagent à l'extrémité du gland ; les envies d'uriner se rapprochant, les contractions du périnée sont très-douloureuses, et les dernières gouttes du liquide sont formées de sang pur. L'hématurie précède alors le catarrhe aigu ou *cystite*, qui ne tarde pas à se développer si le malade ne peut recourir aux moyens susceptibles de la prévenir, en apaisant l'irritation des voies urinaires.

Nous voyons l'introduction des bougies et des sondes occasionner si souvent et si facilement la sortie du sang, que nous ne pouvons plus nous refuser à reconnaître la fragilité des digues qui le retiennent. Le canal de l'urètre, à la suite de très-anciens rétrécissements, devient le siége de développements veineux superficiels parfois considerables ; souvent même nous rencontrons des varices au col de la vessie ou à son bas-fond. En effet, sur plusieurs sujets qui ont succombé à la suite d'affections graves des voies urinaires, nous avons rencontré les tissus muqueux de l'urètre ramollis, les vaisseaux tellement développés, que nous n'avons plus été surpris de la facilité avec laquelle le sang sortait après les plus faibles tentatives pour pénétrer au delà des nombreux rétrécissements dont ils étaient atteints.

En général, le sang qui sort de la vessie saine, ou du moins exempte d'inflammation catarrhale ou d'ulcère, est pur ou seulement mélangé à l'urine; celui qui s'écoule d'un organe placé dans d'autres conditions est toujours accompagné, au contraire, soit de pus, soit de mucosités plus ou moins abondantes, fétides, sanieuses ou puriformes.

L'hématurie des reins n'a jamais lieu que par suite du ramollissement et de la profonde altération du tissu de ces organes, ou de l'état pierreux de la vessie. Le diagnostic ne peut alors que constater l'affection des parties irritées ; et si la sortie antérieure de graviers ou de petits calculs semble permettre de penser que la maladie consiste dans la rétention de ces corps étrangers, cette donnée est peu constante, et ne peut servir de base qu'à des conjectures appuyées de probabilités plus ou moins grandes.

Il en est de même de l'hématurie des uretères. Ces canaux sont trop peu vasculeux pour fournir facilement du sang ; et lorsque cela a lieu, c'est presque toujours par suite de la rétention des calculs qui déterminent des douleurs locales intenses, dirigées des reins dans la vessie, et dont l'existence ne laisse que peu de doute sur la nature de la maladie.

L'hématurie, quelle que soit sa source, s'accompagne rarement par elle-même d'accidents graves. Presque jamais elle ne devient assez abondante pour menacer la vie et pour déterminer les phénomènes caractéristiques des hémorrhagies internes excessives.

Nous avons vu cependant la déchirure du bulbe urétral devenir mortelle.

En général, le pronostic de l'hématurie doit être fondé moins sur l'écoulement sanguin que sur l'appréciation des lésions de tissu qui peuvent l'occasionner, et dont malheureusement plusieurs sont au-dessus des ressources de l'art, tandis que d'autres, comme les rétrécissements du canal, les calculs urétraux et vésicaux, réclament la pratique d'opérations plus ou moins graves.

Le traitement de l'hématurie, on le voit, est donc bien plus souvent celui des lésions qui l'occasionnent que celui de l'écoulement sanguin qui la constitue.

Lorsque l'hématurie succède à la brusque suppression des règles ou des hémorroïdes, il importe de rappeler au plus tôt ces évacuations à l'aide de sangsues placées à la vulve ou à l'anus, de vapeurs légèrement excitantes dirigées dans le vagin, et d'autres médications analogues.

Celle qui, chez les vieillards, est devenue habituelle, et supplée périodiquement à une hémorrhagie qui a depuis longtemps cessé, doit être respectée : il suffit de modérer la quantité de sang fournie à chaque évacuation, et de la proportionner aux forces du sujet, ainsi qu'aux besoins de l'organisme.

Lorsque cependant l'hématurie devient trop abondante, il importe, quelle que soit son origine, de la combattre autrement. Si de la chaleur, de la douleur et d'autres phénomènes d'excitation existent dans la partie d'où le sang provient, en même temps que le pouls est fort et développé, des évacuations sanguines générales ou locales, proportionnées aux forces du sujet, devront être pratiquées; des bains, des applications émollientes, des boissons délayantes acidulées, seront employées avec avantage. Le malade devra garder un repos absolu, et être soumis à une sévère abstinence.

Lorsque, au contraire, l'hématurie est excessive, sans que le sujet éprouve de stimulation locale appréciable, si surtout il est débile et déjà épuisé par la perte de beaucoup de sang, il importe de recourir aux fomentations froides, aux lavements froids aiguisés de vinaigre, aux injections de même nature dans la vessie ou dans l'urètre, qui sont presque exclusivement le siége de ces exhalaisons très-abondantes, et d'ajouter à ces moyens locaux des boissons froides , avec addition d'acides sulfuriques, afin de les rendre plus actives et plus astringentes. Mais, ainsi que nous l'avons déjà dit , il est rare que l'hématurie acquière le degré de gravité qui rend nécessaire l'emploi d'un traitement aussi énergique.

Lorsque le sang , porté des reins dans la vessie ou versé en grande quantité dans ce réservoir, s'y coagule, il arrive quelquefois que les caillots obstruent le col de l'organe, s'opposent à la sortie du liquide, et déterminent ainsi la rétention d'urine. La vessie alors s'élève vers l'hypogastre, des douleurs s'y développent, les envies d'uriner, ainsi que les efforts infructueux destinés à les satisfaire, se multiplient, et l'état du malade peut devenir très alarmant. Il faut alors recourir sans retard au cathétérisme pratiqué avec une sonde en gomme élastique de gros calibre; et si cette opération ne suffit pas pour vider la vessie, on poussera dans cet organe des injections réitérées d'eau tiède, afin de diviser, de dissoudre et d'entraîner les matières qui l'obstruent.

Nous avons rencontré l'hématurie chez des jeunes gens de dix-huit à vingt ans adonnés à la masturbation, et chez les adultes qui faisaient de fréquents excès de coït.

On conçoit que dans ces cas on ne peut guérir ces hémorrhagies sanguines que par la continence et la privation complète des causes qui l'avaient provoquée.

L'usage du petit-lait, des boissons douces et mucilagineuses prises en grande quantité, la diète végétale, la dissolution de gomme arabique et celle de gomme adragant, sont des moyens toujours suivis de bons effets.

Il faut aussi combattre les constipations à l'aide de doux minoratifs; la décoction d'*uva ursi*, celle de vieilles orties, contribuent également à la guérison de cette espèce d'hématurie.

CHAPITRE VIII.

HÉMORRHOÏDES OU VARICES DE LA VESSIE.

—

Le développement des veines de la membrane interne de la vessie, et plus particulièrement de celles qui rampent sur le col de ce viscère, est désigné sous le nom de *varices* ou *hémorrhoïdes de la vessie*. De même qu'à l'anus, à l'intérieur de l'intestin rectum il se développe de ces tubercules ou *varices hémorrhoïdales*.

Lorsque le sang est retenu, la douleur à la région du pubis, la tension des aines, la pesanteur du bas-ventre, des hanches et l'inflammation sympathique des reins, avertissent le praticien attentif et prudent que le sang s'accumule dans la vessie. Si les varices sont très-enflées, elles ne tardent pas à occasionner de la difficulté à uriner, une irritation telle au col de ce viscère, une pesanteur incommode qui ne permet au malade ni de s'asseoir, ni de se tenir debout, et la rétention complète peut en être la suite.

C'est particulièrement chez les individus dont la membrane muqueuse de la vessie est épaissie, dure et raccornie, chez ceux qui, depuis longtemps, sont sujets à des affections de la glande prostate, que l'on rencontre ce développement des vaisseaux capillaires rampant à la surface du col et du corps de la vessie, qui tantôt représente des espèces d'arborisations partielles ou générales, tantôt donne à toute la surface qu'il envahit, la couleur et l'aspect d'une ecchymose. Je les ai observées plus généralement chez les vieillards que chez les adultes, et cependant des jeunes gens n'en ont pas été exempts, surtout ceux qui se livrent avec excès au coït, et qui abusent des boissons fortes. Je les ai aussi rencontrées chez des hommes qui avaient habité les pays chauds ; chez ceux qui ont des hémorrhoïdes à l'anus, des obstructions ou des affections organiques des intestins, ou qui ont eu une grande quantité d'écoulements blennorrhagiques.

Les principaux symptômes déterminés par les hémorrhoïdes ou varices del a vessie, sont, la difficulté d'uriner habituelle, la rétention d'urine et le pissement de sang. On conçoit bien que si le gonflement des vaisseaux sanguins du col vésical gêne journellement l'excrétion de l'urine, lorsqu'il augmentera par quelque cause, il pourra la suspendre tout-à-fait. Le pissement de sang est produit par la déchirure accidentelle ou spontanée des vaisseaux variqueux. Cette rupture n'est pas très-rare, elle a quelquefois lieu d'une manière périodique chez les personnes sujettes à des hémorrhagies habituelles, chez les femmes dont les règles sont suspendues ou déviées, chez les hommes dont les hémorrhoïdes ne coulent plus. La distension qui survient dans les vaisseaux variqueux de la vessie paraît suffire alors pour occasionner l'hémorrhagie. Quant aux causes accidentelles qui produisent le même effet, c'est quelquefois l'introduction de la sonde que la suspension de l'urine a rendue nécessaire, d'autres fois, c'est un calcul contenu dans la vessie, surtout lorsque le malade a fait quelque exercice violent inaccoutumé, ou s'il s'est livré à quelques excès de table.

Quoique le diagnostic des varices ou hémorrhoïdes de la vessie ou de son col, soit difficile à acquérir, lorsque nous en présumons l'existence, nous conseillons au malade d'éviter avec soin toutes les circonstances qui pourraient augmenter l'afflux du sang

vers la vessie. On doit s'abstenir entièrement de vins
et liqueurs alcooliques, de café, d'assaisonnements
de haut goût, se tenir le ventre habituellement libre,
à l'aide de lavements presques froids, éviter surtout
l'excitation des organes génitaux, ne pas rester longtemps assis, ne point se servir de siéges mous, éviter d'être trop couvert au lit. Si le malade était sujet à
une hémorrhagie qui ait été supprimée, on cherchera
à la rappeler par tous les moyens les plus efficaces,
à la remplacer par quelques évacuations sanguines
artificielles.

On comprend bien que ces moyens ne suffisent pas
lorsque les varices produisent la rétention complète
d'urine. La conduite à tenir dans ces derniers cas
est la même que dans le traitement de l'hématurie
dont il a été question dans le chapitre précédent. Si
l'urine est excrétée difficilement, et, à plus forte
raison, si son excrétion est tout à fait suspendue, il
faut, sans plus de retard, recourir à la sonde pour
évacuer la vessie. On emploiera de préférence une
sonde en gomme élastique très-flexible, courbe toujours, préférable à une sonde de métal; elle doit
être assez grosse plutôt que petite; c'est le moyen
de ne pas déchirer les vaisseaux variqueux, et de
ne pas ajouter un nouvel accident à ceux que produit la maladie. Si le malade peut la supporter, on
ferait bien de laisser cette sonde à demeure pendant quelque temps; elle a non-seulement l'avantage de donner issue à l'urine et au sang, elle
sert encore de moyen de compression sur les vei-

nes dilatées, et concourt à la guérison de la maladie.

Heureux si ces varices ou hémorrhoïdes de la vessie ne viennent pas par la suite, amener des complications fàcheuses, telles que fongus, polypes, ulcères, abcès de la vessie, ou la gangrène même de ce viscère ; phénomènes qui peuvent survenir à la suite de violentes inflammations de l'organe, de la rétention complète d'urine, ou de la présence de corps étrangers occupant tel ou tel point de la vessie.

CHAPITRE IX.

DES ACCIDENTS PRODUITS PAR LES ENGORGEMENTS PROSTATIQUES, ET DE LEURS TRAITEMENTS.

Il n'y a que peu de temps qu'on étudie avec soin les diverses affections de la glande prostate. La tuméfaction de cette glande, ses engorgements, ses abcès, les écoulements urétro-prostatiques si fréquents et si longtemps méconnus et négligés, amènent à la longue des désordres tels que la vie des malades qui en sont atteints s'est trouvée très-souvent gravement compromise.

Il arrive rarement que cet organe se tuméfie dès son début dans toute son étendue. Ce n'est qu'à la longue, et lorsque les malades ont négligé de consulter un médecin instruit et expérimenté, que les accidents augmentent de gravité. La tumeur qui résulte de là peut acquérir des dimensions énormes, par exemple, la grosseur d'un œuf, du poing, et même plus. La tuméfaction de la prostate occupe alors une grande partie de l'urètre et de la vessie; elle s'étend parfois jusqu'au bas-fond de ce viscère.

La tuméfaction partielle de la glande produit d'abord de légers troubles dans les fonctions de la vessie ; dans ces cas, une partie seulement de la prostate, de son corps, ou de ses lobes latéraux, ensemble ou séparément, acquiert une ampliation anomale. La mollesse ni la dureté de ces tumeurs ne sont uniformes; il y a des parties plus ramollies que d'autres, et quelquefois même on en trouve de fort dures au milieu d'une substance très-molle, spongieuse et facile à traverser.

La tuméfaction des lobes latéraux de la prostate, en se développant sur les côtés vers la partie membraneuse de l'urètre, occasionne ces difficultés à uriner qui, si l'on n'y remédie pas, ne tardent pas à amener les catarrhes de vessie et même la paralysie de ce viscère. Ces tumeurs, qui pour l'ordinaire sont flasques, molles et saignantes, sont très souvent traversées de part en part par les algalies en argent, et même par des sondes en gomme élastique, lorsque le chirurgien s'obstine à vouloir arriver à la vessie sans ménagement; on voit de suite les accidents qui peuvent être la suite de cette imprévoyance; je dis plus, de cette témérité.

Il n'est pas rare d'observer sur ces tumeurs prostatiques de petits fongus ou mamelons pédiculés,
qui s'étendent jusque sur le col vésical; ce sont ces
excroissances que plusieurs confrères, voués comme
nous au traitement des maladies des organes urinaires, ont appelées *valvules vésicales*, et qu'ils ont
proposé d'enlever ou d'arracher avec la pince à trois
branches destinée à saisir les calculs vésicaux. On ne
saurait trop apporter de la circonspection dans cette
opération; car qui nous répondra que les désordres
inflammatoires qui pourront survenir à la suite de
ces incisions ou extirpations ne seront pas pires que
le remède? Des soins appropriés, une compression
lente et méthodique, l'usage des sondes courbes et
graduées, laissées à demeure pendant quelque temps,
sont des moyens moins prompts, moins expéditifs,
mais beaucoup plus sages et rationnels. Telle est
notre opinion.

Les tumeurs prostatiques, outre qu'elles déterminent des rétentions d'urine, apportent une grande perturbation dans les fonctions de la vessie. Il y a tantôt
accroissement et tantôt diminution de la contractilité
du viscère. Chez les malades surtout, dont les tumeurs existent depuis longtemps, le col et le corps
de la vessie exécutent successivement ou simultanément des contractions énergiques qui rendent l'excrétion de l'urine fort douloureuse, alors même que
la vessie fonctionne encore. Cette irritabilité se trouve
souvent portée à un tel point, que si l'on a recours
à la sonde pour évacuer le réservoir urinaire, le pas-

sage de cette algalie dans la partie prostatique de l'urètre et son contact avec les parois de la vessie déterminent des angoisses difficiles à décrire. On ne saurait dire ce qu'il y a de plus pénible pour le malade, ou du besoin d'uriner, qui est irrésistible, ou de la présence de l'instrument sur lequel la vessie vient s'appliquer dès que l'évacuation du liquide s'est opérée. Si l'on ne parvient point à calmer ces douleurs par les applications émollientes et sédatives, par les opiacés, les évacuations sanguines locales et générales, tous les organes ne tardent pas à s'affecter, la santé décline rapidement, et la mort arrive au milieu d'intolérables souffrances. Ma longue pratique m'a permis plusieurs fois d'être témoin de ces désordres, auxquels j'étais impuissant à remédier, ayant été trop tard appelé auprès de ces malheureux, bien souvent victimes de leur incurie et de leur négligence.

Ce n'est pas seulement par elles-mêmes que les maladies de la glande prostate sont graves. Indépendamment des obstacles qu'elles opposent à l'excrétion des urines, elles déterminent assez souvent l'inflammation des premières voies urinaires, des reins et des uretères. On a rencontré fréquemment des abcès plus ou moins vastes, plus ou moins avancés, à l'autopsie des individus qui ont succombé à la suite de tumeurs et d'inflammations de la prostate. On sait, du reste, par expérience que la plus grande partie des lésions organiques des reins, que les divers troubles fonctionnels de ces organes, eu égard à la quantité et aux qualités de l'urine, dépendent généralement des maladies de l'urètre et de la vessie, et des désordres qu'on remarque dans les fonctions de ce viscère.

Les lésions de la prostate exercent aussi une grande influence sur les organes génitaux. Les connexions intimes qui existent entre la glande, les vésicules séminales, les canaux spermatiques et les testicules, en rendent parfaitement raison. La plupart des hommes affectés d'engorgement ou de toute autre maladie chronique de la prostate éprouvent un trouble marqué dans les fonctions relatives à la reproduction de l'espèce : seulement il peut parfois ne pas se manifester toujours par des symptômes bien nets et assez saillants pour que l'on puisse bien l'apprécier.

Le plus souvent on remarque une diminution notable des désirs vénériens; les actes se répètent de moins en moins, et à la sensation de volupté s'en joint une autre qui a quelque chose de fatigant, de pénible. Le sujet éprouve un malaise, un abattement, qui lui étaient inconnus auparavant, et qui lui font redouter l'approche d'une femme. Les testicules sont parfois frappés d'atrophie, tantôt ramollis et pendants; quelquefois au contraire ces organes sont plus volumineux et plus consistants, mais presque toujours douloureux à la plus légère pression.

Nous avons dit que les engorgements de la glande prostate peuvent exister depuis fort longtemps sans provoquer la manifestation d'aucun symptôme propre à les faire soupçonner. Tous les jours, en effet, il nous arrive d'être consulté par des malades qui subitement éprouvent des difficultés à uriner, et quand nous voulons les sonder, nous trouvons l'urètre dévié par une tuméfaction considérable de la glande prostate. En général, les engorgements de la prostate sont peu ou point douloureux ; du moins ne le deviennent-ils guère qu'à une époque avancée de la maladie, et chaque jour je rencontre des malades qui en ont depuis longtemps, même d'assez considérables, sans en avoir été incommodés, si l'on en excepte quelques légères difficultés d'uriner qui ont paru d'abord à des époques assez éloignées, mais qui se sont rapprochées à mesure que la tumeur prenait de l'accroissement.

Disons cependant que dans les cas les plus fréquents, il existe une sensation pénible, plus ou moins douloureuse, qui se fait sentir particulièrement quand le malade finit d'uriner, sensation de douleur qui a quelque ressemblance avec celle qu'éprouvent les calculeux. C'est au moment où les parois de la vessie, après avoir chassé les dernières gouttes de l'urine, viennent s'appliquer sur la tumeur formée par la prostate, qu'elles se font sentir.

Lorsque les symptômes sont plus tranchés, les besoins d'uriner sont plus rapprochés que dans l'état normal, la sensation du malaise est portée jusqu'à la douleur, et elle s'étend au périnée vers le sacrum dans la direction de l'urètre, et jusqu'à la partie interne et supérieure des cuisses, au pubis et à l'hypogastre. Cette douleur survient surtout après être resté longtemps assis ou en voiture, lorsque tout le poids du corps a porté plusieurs heures sur le périnée.

Les troubles dans l'excrétion de l'urine ne sont point toujours en rapport avec le développement de la maladie prostatique; beaucoup de malades conservent jusqu'à la fin la faculté d'uriner avec assez de facilité, tandis que nous en avons vu d'autres, dont l'affection locale était bien moins avancée, éprouver les désordres les plus considérables. Le développement progressif de la tumeur n'entraîne pas successivement la difficulté d'uriner, l'incontinence, la rétention; cet ordre est souvent interverti : tantôt le trouble débute par l'incontinence, tantôt on voit apparaître la rétention complète. Le plus souvent le malade urine fréquemment; le liquide n'est pas projeté, il tombe sur les souliers; le jet est applati et dévié à sa sortie.

Dans ces cas, la vessie ne se vidant jamais complètement, cet organe est constamment enflammé et irrité par la présence et le séjour forcé du liquide; on ne tarde pas à voir survenir un catarrhe vésical, qui sera regardé par le malade et son médecin comme l'affection principale, quand, au contraire, il n'a été que la suite du développement anomal de la glande prostate.

Une remarque qui n'échappera pas à un praticien sagace et observateur, c'est que dans les cas de tumeurs prostatiques s'opposant à l'évacuation complète de la vessie, les malades les plus craintifs, et qui redoutent le plus l'usage de la sonde, éprouvent immédiatement, après qu'on a vidé leur vessie, un bien-être soudain. Vient-on à cesser trop tôt l'usage

de la sonde, ou à ne pas y recourir aux heures ac-
coutumées, on voit survenir une fièvre lente, des
accidents plus ou moins graves, et la mort même.
Pourquoi faut-il que tant de praticiens ne tiennent
aucun compte des phénomènes? sans doute parce
qu'il faudrait recourir à la sonde, dont l'emploi exige
une dextérité que tous ne possédent pas, et avec laquelle ils ne se sont pas assez familiarisés pendant
les premières années de leurs études médicales.

Quand on envisage les caractères tranchés des tuméfactions de la prostate, la position de cette glande,
qui la rend si accessible à différents moyens directs
d'exploration, et la nature des désordres qu'entraînent ces maladies, on a de la peine à comprendre
qu'elles aient pu être confondues et que chaque jour
encore elles le soient avec des affections d'un tout
autre ordre. Que de fois j'ai été appelé à donner mes
soins à des malades traités pour des affections des
reins, de la vessie, pour des inflammations chroniques des intestins mêmes, chez qui, d'après le seul
exposé des sensations éprouvées par le malade, je
conjecturais de suite qu'il s'agissait d'une hypertrophie de la prostate ; les exemples de ces méprises
sont très nombreux. J'en dirai autant des rétrécissements de l'urètre, avec lesquels l'engorgement de
cette glande peut avoir été plus d'une fois confondu.
Cette erreur, dans laquelle il semble que les chirurgiens ne doivent pas tomber, surprend moins quand
on voit combien peu de praticiens savent parfaitement sonder et explorer l'urètre et la vessie; ceux

auxquels cette pratique est peu familière rencontrent dans le canal des obstacles qui n'y existent pas, et admettent ainsi des coarctations imaginaires là où un autre plus expérimenté, appelé en désespoir de cause bien souvent, reconnaît une maladie bien caractérisée de la prostate.

Quand nous sommes consulté par un de ces malades qui a déjà reçu les soins d'un ou de plusieurs médecins, il est rare que nous ne rencontrions pas de ces fausses routes qui ont été pratiquées au col de la vessie sans le savoir. Ces fausses routes s'organisent au point de servir à l'écoulement de l'urine ; elles livrent passage aux instruments ; alors ne rencontrant pas d'obstacles qui accompagnent d'ordinaire les tuméfactions prostatiques, on peut très-bien se croire dans la bonne voie, et ne pas reconnaître des lésions, même fort avancées, d'une ou plusieurs parties de la glande. Je pourrais citer un grand nombre de ces cas, si je tenais à grossir ce volume.

Une autre circonstance qui n'est malheureusement pas rare, et qui prouve bien le danger qu'il y a à ne pas apporter dès le principe le véritable remède à cette nature d'affection, c'est que la phlegmasie de la membrane qui recouvre et entoure ces tumeurs prostatiques devient si sensible et si douloureuse, que les malades ne peuvent plus supporter les explorations les mieux faites ; il y aurait même de l'imprudence à les tenter. Le praticien instruit, appelé trop tard, en est réduit à l'emploi des calmants généraux, qui rarement, confessons-le, réussissent à replacer le malade dans des conditions favorables et à lui permettre plus tard d'appliquer le seul secours efficace, celui d'un traitement chirurgical convenable et bien dirigé.

Je dirai en terminant et avant de parler des moyens rationnels que j'emploie en pareils cas, que le peu de soins que l'on met généralement à établir un bon diagnostic des lésions si variées et si fréquentes de la prostate, entraîne des conséquences si fâcheuses, même dans le traitement de plusieurs autres maladies de l'appareil urinaire, que si nous voyons souvent des catarrhes vésicaux, des hématuries, des incontinences et paralysies de la vessie, où les ressources de l'art sont parfois si impuissantes, il ne faut en accuser qu'une lésion profonde et méconnue de la glande prostate. Trop heureux encore lorsque des essais maladroits, des tentatives hasardées, n'ont pas fait perdre un temps précieux au malade pendant lequel l'affection s'est placée au-dessus de tout remède rationnel.

Traitements chirurgical et médical des engorgements prostatiques.

Parmi les moyens à employer contre les engorgements prostatiques, les uns sont locaux, et rentrent dans le domaine de la chirurgie, les autres, que j'appellerai généraux, appartiennent à celui de la médecine proprement dite.

A l'égard de ce dernier traitement, on s'est beaucoup trop exagéré l'influence qu'il peut exercer. Que peut-on attendre, en effet, des saignées locales au périnée, à l'anus, sur la région lombaire, des bains de siége prolongés, des vésicatoires ou sétons au périnée ou à l'hypogastre, des frictions avec une multitude de pommades ou liniments composés? Ils ne sauraient résoudre un engorgement prostatique, ni même enrayer un travail inflammatoire de quelque gravité. Il n'est aucun de ces remèdes internes qui ont été si préconisés, sur lequel on puisse compter. Cependant il ne faut pas conclure que je proscris d'un trait de plume le traitement médical! loin de là ; j'y ai recours, avec d'autant plus de raison, qu'il sert à assurer le succès du traitement chirurgical, et à écarter les complications fâcheuses qui pourraient exister.

Il faut en premier lieu surveiller le canal intestinal ; on doit éviter de laisser les matières fécales s'amasser dans le gros intestin : aussi je recommande les demi-lavements, les laxatifs doux, et tout ce qui est propre à entretenir la liberté du ventre ; ce premier moyen opère une salutaire révulsion et procure toujours du calme au malade.

Quand l'irritation locale est vive, quand la sensibilité est très-exaltée, qu'il y a de fréquents spasmes et une névralgie du col vésical, il convient de recourir à des moyens appropriés, à des applications émollientes et sédatives, à des bains tièdes répétés, à des sangsues sur la région périnéale, à des lavements opiacés et à des suppositoires de même nature. Les

dérivatifs, qui en général ont été trop négligés, produisent aussi quelques bons effets : on les varie, ou
l'on en modifie l'emploi, suivant les cas.

L'utilité des préparations opiacées et belladonisées
contre toutes les affections spasmodiques, en général,
et particulièrement contre celles qui ont leur siége
au col de la vessie, ne saurait être contestée. Et cependant, que de fois ces préparations variées n'ont
procuré aucun résultat contre des affections prostatiques rebelles et très-anciennes ! On ne s'étonnera
donc pas que je ne les emploie qu'à titre de palliatifs, et pour favoriser la mise en usage de moyens
plus directs.

Quand le malade conserve encore la faculté d'uriner, sans grandes difficultés, sans de trop vives douleurs, que l'état morbide consiste en des besoins plus
rapprochés et de la lenteur pour les satisfaire, en
une sensation pénible, mais vague, au périnée, au
pubis, dans le fondement, que la tumeur est peu
volumineuse et indolente, qu'il n'y a pas de vives inflammations, que les symptômes les plus saillants
sont ceux qu'on observe dans les névralgies du col
de la vessie, le traitement médical réussit assez bien,
il suffit même dans un assez grand nombre de cas
très-simples. On peut et l'on doit donc insister sur
son emploi, avec d'autant plus de raison qu'il y a tout
à espérer et rien à craindre d'un délai de quelques
semaines.

La plupart des lésions de la glande prostate, surtout les engorgements, doivent être considérées plu-

tôt sous le point de vue du trouble qu'elles apportent à l'excrétion de l'urine que sous celui des altérations elles-mêmes de la glande. C'est donc à la dysurie et à la strangurie qu'il faut plus particulièrement songer. Et ici la chirurgie est plus efficace que la médecine; elle seule soulage, au moins momentanément, lorsqu'il ne lui est pas donné de procurer une amélioration durable.

Lorsque l'excrétion de l'urine est devenue difficile, incomplète, douloureuse, ce qu'on ne voit malheureusement que trop souvent, il ne faut point hésiter à recourir aux moyens capables de la rétablir dans son état normal. Ces moyens sont les bougies et les sondes.

Les bougies en cire, celles en gomme élastique à bout olivaire bien flexibles (1), qui m'ont rendu de si grands et signalés services dans le cours de ma longue pratique, modifient presque toujours heureusement la sensibilité excessive de l'urètre et du col de la vessie. Leur influence salutaire est si prononcée, qu'il suffit quelquefois de ramener, par leur secours, la sensibilité du canal à des conditions normales, pour mettre fin à la plus grande partie des symptômes. Elles ont d'ailleurs l'avantage de pouvoir être supportées par certains malades chez lesquels l'introduction d'une sonde soit en plomb, soit en argent,

---

(1) Ces bougies olivaires ainsi que celles à courbure fixe en gomme élastique, se trouvent à la fabrique de M. Lasserre, place du parvis Notre-Dame, n° 24. C'est un de nos plus habiles fabricants.

détermine souvent de graves accidents. Quant à la manière de procéder, je l'ai fait connaître en traitant des rétrécissements de l'urètre. Les bougies molles en cire éclairent souvent le praticien sur l'existence, l'étendue et les dispositions principales de la tumeur prostatique ; elles procurent parfois des données propres à diriger dans l'emploi du traitement local, et mettent à même de préciser la marche que l'on doit suivre ; on devra donc tenir compte des empreintes, des torsions ou déformations que la bougie présente au moment où on la retire de l'urètre.

Quand le traitement général, aidé des bougies molles, n'a pu parvenir à dominer les accidents, et que la dysurie est fort grande, on doit se résoudre à employer la sonde. Quoique l'usage de cet instrument soit semé de difficultés et d'écueils, il devient alors l'unique ressource pour faire cesser l'irritation qui réside au col vésical, puisque cette irritation tient à la plénitude de l'organe urinaire. Dans les cas de ce genre, l'opération est difficile et exige des procédés spéciaux ; elle cause presque toujours d'assez vives douleurs quand on l'exécute mal, et le soulagement momentané qu'elle procure peut être suivi d'accidents graves. C'est donc avec raison que nous taxons de témérité les chirurgiens qui opèrent sans ménagements, sans précaution, et qui usent de la violence.

On ne doit jamais perdre de vue qu'en franchissant la partie malade du canal, l'instrument détermine un frottement qui accroît l'irritation. On sait d'ailleurs que si la sonde est mal dirigée, si elle est d'un petit calibre, elle peut déchirer la surface de la tumeur, même la transpercer, d'où résultent des ul-cérations, des fausses routes et des fistules urinaires. Nous ne saurions donc trop recommander au prati-cien la prudence et la circonspection en opérant le cathétérisme.

Lorsqu'on est parvenu à placer dans la vessie une sonde en gomme élastique à courbure fixe, le malade éprouve de suite un grand soulagement par le seul fait de l'évacuation de l'urine, dont l'accumulation produisait tous les accidents. Si la rétention d'urine a été complète et prolongée, si la vessie a perdu sa faculté contractile, et surtout si le cathétérisme a présenté des difficultés considérables, on laissera la sonde en place.

Dans le cas contraire, on retire la sonde et on at-tend que de nouveaux besoins d'uriner se manifestent pour la réintroduire, si la vessie ne se vide point. En de telles circonstances, aussi bien que dans la plu-part de celles du même genre, la marche à suivre est modifiée par une foule de particularités impos-sibles à prévoir. Il serait certainement préférable de ne pas laisser la sonde à demeure, surtout durant les premiers temps, et lorsque le malade est très irritable; mais si les besoins d'uriner sont fréquents et très rapprochés, si l'on a beaucoup de peine à introduire l'instrument, s'il existe quelques commencements de fausses routes, si, enfin, le malade ne se trouve pas à portée de recevoir les soins du chirurgien aussitôt et toutes les fois que la nécessité s'en fait sentir, il vaut mieux laisser la sonde dans la vessie, en ayant la précaution de la choisir très molle, très flexible, et attendre que la faculté d'uriner naturellement se rétablisse, ou que l'irritation du canal de l'urètre soit assez diminuée pour que l'on puisse apprendre au malade à se sonder lui-même. Ces cas rentrent dans la catégorie de ceux où il y a paralysie de vessie, bien qu'ils en diffèrent par deux points capitaux, la présence d'un obstacle naturel que la tuméfaction de la prostate oppose à l'introduction de la sonde, et l'irritation que celle-ci détermine au col vésical par son séjour, à cause des déviations qu'a subies la partie prostatique de l'urètre. Ces deux circonstances, il faut bien en convenir, placent le chirurgien dans une position des plus embarrassantes. D'un côté, il a fort à craindre du séjour prolongé de l'urine dans la vessie, et des efforts incessants auxquels le malade se livre pour l'expulser; d'un autre côté, le seul moyen qu'il possède pour prévenir une longue série de graves désordres, peut lui-même déterminer des accidents non moins inquiétants. Plus d'une maladie des voies urinaires nous offre des contradictions qui deviennent la cause d'une cruelle perplexité pour le praticien. Il n'y a rien, en chirurgie, qui exige plus de tact, plus de prudence, plus de ménagement dans l'application des moyens propres à soulager. Le point essentiel est d'agir à propos et à temps. Si trop de précipitation nuit, l'excès contraire n'a pas moins de dangers. Un malade ne peut vivre sans uriner, car le séjour forcé de l'urine dans son réservoir entraîne une surexcitation continuelle dont les suites sont mortelles. Il faut donc tout peser, examiner avec soin ce qui se passe du côté de la vessie, mettre en regard les inévitables effets de la rétention d'urine et les conséquences éventuelles du passage des sondes. Que l'on se garde donc bien de suivre la marche générale, qui consiste à temporiser le plus possible ; l'expérience nous a révélé les suites désastreuses de cette routine : quand on a négligé dès le principe les engorgements et tuméfactions prostatiques, on est plus tard dans l'impossibilité d'en arrêter les progrès. Que l'on ne remette donc pas au lendemain les explorations qui seules peuvent éclairer; c'est méconnaître les devoirs de sa profession que d'en agir ainsi, puisque ce serait compromettre, sacrifier même la vie des malades.

Dès qu'on est parvenu à rétablir l'excrétion de l'urine, à placer le malade dans des conditions telles qu'on puisse ou qu'il puisse lui-même introduire une sonde courbe flexible avec facilité, il faut s'éclairer sur la nature de la maladie, sur le degré de développement de la tumeur prostatique, sur son étendue et ses complications. Le malade étant dans des conditions plus favorables , et l'irritabilité de l'urètre diminuée, la manœuvre des instruments explorateurs deviendra plus facile et plus praticable. On dirigera ces explorations spécialement dans l'intérieur de la vessie; on écartera les parois vésicales à l'aide d'une injection, pour déterminer l'état de la face interne de la vessie, et apprécier les changements mor-

bides qui s'y sont opérés. Il faut promener les instruments explorateurs sur toute sa surface, sans être
gêné, sans produire surtout de douleurs, d'accidents;
il faut manœuvrer dans l'eau, les parois vésicales
étant écartées et tendues autant que leur élasticité
permet de le faire sans provoquer des sensations
douloureuses et de violents besoins d'évacuer l'injection. Ces précautions si simples sont fort souvent
négligées; on peut s'en convaincre chaque jour dans
les hôpitaux.

En agissant ainsi, on distinguera si la tumeur qu'on
rencontre à l'entrée de la vessie, et qui est le résultat
d'une tuméfaction de la prostate, est ou non com-
pliquée d'excroissances, ou de fongosités, d'induration, ou d'épaississement partiel des parois vésicales.
Si la tumeur prostatique est considérable, elle gênera
tellement l'exploration, qu'on ne parviendra qu'à acquérir difficilement des renseignements précis sur
l'état de la face interne du viscère; on pourrait même
ne pas reconnaître la présence d'un ou de plusieurs
calculs renfermés dans le bas-fond de la vessie : on
voit donc de quelle importance il est d'agir avec habileté et sang-froid, de recommencer ces explorations
si l'on n'est pas éclairé tout d'abord, car on ne peut
pas recourir à un mode quelconque de traitement si
l'on n'est pas suffisamment fixé sur la véritable affection qu'il s'agit de combattre.

Quelques circonstances peuvent concourir à rendre nos diverses explorations plus difficiles encore.
Je signalerai en première ligne le racornissement de

la vessie, une irritabilité excessive du col de ce viscère, ou une phlegmasie profonde et ancienne de la
membrane muqueuse interne, qui dans ces cas s'opposent à ce que l'on puisse introduire une très-petite
quantité de liquide, en sorte que la manœuvre est
gênée et douloureuse, au point même de ne pas permettre au malade de la supporter longtemps. Un
écoulement de sang, parfois assez fort, survient soit
pendant la recherche, soit surtout après. Ce n'est là
que l'effet des frottements de la sonde sur la tumeur
ou tout autre point fongueux de la face interne de
la vessie. Cet écoulement de sang n'est jamais assez
copieux pour inspirer des inquiétudes. Un accident
plus fréquent, et qui peut devenir plus grave, consiste dans un mouvement réactionnaire, caractérisé
par l'augmentation de la fréquence des besoins d'u-
riner, par du malaise, de la fièvre. Cette réaction
est faible, dure peu et cesse d'elle-même dans la majorité des cas et quand on a usé de circonspection ;
mais elle a été assez intense parfois pour exiger un
traitement énergique ; on ne doit donc négliger aucune précaution.

Une fois qu'on a bien fixé son opinion sur les divers points que je viens de signaler, on doit procéder
à l'emploi des moyens capables d'opérer le dégorgement de la glande prostate, de le diminuer ou le rendre tolérable, et de prévenir au moins le retour des
rétentions d'urine, si l'on ne peut se flatter d'arriver
à une cure radicale.

J'ai dans ma pratique journalière une assez grande

quantité de vieillards de soixante à quatre-vingts ans et plus, qui sont sujets à des tuméfactions de la glande prostate, qui éprouvent de la difficulté à uriner depuis longtemps, et chez lesquels avec l'âge l'écoulement du liquide s'est ralenti d'une manière progressive; plusieurs même ont été accidentellement pris de rétentions d'urine plus ou moins complètes. Depuis que ces vieillards ont pris l'habitude de recourir à la sonde et aux injections, leur état général est satisfaisant et surtout leurs voies urinaires; j'ai la certitude que mes conseils et mes soins leur ont prolongé l'existence. En effet, si l'un d'eux s'est écarté de son régime de vie habituel, qu'il se soit livré à quelques excès de table ou autres, qu'il ait fait un voyage ou une trop longue course, il ne tarde pas à s'apercevoir qu'il ne peut plus uriner que difficilement, et il vient donc réclamer mon assistance. La conduite que je tiens dans ces cas est fort simple : je vide la vessie à l'aide de sondes courbes en gomme élastique bien flexibles; je les laisse en place, après les avoir bouchées un quart d'heure ou une demi-heure ; je pratique une ou deux injections d'eau tiède dans la vessie, quelquefois même d'eau froide, et le vieillard ne tarde pas à recouvrer la faculté d'uriner sans sonde ; une amélioration sensible se montre dès le lendemain, et se consolide bientôt. Après avoir écarté les premiers accidents, j'ai vu plusieurs de ces vieillards ne pas tarder à uriner comme par le passé et quelquefois mieux. Quelques séances suffisaient pour nous procurer ces heureux résultats.

Lorsqu'il y a tuméfaction de la glande prostate avec irritabilité excessive de l'urètre et du col vésical, paresse de vessie, grande difficulté à uriner, urine alcaline ou tendant à l'alcalescence, dépôt muqueux mélangé ou non de sang dans ce liquide, le cas est plus grave et réclame des soins plus compliqués.

On conçoit que l'exaspération de la sensibilité et de la contractilité de l'urètre et du col vésical joue ici le rôle principal dans la production des phénomènes morbides. C'est donc à la combattre qu'on doit d'abord s'attacher, en combinant le traitement médical avec l'emploi, soit des bougies courbes, ou de celles à bout olivaire en gomme élastique. Ces moyens suffisent souvent pour faire cesser les accidents et rendre la situation du malade très-supportable.

Dans certaines affections prostatiques, lorsque nous avons eu recours, soit aux bougies molles en cire, soit à la sonde à demeure pendant quelque temps, et aux injections, nous n'hésitons pas à pratiquer sur le trajet de la prostate une ou deux légères cautérisations à l'aide de notre gros porte-caustique. On connaît par expérience l'efficacité du nitrate d'argent contre les névralgies du col vésical et contre certaines phlegmasies assez graves pour que les moyens antiphlogistiques soient restés sans effet. On sait aussi, et je l'ai, je crois, suffisamment prouvé, qu'une grande quantité de maladies organiques de la glande prostate sont souvent accompagnées de ces phlegmasies et de ces névralgies opiniâtres. La cautérisation nous a rendu de grands services dans une multitude de ces cas ; elle change le mode de vitalité des parties, elle provoque une perturbation favorable au col vésical ; mais disons aussi qu'on ne doit point l'employer dès le début, qu'elle doit être exécutée avec une grande précision et de grands ménagements. Deux applications transcurrentes légères et de très-courte durée, voilà ordinairement la manière dont je me sers du nitrate d'argent dans le traitement des affections prostatiques anciennes.

J'ai renoncé depuis plusieurs années aux sondes à redresser, aux dépresseurs et compresseurs de la prostate, l'utilité de ces divers instruments ne m'étant pas prouvée ; j'ai cru même m'apercevoir qu'ils pouvaient être dangereux, car ils ne font que refouler violemment les parties, et exercer des tiraillements qui ne peuvent manquer d'accroître les accidents. D'ailleurs, il n'y aurait qu'un très petit nombre de cas où l'on pourrait tenter l'emploi de ces moyens pénibles et douloureux pour les malades.

CHAPITRE X.

DES ABCÈS, DES ULCÉRATIONS, DE L'ATROPHIE, DU SQUIRRHE ET DU CANCER DE LA GLANDE PROSTATE. — DES CALCULS PROSTATIQUES.

Avant de terminer toute cette partie qui a trait aux affections prostatiques, je dois dire un mot de l'un des modes de terminaison des phlegmasies et de la suppuration des tumeurs de la prostate.

Les abcès auxquels donne lieu la suppuration de la prostate résultent plus particulièrement d'un état phlegmasique de la membrane muqueuse tapissant le col vésical, la partie profonde de l'urètre et les conduits qui y aboutissent ; ils sont déterminés, soit par des rétentions d'urine prolongées et les désordres multipliés dont malheureusement les rétrécissements de l'urètre deviennent la source, soit encore par la présence de calculs au col de la vessie, dans l'épaisseur de la glande, ou dans la partie membraneuse de l'urètre, soit enfin par des manœuvres peu ménagées ou inhabiles exercées avec des instruments qu'on cherchait à introduire violemment dans la vessie.

S'il se développe un foyer de pus dans le parenchyme même de la prostate, on peut parvenir à le reconnaître à l'aide du doigt introduit dans le rectum. La fluctuation est assez manifeste pour que l'on ne s'y méprenne pas. J'ai eu occasion d'en observer dans ma pratique deux cas qui ont abcédé par l'anus. Mes honorables amis et confrères, le professeur Blandin, dans le premier cas, et le docteur Leroy-d'Étiolles, dans le second, purent s'assurer, comme moi, de la tumeur saillante dans le rectum, et de la fluctuation qui s'étendait assez loin. Dans le premier cas, Blandin était décidé à pratiquer une incision, le foyer lui paraissant placé dans une position favorable ; cette opération fut remise au lendemain ; on continua les moyens que j'avais conseillés, qui étaient des injections émollientes très épaisses dans le rectum, et dans la nuit l'abcès s'ouvrit et s'écoula facilement sans qu'il fût nécessaire de recourir à l'instrument tranchant. Le malade guérit très bien ; la rétention d'urine qui avait eu lieu cessa ; nous pûmes reprendre pendant quelque temps l'introduction des bougies. Ce malade retourna dans son département parfaitement soulagé ; j'ai eu occasion de le revoir, d'explorer son urètre et sa vessie, et je n'y ai rien rencontré qui puisse nous faire craindre le retour des accidents dont il a été atteint.

On trouve dans quelques auteurs plusieurs cas de semblables collections qui se sont spontanément ouvertes, soit par l'urètre, soit par le rectum. Mais ces abcès n'ont aucun rapport avec ceux qui se développent au périnée ou dans les parties qui avoisinent le canal de l'urètre et l'anus. Ces derniers demandent à être ouverts promptement, sans attendre qu'il y ait fluctuation, l'incision ne devant donner issue qu'à une matière sanieuse et sanguinolente. Il est constaté par l'expérience que ces collections, d'abord circonscrites, se montrent sous la forme d'une tumeur rénitente et sans vives douleurs ; mais que, si l'on ne se hâte pas de les ouvrir, l'inflammation peut prendre tout-à-coup une grande extension, une marche très rapide, d'où résultent de graves désordres ; entre autres, la communication du foyer purulent avec l'urètre, la vessie ou le rectum ; et le mal devient alors au-dessus des ressources de l'art.

La plupart des plaies faites à la glande prostate,

par incision ou par déchirure, quel que soit l'instrument qui les occasionne, guérissent, même avec assez
de facilité. Nous en avons la preuve dans les diverses
opérations de taille exécutées d'après les procédés
périnéaux. C'est aussi ce que confirment les résultats
definitifs de quelques désordres produits par les sondes
mal dirigées ou par l'emploi hasardé de quelques instruments de lithotritie. Les faits sont en si grand
nombre et tellement concluants, qu'on ne saurait
douter de la puissance des ressources que la nature
déploie en pareil cas. Néanmoins, il y a des excep-
tions, et il n'est pas rare de voir des plaies de la prostate dégénérer en abcès, en ulcères, qui finissent
par détruire totalement cette glande. On comprend
facilement que l'urine, irritante par sa nature, en
traversant à chaque instant des parties lésées, retarde
leur cicatrisation et leur guérison.

Quelquefois de petites pierres ou graviers viennent
s'engager dans la portion prostatique de l'urètre, y
produisent une distension de la membrane muqueuse,
finissent par se creuser une excavation dans la substance de la glande, et amènent des désordres auxquels il faut promptement remédier. J'ai été plusieurs
fois appelé dans le cours de ma longue pratique pour
des cas semblables, et tout récemment encore auprès
de deux malades, dont l'un portait plusieurs calculs
anguleux engagés dans la prostate depuis fort longtemps sans doute, et faisant à peine saillie dans l'u-
rètre ; une cavité assez profonde sillonnait presque
toute l'épaisseur de la glande. Ce cas remarquable

réclama tous nos efforts et l'habile concours de notre savant ami M. Leroy-d'Étiolles ; nous parvînmes à débarrasser un malade de Lorient ; il put retourner en Bretagne parfaitement guéri. La seconde observation présenta moins de difficultés, car les calculs prostatiques étaient moins anciens, et par conséquent ils furent plus faciles à déloger. Un garde général des forêts royales, fut bien débarrassé. Il existait aussi chez lui des obstacles dans le trajet de l'urètre ; ce passage fut dilaté suffisamment, et nous pûmes encore, M. Leroy et moi, nous assurer qu'il n'existait aucun calcul dans la vessie, malgré les trois ou quatre retirés de la portion prostatique sans aucune opération pratiquée à l'aide de l'instrument tranchant, comme il fut nécessaire d'y recourir chez notre malade de Lorient.

Lorsqu'un abcès de la glande prostate s'est ouvert spontanément, ou que les procédés chirurgicaux ont procuré issue à son contenu, on voit cette glande diminuer insensiblement et se réduire à un état rudimentaire, ressembler en quelque sorte à un noyau fort petit et très-dur. C'est ce que les auteurs appellent l'*atrophie* de la prostate. On doit bien comprendre qu'il est difficile de déterminer avec précision, sur le vivant, toutes les nuances de cet état anomal. Les sensations du malade n'ont rien de particulier, et les explorations locales ne fournissent, à vrai dire, que des signes négatifs, dont on est loin de pouvoir tirer parti. Ainsi, un praticien habile et exercé reconnaîtra bien l'absence, ou tout au moins une

grande diminution de la tumeur que la prostate constitue dans l'état normal; lorsque la sonde a franchi
la courbure de l'urètre, elle paraît entrer subitement
dans la vessie; le col de celle-ci étant alors plus rap-
proché de l'arcade pubienne, la partie prostatique
de l'urètre se trouve très-courte et en général fort
dilatée, et la partie membraneuse a beaucoup moins
de longueur, en sorte que l'urine commence à couler aussitôt que les yeux de la sonde ont dépassé
la courbure.

Plusieurs malades à ma connaissance ont pu vivre
et même prolonger leur existence à la suite de l'atrophie de la glande prostate, surtout lorsque cette atrophie était arrivée à la suite d'abcès cicatrisés de la
glande. Il m'a paru que chez eux les désirs vénériens
étaient moins prononcés; les fonctions génitales se
faisaient mal, parfois même il y a perte complète des
facultés viriles. On ne peut pas dire que leur santé
soit parfaite, car il existe chez ces malades, assez
généralement, des douleurs sourdes au périnée; les
urines sont troubles et catarrheuses, et cet état ne
laisse pas que d'exercer une forte réaction sur la
santé générale des individus, souvent même il existe
chez eux une hypochondrie très prononcée. L'art ne
possède aucun moyen de remédier à ces sortes de
lésions. Le praticien doit se borner à combattre les
accidents qui pourraient survenir, qui se rattachent
spécialement à l'excrétion de l'urine, à l'inflammation de la vessie et aux divers troubles des fonctions
génératrices.

Les squirrhes et cancers de la prostate sont heureusement rares; ils consistent dans des indurations considérables de la glande, dont le tissu acquiert quelquefois assez de consistance pour crier sous le scalpel, et même pour ne céder qu'avec peine à l'action de l'instrument tranchant. A l'ouverture du corps des individus atteints de squirrhes ou cancers de la prostate, on trouve les parois de la vessie épaissies; la prostate, du volume d'un gros œuf d'Autruche, offrant les caractères du tissu encéphaloïde, les parties avoisinant la glande sont aussi parfois dégénérées; il peut y exister des collections purulentes.

L'affection cancéreuse de la prostate est au-dessus des ressources de l'art; elle paraît constituer une terminaison naturelle, spontanée, de divers états morbides de la glande que nous avons rapidement passés en revue, et qu'il est en général possible de reconnaître et même de traiter avec quelques succès avant le développement de la dégénérescence cancéreuse, mais contre lesquels tout échoue quand celle-ci s'est déjà prononcée. Quelques faits récents nous autorisent à penser que les violences exercées sur une prostate déjà tuméfiée peuvent favoriser la manifestation cancéreuse. On sait d'ailleurs que toutes les plaies et les ulcérations qui sont longtemps baignées par une urine âcre et très-irritante, ont une certaine tendance à prendre ce caractère. Les dépôts et les fistules périnéales, entre autres, en fournissent la preuve.

CHAPITRE XI.

CAUSES DES DIVERSES MALADIES DE LA PROSTATE, ET MOYENS DE LES PRÉVENIR.

J'aurais peut-être dû commencer par ce chapitre, en traitant des diverses maladies qui viennent assaillir la glande prostate chez l'homme ;. mais j'ai pensé qu'en réservant de dire un dernier mot sur les causes qui occasionnent si souvent l'engorgement prostatique, ce serait assez indiquer aux lecteurs ce qu'ils doivent éviter pour s'en préserver.

L'irritation occasionnée par la présence d'un corps étranger renfermé dans la vessie est sans contredit une des causes les plus puissantes; mais ce que je mets en première ligne, ce sont les rétrécissements de l'urètre et les difficultés d'uriner qu'ils entraînent. L'hypertrophie de la glande prostate est très fréquente chez tous les hommes atteints depuis quelque temps de rétrécissements organiques de l'urètre; c'est donc suffisamment indiquer le danger de conserver un canal obstrué, car chez ces individus la membrane muqueuse s'enflamme et s'irrite, des difficultés plus ou moins grandes à uriner surviennent, de là des engorgements et tuméfactions de la glande, des abcès, en un mot, une foule de ces désordres que je viens de signaler précédemment.

Les désordres occasionnés, soit dans le canal de l'urètre, soit dans la partie prostatique, par des bougies et sondes dures, roides ou mal confectionnées, sont incalculables; par conséquent ils ont donc dû, pour leur part, contribuer fréquemment à amener le développement maladif de l'organe prostatique. Que de patriciens qui, en tentant le cathétérisme, refoulent, irritent et enflamment; d'autres plus téméraires, contondent, déchirent et perforent! On conçoit fort bien qu'il n'est pas étonnant que tant de malades nous arrivent ensuite avec des affections, non-seulement de l'urètre, mais encore de la glande prostate, plus ou moins graves et difficiles à guérir. Les malades eux-mêmes se livrent à des manœuvres qui ont bien souvent pour effet de produire de petites éraillures, des déchirements, qui à la longue amèneront des désordres plus graves. La glande prostate a été parfois tellement labourée en tous sens par des praticiens maladroits, ou des malades imprudents, que, appelé à réparer leurs fautes, nous trouvions l'urètre déchiré dans plusieurs directions, ou même transpercé, et la glande prostate traversée de part en part. Il ne faudrait pas croire qu'ici il y a de l'exagération; ces faits sont nombreux et consignés dans plusieurs excellents écrits sur la matière, que nous devons à quelques chirurgiens spéciaux qui ont acquis une juste réputation dans le traitement des maladies qui affectent les organes génito-urinaires.

L'introduction de la lithotritie dans la pratique chirurgicale a rendu les lésions de la glande prostate plus fréquentes aujourd'hui qu'elles ne l'étaient jadis. Nous avons déjà dit que la seule présence d'un calcul pouvait contribuer à amener la tuméfaction de cette glande; or, la pratique de la nouvelle méthode exige de fréquentes introductions d'instruments durs et volumineux, qui n'avaient pas lieu autrefois; ces instruments agissent particulièrement sur le col de la vessie. La lithotritie est encore une opération nouvelle, que plus d'une personne s'est mise à pratiquer avant de la connaître parfaitement et de l'avoir étudiée avec tout le soin nécessaire : aussi, de graves désordres ont-ils été produits, soit parce que l'on fait souvent choix d'instruments trop gros, soit, et plus souvent encore, parce qu'on dirige mal ceux dont on se sert. Nous avons vu maintes fois les déchirures de la prostate par les appareils lithotriteurs devenir mortels en peu de temps.

Depuis quelques années, on a fréquemment recours aux injections astringentes pour guérir les écoulements urétraux : aussi ai-je rencontré souvent des tuméfactions de la prostate et des désordres des organes génitaux avoisinant le col de la vessie chez ceux qui avaient fait usage de ces injections; il n'est pas rare non plus de voir à leurs suites les vésicules séminales et les testicules s'enflammer. Les irritations du col vésical, les douleurs dans les cordons spermatiques et les engorgements testiculaires joints à ces besoins fréquents d'uriner, suivis de cuisson en rendant le liquide, prouvent assez qu'il faut se défier de cette médication, lorsqu'elle est faite intempestivement et sans précaution, et qu'à leur égard il faut se montrer circonspect.

Une des causes les plus fréquentes des lésions de la glande prostate, c'est l'abus du coït et divers actes analogues des fonctions génitales. Il est incontestable qu'une vie licencieuse, surtout chez les vieillards qui veulent se livrer encore à une excitation des organes génitaux, produise bien souvent le gonflement de la glande prostate. La moitié des affections qui viennent assaillir cette glande sont la suite des excès vénériens. Les hommes de cabinet sont aussi très sujets à l'hypertrophie de la prostate. La masturbation, les pertes séminales peuvent aussi avoir pour résultat des lésions anciennes et profondes de cet organe.

Les phlegmasies de l'urètre, je veux parler des blennorrhagies et des divers écoulements auxquels les jeunes gens sont si fréquemment sujets pendant les premières années de leur jeunesse, doivent aussi exercer une grande influence sur le développement des diverses lésions de la prostate. Et cependant, j'ai aussi observé des affections graves de cette glande chez des personnes qui n'avaient jamais eu ni écoulements, ni rétrécissements de l'urètre, chez des hommes très-continents et livrés avec ardeur aux travaux de cabinet.

L'âge des malades exerce aussi une grande influence sur les lésions de la prostate, quelle que soit d'ailleurs la cause première qui les a provoquées. Chez les vieillards, les altérations prostatiques sont des hypertrophies, des abcès, des excroissances fongueuses, des productions qui indiquent un excès prolongé de nutrition. Chez les adultes, les maladies de cette glande offrent des caractères spéciaux, soit qu'elles coïncident avec les affections des vésicules séminales, soit qu'elles se rattachent à une continence excessive, soit enfin qu'elles dépendent des diverses maladies aiguës dont les organes génitaux peuvent être atteints, notamment les rétentions d'urine à la suite d'obstacles le long du canal de l'urètre.

Chez les vieillards, le genre de vie et toutes les circonstances qui concourent plus ou moins directement à gêner la circulation dans les parties inférieures du tronc, doivent être regardés comme des causes puissantes des maladies prostatiques. L'équitation, qui souvent détermine de l'hématurie et la rupture des veines du col de la vessie, peut aussi contribuer à amener l'engorgement de la prostate. Il est encore une foule de causes secondaires qui peuvent occasionner ces diverses maladies de la glande prostatique. Je ne m'y arrêterai pas, ayant plutôt en vue ici d'éclairer les malades sur leur véritable situation que de publier un traité *ex professo* sur le diagnostic et les causes des affections si variées de la prostate.

CHAPITRE XII.

DE LA BLENNORRHAGIE OU DE L'URÉTRITE. — DES ENGORGEMENTS DES TESTICULES. — DE LEURS TRAITEMENTS.

Il devait entrer dans le plan de cet ouvrage, destiné spécialement aux rétrécissements de l'urètre, d'indiquer le traitement rationnel de la blennorrhagie, de ces écoulements mucoso-purulents qui se manifestent sur la membrane muqueuse génito-urinaire chez les deux sexes, et qui, mal guéris, amènent presque constamment ces coarctations de l'urètre, et ces douloureuses rétentions d'urine qui en sont la suite.

Description et caractères de la blennorrhagie ou urétrite.

La blennorrhagie, appelée aussi *urétrite* par les médecins, vulgairement *gonorrhée* et *chaudepisse*, reconnaît trois sortes de causes immédiates ou déterminantes : 1° des causes purement physiques; 2° des causes chimiques; 3° une cause virulente, la contagion.

Entre deux individus dont les parties génitales sont d'ailleurs parfaitement saines, les excès vénériens peuvent produire chez l'un des deux, ou chez

10

tous les deux à la fois, une blennorrhagie plus ou moins intense : c'est un fait que nous avons eu l'occasion de vérifier plusieurs fois, et que le savant praticien Cullerier, placé à la tête de l'hospice des vénériens, avait maintes fois observé comme nous. Les exemples n'en sont pas rares, et ce médecin nous a cité une jeune fille, jouissant en apparence de la plus belle santé, n'ayant jamais eu d'affection syphilitique, et qui néanmoins donnait la blennorrhagie à tous ceux qui avaient commerce avec elle.

On compte encore, parmi les causes purement physiques qui peuvent déterminer des écoulements, l'équitation, lorsque la région périnéale est soumise à des compressions et à des frottements plus ou moins douloureux; la présence de calculs dans la vessie, et surtout les rétrécissements et coarctations de l'urètre ; l'introduction des bougies, le séjour trop prolongé des sondes ; enfin, tout ce qui peut irriter mécaniquement le canal ou les parties avec lesquelles il est en relation directe ou sympathique. Mais ces écoulements ont rarement un caractère malin ; ils cessent facilement quand on fait disparaître la cause qui les produit et les entretient.

Les irritants chimiques suscitent également l'inflammation de la membrane muqueuse génito-urinaire. Cullerier et M. Ratier, dans diverses expériences qu'ils ont faites, ont déterminé une inflammation aiguë du canal de l'urètre avec écoulement, en faisant de simples injections d'eau aiguisée avec l'ammoniaque liquide.

On peut ranger dans la même classe les produits de sécrétions devenues accidentellement irritantes, en vertu de conditions qu'il n'est pas toujours facile d'apprécier, mais parmi lesquelles la décomposition de ces produits, chez les personnes qui négligent les soins de propreté, et la recrudescence de l'inflammation des membranes qui les fournissent, paraissent tenir le premier rang. Il est très-fréquent de voir la blennorrhagie se montrer chez ceux qui ont eu commerce avec des femmes pendant l'époque de leurs règles, et plutôt avec des personnes affectées de leucorrhée ou flueurs blanches.

Enfin la cause considérée dans le monde, et même parmi beaucoup de médecins, comme la plus commune, et qui, probablement, l'est beaucoup moins qu'on ne le croit en général, c'est l'application de produits de sécrétion morbide provenant d'ulcères vénériens ou de membranes muqueuses enflammées par cette même cause.

On a longuement discuté la question de savoir si les matières sécrétées à la surface d'un chancre pouvaient déterminer une blennorrhagie, et si la matière de la blennorrhagie peut, à son tour, donner naissance à des chancres.

D'après ce que nous avons vu, il est impossible de résoudre d'une manière absolue cette question.

Nous pensons qu'en effet il y a des blennorrhagies qui peuvent produire des chancres, et que des individus affectés de chancres peuvent ne communiquer que des écoulements; mais ce fait restera stérile pour la pratique tant qu'on n'aura pas le moyen de distinguer la blennorrhagie vénérienne de celle qui ne l'est pas.

On ne sait trop à quelle classe de causes rapporter l'abus de la bière, qui, dit-on, détermine souvent un écoulement muqueux par l'urètre, qui se guérit promptement en faisant boire un peu de vin ou d'eau-de-vie aux malades, et, avant tout, en les engageant à supprimer l'usage immodéré de la bière. Cette blennorrhagie, qui ne s'observe point dans notre pays, est au reste la plus bénigne de toutes.

Quelle que soit la cause à laquelle se rapporte la blennorrhagie, ses symptômes sont les mêmes, et, jusqu'à présent au moins, ne présentent aucun caractère spécial propre à en faire reconnaître l'origine.

Voici comment les choses se passent ordinairement:

Chez l'homme, à une époque plus ou moins éloignée de celle où ont agi les causes déterminantes, le malade éprouve, vers l'extrémité de l'urètre, une sensation de chaleur et une démangeaison qui, d'abord peu considérables, vont croissant et deviennent incommodes, surtout pendant les émissions des urines et en raison de celles-ci. Alors commence à s'opérer un suintement muqueux et transparent qui colle les deux lèvres du méat urinaire, et marque le linge de taches à peu près semblables à celles que produit le mucus nasal au début du coryza. Quelquefois c'est un pareil suintement qui constitue le premier phénomène de l'affection, et qui avertit les malades de son existence. Tel est le tableau fidèle de l'invasion de la blennorrhagie. Quelques malades accusent au début un sentiment de malaise et de frisson.

A mesure que la maladie fait des progrès, la douleur s'accroît et se prolonge vers le col de la vessie, qu'elle envahit quelquefois; il se manifeste un engorgement inflammatoire des parois du canal de l'urètre, qui, dans l'érection qu'une continence forcée jointe à une irritation locale rend encore plus fréquente, forme une corde tendue et douloureuse sous la verge : c'est ce qui est désigné sous le nom de *chaudepisse-cordée*.

Alors la matière de l'écoulement devient plus abondante; elle est plus consistante et d'un blanc jaunâtre ou verdâtre. Elle prend, quand l'inflammation est très aiguë, une âcreté telle qu'elle irrite, enflamme et même excorie le méat urinaire, le gland et le prépuce, quelquefois même le scrotum et la peau des cuisses, lorsqu'on n'a pas le soin d'empêcher qu'elle ne soit trop longtemps en contact avec ces parties.

C'est quand la blennorrhagie est très-inflammatoire qu'elle peut s'accompagner de réaction générale plus ou moins vive, comme aussi d'accidents locaux dans des parties voisines; par exemple, d'engorgement sympathique des ganglions, des aines, des testicules, de l'inflammation de la glande prostate et du col de la vessie; de phlegmons du tissu cellulaire sous-urétral; du gonflement du gland, du prépuce et de la peau du penis; du phymosis, etc.

Mais ces accidents ne s'observent guère chez les malades prudents, qui, dès l'apparition des premiers symptômes, de suite se sont soumis à un traitement méthodique, et qui évitent soigneusement tout ce qui pourrait aggraver leur mal.

Il en est de même des complications plus ou moins graves qu'on a quelquefois à combattre.

Ordinairement, après que la maladie a suivi pendant quelques jours une gradation ascendante, elle diminue également par degrés. La douleur disparaît peu à peu et ne se fait plus sentir que dans l'érection ou pendant l'émission des urines; puis elle finit par se dissiper tout-à-fait. La matière de l'écoulement prend plus de consistance et une couleur d'un blanc jaunâtre; sa quantité devient de moins en moins considérable, et se borne à quelques gouttes qui se déposent à l'entrée du canal ou sur le linge qui les reçoit, et dont elles se détachent par le frottement sous forme de poussière; enfin, tout phénomène morbide ayant cessé, les parties reprennent leur état primitif et l'exercice de leurs fonctions.

Chez la femme, la maladie présente quelques différences qu'il est important de noter, et qui tiennent à la structure des parties.

L'écoulement par lequel le linge est taché, de la chaleur dans toute l'étendue des parties génitales, et une douleur plus ou moins vive pendant l'émission des urines, sont à peu près les seuls symptômes qu'on ait à observer. Chez elle, les accidents de la blennorrhagie sont rares et peu nombreux, et quand elle est exempte de complication, c'est presque toujours une affection peu grave, et qui n'empêche pas les malades de vaquer à leurs occupations. L'écoulement menstruel n'en est presque jamais dérangé dans son cours, et d'ailleurs exerce lui-même peu d'influence sur la durée de la maladie. Seulement on observe que la congestion sanguine qui le précède produit une exacerbation plus ou moins considérable, à laquelle l'apparition des règles met fin pour l'ordinaire.

Telle est la description générale de la blennorrhagie chez les deux sexes.

L'époque de l'invasion de cette maladie présente des variétés fort remarquables, qui pourront servir jusqu'à un certain point à éclairer le diagnostic et le pronostic, et à fournir des données utiles pour le traitement. Dans l'immense majorité des cas, c'est du troisième au neuvième jour, à compter du coït, que se développent les premiers symptômes de la blennorrhagie. Quelquefois c'est au bout de quelques heures, mais c'est quand le coït a été très réitéré ou accompagné de froissement des parties ou d'application de substances âcres (produits de sécrétions altérées).

Lorsqu'on voit s'écouler, entre le coït et l'invasion de la maladie, dix, quinze, vingt et jusqu'à trente jours, comme Cullerier, nous sommes disposé à juger virulentes les blennorrhagies qui viennent après une incubation prolongée. La raison de cette manière de voir, c'est que les causes physiques ou chimiques ne laissent point d'intervalle entre leur application et l'effet qu'elles produisent, et qui est proportionné à l'intensité et à la durée de leur action, tandis que c'est le propre du virus de ne produire les lésions qui lui appartiennent qu'après une période plus ou moins prolongée, qu'on nomme *période d'incubation*, et de présenter des résultats hors de toute proportion avec l'exiguïté de la cause.

La douleur qui survient dans la blennorrhagie n'a pas toujours le même degré d'intensité; en général, elle est vive dans les premiers temps de la maladie; peu à peu elle diminue, soit spontanément, soit par l'effet du traitement mis en usage; mais toujours elle est exaspérée ou rappelée d'une manière plus ou moins sensible par l'émission de l'urine, l'érection, l'usage des excitants externes ou internes.

Chez la femme, la douleur est infiniment moins considérable que chez l'homme; enfin, on observe chez les deux sexes des cas où elle est presque nulle du commencement jusqu'à la fin, bien que l'écoulement soit très-considérable.

Le siége qu'elle occupe le plus habituellement est la fosse naviculaire; c'est par là qu'elle commence et qu'elle finit. Lorsque l'inflammation s'accroît, la douleur se propage le long du canal et jusqu'au col de la vessie, ainsi que nous en parlerons plus tard.

Chez les femmes, c'est à l'entrée du vagin et de l'urètre que se fait sentir une chaleur brûlante, qui peut également, quoique cela soit rare, envahir le vagin, l'urètre tout entier, et s'étendre jusqu'à la vessie et à la matrice.

La matière qui s'écoule de l'urètre et du vagin, dans la blennorrhagie, présente les caractères qui appartiennent aux produits secrétés par les membranes muqueuses enflammées. Au début, l'écoulement est peu abondant, limpide et transparent ; mais bientôt il perd ces caractères pour prendre ceux d'un véritable pus, dont la couleur et la consistance offrent des variétés nombreuses, qui peuvent se présenter successivement et alternativement chez le même malade, à raison des diverses phases de diminution et d'accroissement que parcourt la maladie. Blanc, jaune, vert plus au moins foncé, quelquefois mêlé de stries sanguinolentes ou de sang plus intimement combiné, et qui lui donnent un aspect rougeâtre, l'écoulement blennorrhagique est tantôt liquide, tantôt épais et comme crêmeux. On voit quelquefois du sang pur s'écouler par le canal, mais ce n'est qu'un accident passager.

Le mucus puriforme sécrété dans la blennorrhagie a une odeur fade, *sui generis*, et qui devient fétide quand il reste accumulé et qu'il subit un commencement de décomposition.

Il est, en général, d'autant plus abondant que l'inflammation est plus aiguë ; au contraire, lorsqu'elle va se terminer, il se borne à quelque gouttes qui se dessèchent à l'entrée du méat urinaire.

Chez les femmes, l'écoulement, toutes choses égales d'ailleurs, est plus considérable à cause de la plus grande étendue de la surface qui le fournit. On voit ce pus, dans quelques cas, devenir tellement irritant, qu'il enflamme les parties avec lesquelles il se trouve en contact, et provoque à la peau une inflammation accompagnée de chaleur et de cuisson. Dans d'autres circonstances, ce liquide paraît inerte, et l'on ne saurait juger à la simple vue s'il est ou non pourvu de propriétés irritantes. On le voit tour à tour chez le même sujet présenter ces deux cas différents. La seule condition appréciable, c'est l'intensité de l'inflammation, mais elle ne paraît pas être la seule.

On ne sait pas encore à quelle époque un écoulement contagieux cesse de l'être, quoiqu'on sache bien qu'à l'état chronique la contagion est moins commune.

L'excrétion des urines n'est pas constamment troublée et difficile; dans la blennorrhagie peu inflammatoire primitivement, et dans celle que le temps et les moyens curatifs ont mitigée, elle se fait comme dans l'état naturel ou avec une légère cuisson, lorsque les dernières gouttes d'urine sont expulsées. Au contraire, quand l'inflammation est très-aiguë, les parois du canal, devenues plus épaisses et plus sensibles en diminuent le calibre; le malade rend, avec de vives douleurs, un jet d'urine fin, bifurqué ou tournoyant. Le col de la vessie et la prostate sont envahis par l'inflammation croissante, et alors il peut y avoir rétention complète d'urine et toutes les conséquences de cette grave maladie.

Quant aux érections, elles sont, comme nous l'avons déjà dit, fréquentes et douloureuses, en raison de l'intensité de l'inflammation urétrale et de la continence à laquelle sont astreints les malades. Mais nous n'avons observé, ni chez l'un ni chez l'autre sexe, que l'appétit vénérien en fût exalté : loin de là, les malades ont une grande crainte des douleurs que réveille l'excitation des organes génitaux, et s'abstiennent de tout ce qui pourrait la produire. On en voit cependant qui, par suite d'un ignoble et stupide préjugé, croient se guérir de la blennorrhagie par le coït; mais ce n'est pas le résultat de désirs exaltés, c'est celui d'un faux calcul. D'ailleurs, tous les malades que nous avons interrogés en pareil cas disent que le coït est fort douloureux, et que pendant l'éjàculation il semble qu'un liquide corrosif traverse le canal; la même sensation est accusée par eux dans le cas de pollution. Dans la blennorrhagie chronique, le coït n'a d'autre effet que d'aviver quelquefois un peu l'inflammation.

Le gland est quelquefois le siége d'une inflammation assez prononcée qui, en raison de l'étroitesse naturelle du prépuce, peut amener un phymosis.

On a donné le nom de *balanite* à cette inflammation de la membrane muqueuse qui revêt le gland et la face interne du prépuce, et qui s'accompagne le plus ordinairement d'un suintement mucoso-purulent. La balanite reconnaît pour cause toutes les violences extérieures, par exemple le frottement violent et la constriction plus ou moins douloureuse qui a lieu dans le coït, lorsqu'il y a disproportion entre les parties de l'homme et celles de la femme; la masturbation excessive, l'application de substances âcres, comme cela s'observe chez ceux qui ont eu commerce avec des femmes affectées d'écoulement leucorrhoïque ou menstruel, et qui, négligeant les soins de propreté, laissent les matières sécrétées subir une décomposition putride, signalée d'abord par l'odeur qu'elles répandent. La marche de cette maladie est le plus ordinairement aiguë, et, pour peu qu'on y donne des soins, elle dure fort peu de temps. Des lotions et des bains locaux avec de l'eau de guimauve, l'application, entre le prépuce et le gland, de charpie imbibée d'un liquide adoucissant et faiblement narcotique lorsque le prépuce peut être relevé, et, dans le cas contraire, les injections faites avec le même liquide, sont quelquefois nécessaires. Il est bon aussi d'y joindre l'usage de boissons tempérantes, de bains tièdes, et l'abstinence d'excitants de toute espèce. Quand la balanite a passé à l'état chronique, et que l'exhalation puriforme continue avec une sorte d'habitude, les lotions froides et astringentes sont fort avantageuses. Mais ce qui nous a paru fort utile, et ce qui est généralement négligé dans cette inflammation, c'est le soin de tenir habituellement, entre le prépuce et le gland, un plumasseau de charpie destiné à absorber les fluides à mesure qu'ils sont exhalés, et, plutôt encore, à empêcher les parties inflammatoires de se trouver en contact. Enfin, chez les sujets pour qui un phymosis naturel ou accidentel est un obstacle à l'usage des moyens hygiéniques et à l'application des agents thérapeutiques, le débridement de ce repli membraneux et même son excision partielle ou totale, forment un moyen auquel on est obligé de recourir en certains cas, mais que

l'on ne doit employer cependant qu'après avoir reconnu l'inefficacité des autres.

La marche de la blennorrhagie, quand elle est
simple et exempte d'accidents et de complications,
est tantôt rapide et tantôt lente. Dans le premier cas,
après avoir présenté, pendant les huit ou dix premiers jours, une forme assez aiguë, c'est-à-dire
une douleur permanente, un écoulement abondant,
la maladie se mitige peu à peu, et finit par ne constituer qu'une incommodité assez supportable. Au
bout de vingt-cinq à trente jours, très rarement plus
tôt, elle se termine par une résolution graduelle.
Dans la seconde variété, la période aiguë manque
tout-à-fait, et pendant toute sa durée la maladie se
borne à un écoulement plus ou moins abondant avec
peu ou point de douleur. Généralement, la durée de
la blennorrhagie chronique est très longue, et on
voit des malades qui en sont affectés depuis plusieurs
mois et même plusieurs années. Cependant il est rare
qu'on trouve des écoulements aussi prolongés chez
l'homme sans qu'il existe quelques rétrécissements
de l'urètre; alors ce n'est plus une blennorrhagie
proprement dite. Chez la femme, au contraire, la
blennorrhagie est plus souvent lente dans sa marche
et disposée à revêtir la forme chronique : aussi est-il
difficile, pour ne pas dire impossible, de la distinguer
de la leucorrhée, dont un grand nombre de femmes
sont presque habituellement affectées : cependant on
l'observe aussi chez elles à l'état aigu. Tous les médecins qui sont en position de voir beaucoup de ma-

lades atteints de blennorrhagie savent que plus l'inflammation de la membrane muqueuse génito-urinaire a été renouvelée, plus elle est opiniâtre et difficile à guérir. On voit fréquemment aussi la blennorrhagie cesser pour un certain temps et reparaître ensuite, soit à l'occasion d'une excitation quelconque, soit quelquefois sans cause appréciable. Le vulgaire appelle *chaudes-pisses à répétition* celles qui présentent à plusieurs reprises ces alternatives de disparition et de retour. Mais il faut bien savoir que les malades se trompent bien souvent, et attribuent au retour d'une maladie antécédente ce qui est le résultat d'une affection nouvelle. Quelquefois aussi la blennorrhagie persiste sous la forme d'un suintement habituel, et dans ce cas la moindre cause suffit pour la ramener à l'état aigu.

Quoique la terminaison de la blennorrhagie ne soit jamais funeste directement, on a vu, par ce que nous avons dit en traitant des rétrécissements de l'urètre, que cette affection n'est pas innocente dans ses conséquences ; elle peut en outre amener à sa suite des maladies plus ou moins graves des systèmes muqueux et osseux, quel qu'ait été d'ailleurs le traitement employé.

Engorgements des testicules.

Parmi les accidents de la blennorrhagie, il en est un qui mérite surtout une sérieuse attention, c'est l'engorgement d'un ou des deux testicules. On croyait autrefois (et l'expression populaire de *chaude-pisse tombée dans les bourses* est encore là pour l'attester) que, l'écoulement étant supprimé tout d'un coup, la matière virulente dont la sécrétion était tarie se jetait sur le testicule, et en produisait l'engorgement inflammatoire. Par suite de cette théorie, on cherchait à rappeler l'écoulement, dans la persuasion que dès qu'il aurait repris son cours, l'organe malade reviendrait à son volume naturel. Dans ces derniers temps, cette théorie a été rejetée, et l'on pense que cet accident est dû à la propagation de la phlegmasie. Ce n'est que quand l'inflammation n'a qu'une médiocre intensité, soit primitivement, soit par suite des moyens employés, qu'on voit survenir l'engorgement des testicules. Il est rare que cela ait lieu quand la blennorrhagie est très aiguë ; une stimulation exercée sur le testicule en est toujours la cause occasionnelle ; tantôt c'est l'érétisme érotique près d'une femme, d'où résulte une érection prolongée; tantôt c'est l'équitation, une marche forcée, une pression quelconque, etc., ou bien c'est le coït exercé avec excès, une impression brusque du froid sur les parties génitales en particulier, des injections astringentes faites dans le but d'éviter l'écoulement, ou des purgatifs violents; quelquefois c'est seulement le tiraillement qu'éprouve le cordon lorsque les bourses ne sont pas suspendues.

Quoi qu'il en soit, c'est presque toujours subitement que se montre l'inflammation des testicules. Une douleur gravative se fait sentir dans l'un des testicules, très-rarement dans tous les deux à la fois, encore qu'il soit commun de les voir s'engorger successivement et alternativement; et le gonflement qui s'y développe a lieu d'une manière très-rapide, tellement qu'en quelques heures, si le malade ne s'alite pas immédiatement, et, à plus forte raison, s'il continue de marcher ou de se livrer à quelque exercice fatigant, l'organe acquiert un volume double, triple, décuple même de celui qui lui est naturel.

Le cordon testiculaire, gonflé jusque dans le canal inguinal, se trouve quelquefois serré par l'anneau et comme étranglé, ce qui donne lieu à quelques-uns des phénomènes des hernies étranglées, tels que des nausées et même des vomissements; en même temps la matière de l'écoulement diminue pour l'ordinaire, mais elle cesse rarement tout-à-fait : et lorsque le médecin examine avec attention et ne s'en rapporte pas seulement au dire du malade, il lui est facile de s'en assurer.

Une fois développée, l'inflammation du testicule présente les phénomènes qui lui sont propres à raison de la structure de l'organe, et le pronostic ainsi que le mode de terminaison. Les conséquences ultérieures se rapportent à cette circonstance bien plus qu'à l'origine de la maladie.

Nous avons déjà dit que la blennorrhagie la plus simple pouvait présenter dans son cours l'accident qui nous occupe, et que, par conséquent, la dénomination de *testicule vénérien* donnée par quelques auteurs entraîne une idée fausse, au moins dans un grand nombre de cas. Quant à son traitement, il ne présente rien de particulier. La méthode conseillée par quelques praticiens, et qui consiste à irriter le canal au moyen d'une bougie enduite ou non de pus blennorrhoïque, est très-infidèle, si nous devons nous en rapporter à nos propres expériences et à celles qui ont été tentées à l'hospice des Vénériens ; non pas qu'on ne puisse réussir quelquefois à rappeler l'écoulement, mais parce que c'est presque toujours sans utilité réelle.

Une méthode ancienne et encore usitée parmi les gens du peuple, et même quelques médecins, consiste à appliquer sur le testicule engorgé, dans le but de faire avorter l'inflammation, des répercussifs, tels que de la glace pilée, la terre cimolée pétrie avec le vinaigre, des compresses trempées dans l'extrait de Saturne, en même temps que par des bains locaux et des cataplasmes tièdes, et même par l'introduction d'une sonde ou d'une bougie, on tâche de rappeler l'écoulement urétral.

Ce traitement réussit quelquefois ; mais c'est seulement quand il est employé avec activité dès le début de l'engorgement ; plus tard il échoue, il expose les malades à voir persister une induration plus ou moins opiniâtre, qui prédisposera au sarcocèle l'organe enflammé.

Il est donc plus rationnel de laisser parcourir à la maladie ses périodes, de faire usage du traitement antiphlogistique, de pratiquer deux ou trois saignées plus ou moins copieuses selon l'âge et la force du malade, d'ordonner la diète la plus sévère et un parfait repos dans une situation horizontale, de soutenir le testicule au moyen d'un suspensoir, de le couvrir préalablement de cataplasmes émollients, de prescrire l'usage des boissons délayantes et rafraîchissantes; enfin, de tenir chaque jour le ventre libre, en faisant donner des lavements matin et soir.

Si le médecin soupçonne que le virus vénérien n'est pas étranger à cette inflammation, la méthode antiphlogistique ne suffira pas. On a vu des affections syphilitiques constitutionnelles se développer six mois, un an, et même plus, après la prétendue guérison d'une blennorrhagie et d'un engorgement des testicules. L'élément syphilitique est malheureusement un être réel, un virus positif, qui se communique comme celui de la petite-vérole; si l'on ne combattait que l'élément inflammatoire, on détruirait, à la vérité, l'effet, mais on laisserait subsister la cause.

Dans tous les cas où nous ne pouvons établir un jugement certain, nous préférons conseiller aux malades de recourir, pendant un mois ou six semaines, à un traitement antivénérien. Dans ces cas, le traitement qu'employait le professeur Dupuytren nous réussit constamment. Les malades sont mis à l'usage de la décoction de salsepareille, de squine et de gayac; chaque verre de cette boisson est édulcoré avec 32 gram. de sirop sudorifique, et, deux fois par jour, ils prennent une des pilules de la composition suivante :

Prenez : Deutochlorure de mercure. . . . .   6 à 25 milligram.
         Opium gommeux . . . .   25 milligram.
         Extrait de gayac . . . .   10 centigram.

L'expérience avait appris à ce célèbre praticien que des doses fractionnées de mercure agissaient plus efficacement que celles qui étaient plus fortes. En donnant chaque jour au malade de ces pilules, contenant chacune un huitième ou un sixième de grain de sublimé, il arrivait graduellement à en porter le nombre à quatre par jour; la dose entière n'est jamais que d'un demi-grain.

A l'aide de ce traitement, nous voyons toujours tous les accidents se dissiper au bout d'un mois ou deux.

Traitement de la blennorrhagie.

Nous allons maintenant exposer d'une manière méthodique le traitement de la blennorrhagie.

Nous considérerons cette affection d'abord comme locale, puis sous le rapport des phénomènes consécutifs auxquels elle peut donner lieu; mais cette seconde partie et la question se rattachant à l'histoire générale de la maladie syphilitique, ne seront traitées complétement que dans un ouvrage spécial que nous nous proposons de publier sur ce sujet.

Quelle que soit l'opinion qu'on se fait sur la cause qui a produit la blennorrhagie, on ne saurait méconnaître sa nature évidemment inflammatoire; et c'est l'idée d'après laquelle on doit établir le choix des moyens thérapeutiques. Il y a sur ce point accord unanime entre les médecins qui admettent le virus vénérien et même la spécificité du mercure, et ceux qui, comme M. Ricord, professent des doctrines opposées.

Le traitement antiphlogistique est donc celui qui convient le mieux à la blennorrhagie; mais il n'est pas le seul qui puisse lui être opposé avec succès, ainsi que nous aurons occasion de le dire plus bas.

Lorsqu'on a affaire à une phlegmasie aiguë et violente, rien n'est plus sûr que de l'attaquer avec vigueur par des débilitants : outre que les chances de succès sont plus nombreuses, on n'a pas à craindre, quand on échoue, d'avoir aggravé le mal, comme cela peut arriver lorsqu'on emploie de prime-abord la méthode révulsive et perturbatrice. Ainsi, une ou deux saignées générales, l'application des sangsues au périnée, aux aines, chez les deux sexes, sont les moyens les plus sûrs d'abattre l'inflammation dès son début, de calmer les souffrances du malade, et de prévenir le développement extérieur des accidents.

L'application des sangsues à la verge, conseillée par quelques médecins, nous paraît une pratique vicieuse; souvent elle est suivie d'ecchymoses, d'infiltration sanguine dans le tissu cellulaire de cette partie, qui occasionnent l'inflammation et quelquefois même la gangrène.

Les bains de siége émollients et les bains entiers tièdes, renouvelés chaque jour et prolongés pendant plusieurs heures, sont d'une grande utilité. Dans le bain, les malades sont exempts de douleur, d'érection ; ils urinent facilement, et ils éprouvent un bien-être qui doit les encourager à insister sur l'emploi de ce moyen.

Dans les intervalles des bains, c'est une chose utile que de couvrir les parties malades, et même le bas-ventre et le périnée, de fomentations tièdes, émollientes et narcotiques, ou de cataplasmes de farine de graine de lin ; la chaleur et l'humidité que ces applications entretiennent sont extrêmement avantageuses.

Il est également utile de baigner la verge plusieurs fois par jour dans l'eau de guimauve ou de graine de lin. Mais les injections, même adoucissantes, recommandées par quelques praticiens, nous ont toujours paru plus nuisibles qu'utiles, à raison de la distension qu'elles font éprouver à des parties dont la sensibilité est accrue. Quant aux femmes, des injections émollientes ne peuvent avoir que de bons effets chez elles.

Les lavements émollients offrent un secours qui ne doit pas être négligé. Outre qu'ils diminuent la constipation, phénomène tout à la fois commun et fâcheux dans la maladie qui nous occupe, ils introduisent dans l'économie une certaine quantité d'eau qui passe par les voies urinaires.

Il en est de même des boissons très-abondantes, qui, indépendamment de ce qu'elles diminuent la disposition inflammatoire générale, ont encore une action toute locale. En effet, en produisant des urines plus aqueuses, elles en rendent l'impression moins sensible sur la membrane muqueuse enflammée, et , par là , elles concourent à abréger la durée de la maladie.

L'eau pure, l'eau sucrée, les émulsions, le petit-lait, le lait coupé, les sirops adoucissants et les décoctions mucilagineuses, sont tous également recommandables dans cette maladie. Mais la principale condition pour qu'ils soient salutaires, c'est qu'ils soient pris en grande quantité. Nous avons guéri très-rapidement des malades qui consommaient en vingt-quatre heures jusqu'à six ou huit pintes d'eau.

Nous ne suivons pas la méthode d'un grand nombre de praticiens, qui ajoutent aux boissons du sel de nitre : rien ne nous paraît plus diurétique que de l'eau prise en abondance.

La méthode de délayer ainsi les matériaux de l'urine et de la rendre par conséquent moins irritante, nous paraît bien préférable à celle qu'on a proposée dans ces derniers temps, et qui consiste à placer à demeure une sonde en gomme élastique, afin de garantir le canal de l'impression de l'urine.

Les moyens hygiéniques doivent tenir une grande place dans le traitement de la blennorrhagie ; sans eux, les autres agents thérapeutiques n'ont qu'une efficacité incertaine, et la guérison, se faisant long-temps attendre, offre moins de solidité. Le repos du lit et une douce chaleur, aidant puissamment à une prompte et heureuse terminaison, préviennent beaucoup d'accidents ; il en est de même d'un régime sagement ordonné, et duquel les excitants de toute espèce sont soigneusement écartés.

La propreté la plus parfaite doit être également recommandée. On a vu quels inconvénients peuvent résulter du contact prolongé des produits de sécrétions morbides, soit sur les parties enflammées, soit même sur les parties saines; les lotions de ces applications adoucissantes remplissent fort bien cet objet.

Chez l'homme surtout, quand le malade se lève, l'usage d'un suspensoir est indispensable pour prévenir l'inflammation des testicules, mais il faut que le suspensoir soit bien fait et bien appliqué; autrement on pourrait en voir résulter précisément le mal qu'il est destiné à prévenir. C'est ce qui arrive lorsque étant trop étroit ou trop serré il comprime les parties, qu'il doit seulement soutenir. Ce bandage doit être porté jusqu'à la guérison complète, et même nous en prescrivons l'usage encore longtemps après.

Quelquefois des symptômes dominants exigent qu'on leur accorde une attention particulière et qu'on dirige contre eux des moyens spéciaux. Quand la douleur est extrême, ce qui arrive bien rarement lorsque les évacuations ont été suffisantes, on a recours à quelques doses d'opium à l'intérieur ou à quelques applications externes. Ce médicament au contraire n'a pas de bons effets quand on l'emploie seul dans la période très-aiguë de l'inflammation.

Le camphre jouit d'une grande réputation comme moyen propre à diminuer les érections douloureuses dont les malades sont souvent tourmentés : ce que nous venons de dire de l'opium lui est parfaitement applicable. Quelques pilules de camphre et d'opium nous ont paru avantageuses, quand les érections pénibles et douloureuses survenaient à une époque où la maladie avait subi une diminution notable. Disons cependant que, dans tous les cas, le régime antiphlogistique bien dirigé suffit, et ne laisse pas souvent le médecin dans la nécessité de recourir à d'autres remèdes, qui, d'ailleurs, ne comptent sans celui-là que bien peu de succès incontestables.

Tel est l'ensemble des moyens que l'on peut mettre en usage contre la blennorrhagie aiguë. Les malades guériraient plus promptement et seraient moins exposés aux récidives et aux accidents consécutifs, si ce traitement méthodique et rationnel était employé dans tous les cas. Au contraire, il est bien rare qu'il en soit ainsi; mais comme nous l'avons déjà dit dans un précédent chapitre, la blennorrhagie est souvent considérée par les gens du monde comme une affection insignifiante, et se traite, pour ainsi dire, en courant : aussi avons-nous très-fréquemment à soigner des blennorrhagies passées à l'état chronique, qui amènent à leur suite des brides, des rétrécissements et des symptômes syphilitiques secondaires.

Nous avons dit que le traitement adoucissant, continué avec persévérance, est véritablement celui qui compte le plus de guérisons solides; mais il faut qu'il soit fait d'une manière complète, ce qui est excessivement rare. Tel en effet boit abondamment, qui marche et se fatigue, ou s'expose au froid; tel autre n'observe point de régime. Chez presque tous, cependant, l'écoulement finit par disparaître tôt ou tard; mais ceux chez lesquels il s'est prolongé très longtemps sont plus exposés que d'autres à voir la maladie reparaître, soit indépendamment, soit par suite de l'acte vénérien, même avec une personne saine, ou bien d'éprouver des accidents consécutifs. Il est bien entendu qu'il n'est pas ici question de ces écoulements entretenus par suite de rétrécissements ou de quelques lésions de la glande prostate; contre lesquels les traitements adoucissant et antiphlogistique ne réussissent pas sans le secours de nos moyens chirurgicaux, dont néanmoins ils préparent et assurent le succès.

Dans le traitement méthodique de la blennorrhagie, comme dans celui de toute autre maladie, tous les agents thérapeutiques peuvent, suivant le besoin, trouver une heureuse application. C'est ainsi que des excitants, portés, soit directement sur la membrane muqueuse de l'urètre, soit révulsivement sur le canal digestif, sur la peau, sont souvent avantageux, tant par leur emploi séparé que par leur combinaison avec le traitement adoucissant. L'époque de la maladie où l'on y a recours n'est pas d'ailleurs indifférente, et doit entrer pour beaucoup dans l'appréciation de leurs résultats.

C'est au début de l'inflammation, ou lorsque le temps et le traitement lui ont fait perdre son acuité, qu'on peut en attendre de bons effets : ils ne sauraient convenir dans la période inflammatoire. Cette manière de traiter la blennorrhagie n'est pas nouvelle; tous les médecins qui ont écrit sur cette matière ont conseillé l'emploi des excitants : seulement pour la plupart ils paraissent en avoir mal compris le mode d'action, et ils ont attribué à des propriétés spécifiques des médicaments, ce qui était le résultat d'une stimulation pratiquée à propos, soit sur la surface malade, soit sur une surface saine.

C'est d'après ces observations, dont l'expérience nous a fait reconnaître la solidité, et sur lesquelles s'appuient les principes qui nous dirigent dans notre pratique, que nous allons examiner les injections, les bougies et les divers médicaments, tels que le copahu, le cubèbe, etc., qu'on a successivement proposés dans la blennorrhagie. Ces moyens ont joui tour à tour d'une réputation d'efficacité que les derniers venus ont toujours contestée à leurs devanciers, dont ils révélaient les insuccès et même les effets nuisibles; de même que, plus tard, d'autres nouveaux venus devaient chercher, par les mêmes moyens, à leur ravir leur celébrité et leur crédit.

C'est un axiome incontestable de pathologie et de thérapeutique générale, qu'au début d'une inflammation, une irritation artificielle d'une autre nature peut en arrêter le développement. Est-ce en neutralisant un principe particulier? Est-ce, comme on l'a dit encore, en changeant le mode de vitalité des parties? Nous ne chercherons pas à décider la question, mais le fait reste démontré par un grand nombre d'expériences.

On sait aussi que cette méthode a l'inconvénient, *quand elle n'est pas appliquée à temps ou avec assez d'énergie*, d'augmenter les accidents qu'elle était destinée à combattre. Il n'en arrive pas autrement dans la blennorrhagie.

Si au moment où elle débute on fait une injection irritante, astringente, tonique, caustique même; si l'on cautérise avec la pierre infernale la fosse naviculaire, on peut arrêter l'inflammation d'une manière plus ou moins complète. Nous avons eu la satisfaction de réussir en faisant prendre à nos malades la résine de copahu à hautes doses, combinée avec la magnésie et avec la rhubarbe. Quand nous nous trouvions bien de ce traitement, nous faisions ajouter, sur la fin, l'acide sulfurique dans la proportion d'un vingtième sur le poids total du mélange de copahu et de magnésie. Mais, nous ne saurions trop le répéter, pour réussir il faut que la maladie soit tout à fait à son début, et il est excessivement rare que les malades se présentent à temps. Une fois l'inflammation bien établie, cette méthode n'a plus que des désavantages; outre que la douleur éprouvée par les malades la rendrait impraticable, elle n'aurait d'autre résultat que d'accroître l'irritation, et de donner naissance à des indurations partielles, source de rétrécissements ultérieurs.

Plusieurs auteurs recommandables prétendent qu'il est nuisible d'abréger la durée des symptômes vénériens, et en particulier de la blennorrhagie, et veulent qu'on laisse continuer l'écoulement, pensant que le *virus* sera plus complétement évacué. D'autres, parmi lesquels se placent Cullerier et M. Ricord, ayant observé que les accidents consécutifs étaient plus communs après les blennorrhagies qui s'étaient prolongées, conseillent de l'abréger : c'est à cette dernière opinion que nous avons coutume de nous conformer. Nous croyons qu'il n'y a pas d'inconvénients à supprimer un écoulement à son début, par la méthode révulsive ; que les coarctations de l'urétre n'ont lieu que quand on emploie les astringents directs, tel que les injections, à une époque avancée de la maladie, parce que des engorgements partiels qui se sont formés restent à l'état d'induration ; enfin, nous tâchons de terminer les blennorrhagies chroniques par les divers moyens dont nous venons de parler, et dont le choix nous est dicté par l'état des sujets et la forme particulière de l'affection. Les applications locales opiacées et astringentes nous ont aussi fort souvent parfaitement réussi lorsque la gonorrhée était à sa naissance.

Quand le traitement adoucissant a été bien fait, il est rare que la maladie ne cède pas, et, quand elle est rebelle, il faut presque toujours chercher la cause de son opiniâtreté dans le régime du malade, ou dans quelques lésions du canal. Cependant on rencontre quelquefois des individus chez lesquels la sécrétion morbide continue sans que l'inflammation soit presque perceptible, sans qu'on puisse constater un rétrécissement du canal de l'urètre ou un engorgement de la glande prostate. C'est alors qu'une stimulation plus ou moins vive a de l'avantage ; qu'une injection avec de l'eau sucrée vineuse, le vin pur, une solution légère d'acétate de plomb ou de sulfate de zinc, une cautérisation superficielle, ou mieux quelques injections pratiquées avec 12 ou 25 milligrammes de nitrate d'argent cristallisé, étendu dans une once d'eau distillée, peuvent, en modifiant la surface malade, tarir l'écoulement dont elle est le siége.

Nouveau traitement abortif de la blennorrhagie ou urétrite aiguë.

J'ai indiqué dans la *Gazette des Hôpitaux* en 1848, n° 3, tome X, un traitement abortif de la blennorrhagie prise à son début ; je ne puis mieux faire que de reproduire dans son entier l'article que j'ai fait insérer dans cet excellent recueil de médecine.

« Jamais à aucune époque on ne s'était autant occupé du traitement spécifique des écoulements de l'urètre, et aujourd'hui on est à peu près généralement d'avis qu'il n'y a aucun inconvénient de recourir à des médicaments abortifs pour arrêter l'urétrite dès son début, et même lorsqu'elle est complétement développée.

» Mon honorable et savant ami, le professeur Ricord, a employé un des premiers, et emploie encore chaque jour les injections astringentes et caustiques ; mais je vois que presque toujours aussi il les accompagne des balsamiques et résineux pris à l'intérieur, médicaments qui dégoûtent si souvent les malades, malgré la précaution que l'on a de les masquer sous mille formes plus ou moins ingénieuses.

» Permettez-moi, Monsieur le rédacteur, de me servir de la voie de votre journal, pour faire connaître à nos confrères les moyens simples et faciles que j'emploie depuis plusieurs années pour guérir la blennorrhagie ou l'urétrite, soit à son début, soit au bout de quelques jours de son développement, sans m'arrêter dans mon mode de traitement, ni à l'intensité de l'inflammation, ni à la violence de l'écoulement. Je l'ai déjà expérimenté sur plus de deux cents malades, qui n'emploient plus d'autres moyens pour se débarrasser de leurs écoulements, dès qu'ils s'aperçoivent d'un nouveau malheur. C'est ce qui faisait dire à un de nos amis de la presse des grands journaux, dont nous déplorons la fin malheureuse et tragique, qu'à l'aide de nos injections, et surtout de nos applications locales, on pouvait impunément braver tous les dangers.

» Dès le début de la maladie, j'emploie l'injection suivante, que je nommerai injection n° 1.

Eau distillée très-pure	200 grammes.
Sulfate de zinc . . . . , . . .	2 —
Laudanum de Sydenham	2 —

On se sert d'une seringue en verre de préférence, qui permet de voir ce que l'on fait, et de n'injecter à la fois qu'une demi-seringue environ ; on renouvelle ces deux demi-injections trois fois par jour ou quatre fois dans les vingt-quatre heures, et l'on applique constamment, roulé sur le gland, un linge d'un pouce de largeur environ, sur huit à dix pouces de longueur, imbibé dans la préparation ci-dessus indiquée. C'est, d'après mon observation, la partie la plus importante du traitement ; aussi faut-il avoir la précaution de retremper fréquemment ce linge dans la solution, et de le contourner légèrement autour du gland ; heureux ceux dans ce cas qui, *calotant* facilement le gland, peuvent ramener le prépuce sur ce linge, et l'y bien maintenir en place ! Il est inutile de recommander de laver ce petit linge s'il est souillé par l'urine ou par le muco-pus de la blennorrhagie, ou d'en avoir toujours à sa disposition un de rechange qui trempe dans la solution. Il est excessivement rare qu'au bout de quatre à cinq jours une amélioration sensible ne se soit pas déclarée. L'inflammation des parois du méat-urinaire, le gonflement de la muqueuse urétrale, l'intensité de l'écoulement, tout tend à se dissiper. Alors on peut se dispenser de passer à mon injection n° 2, qui n'est autre que la première, dont les doses de sulfate de zinc et de laudanum sont portées à 3 et même parfois 4 grammes au lieu de 2. On voit qu'il n'y a rien de nouveau dans cette préparation pharmaceutique, que tous les formulaires nous donnent, si ce n'est que je diffère avec eux sur la quantité ; puis sur la seconde partie de mon mode de traitement, que j'appellerai *externe*, et qui consiste dans de constantes applications locales sur le gland mis à découvert, de petits linges imbibés de la solution sédative et astringente.

» Ce mode de traitement qui agit particulièrement par l'absorption du sulfate de zinc et du laudanum, qui est un de nos meilleurs sédatifs, m'a toujours produit des résultats dont je suis encore à m'étonner. Aussi ai-je renoncé en partie au copahu, au poivre cubèbe, aux purgatifs et à tous les autres résineux conseillés et employés généralement.

» Jamais aucun accident de rétention d'urine, de gonflements des parois de l'urètre, d'hémorrhagies même, si souvent occasionnées par les injections caustiques au nitrate d'argent, n'est survenu. Mais ce que je mets en première ligne de ce nouveau mode de traitement curatif, c'est l'immense avantage de n'avoir aucun médicament à prendre à l'intérieur; médicaments qui, si souvent, rebutent et découra-gent les malades, dont l'estomac ne peut supporter, ni les poivres cubèbes, ni les résines et les copahus; qui, en outre, leur donnent si souvent des vomisse-ments, des dévoiements intenses, qui peuvent dé-guiser de violentes entérites. Je passe sous silence ces irritations à la peau, que nous avons si fréquemment observées chez ceux qui faisaient un usage trop pro-longé du copahu.

» Ce nouveau mode de traitement que je divise en deux parties, en *interne*, pour les injections, et en *externe*, pour les applications locales sur le gland, demande à être fait avec continuité et intelligence. Rarement je suis obligé d'en venir à l'injection n° 2, et cependant je n'hésite pas à le faire si, dès le cinquième ou sixième jour je ne vois pas d'amélioration, si surtout j'ai la conviction que les injections et les applications locales ont été bien faites, n'ont pas été interrompues, que nos malades ne se sont pas livrés à de trop grandes marches, ni à des écarts de régime, et particulièrement au coït. Dans ces derniers cas, la guérison se trouve retardée de quelques jours. J'ai soin de recommander de continuer trois ou quatre jours les injections et les applications, après la disparition de tout écoulement; quelquefois même je n'ai eu recours qu'aux applications, et, dans certains cas de blennorrhagie peu intenses, tout a disparu sans injections.

» Je dois dire que depuis que j'emploie ce moyen de guérison, je n'ai pas eu à constater plus de cas de rétrécissements de l'urètre chez les personnes qui l'ont employé à plusieurs reprises différentes; car j'ai assez démontré que ce sont les écoulements chroniques et interminables qui amènent ces indurations ou épaississements de la membrane muqueuse, et je dois ajouter aussi que dans ces cas particuliers d'écoulements chroniques de l'urètre, ce mode de traitement échouerait probablement, si préalablement je n'avais pas recours à la dilatation progressive du canal. »

Je livre ce nouveau traitement abortif de la blennorrhagie à la publicité, j'engage nos confrères à l'essayer, et je souhaite qu'ils soient aussi heureux dans son application, que je le suis moi-même chaque jour.

Je ne m'appesantirai pas davantage ici sur le traitement de l'urétrite ou blennorrhagie, que, depuis plus de vingt ans, je considère comme une affection non syphilitique, et pour laquelle le baume de copahu offre une médication spécifique, précieuse et efficace, je dois le dire, quand on l'emploie convenablement ; mais je reconnais aussi que les injections sédatives et astringentes guérissent fort bien, et avec moins d'inconvénients pour l'estomac, lorsqu'elles sont pratiquées avec intelligence. Mais je répète ici que les injections échouent presque toujours entre les mains des malades, inhabiles pour la plupart et peu exacts, de même le baume de copahu ne réussit bien qu'aux praticiens qui en ont étudié l'action et qui savent le proportionner aux dispositions individuelles.

CHAPITRE XIII.

DES ÉCOULEMENTS ANCIENS URÉTRO-PROSTATIQUES, VULGAIREMENT APPELÉS *échauffements, goutte militaire.*

Je ne terminerai pas ce qui a trait aux écoulements blennorrhagiques de l'urètre sans dire un mot de ces gouttes anciennes, de ces écoulements urétro-prostatiques que nous rencontrons si souvent dans la pratique, qui font à la fois le désespoir des malades et des médecins appelés à les combattre, et que les gens du monde appellent vulgairement du nom de *chaude-pisse à répétition*, *échauffement*, *goutte militaire*.

Cette phlegmasie, d'une nature toute particulière, attaque simultanément ou successivement la partie profonde de l'urètre, la crète urétrale ou les conduits prostatiques. Malheureusement nous ne possédons aucun moyen de reconnaître quand elle affecte telle ou telle de ces régions, les caractères ne sont pas assez tranchés pour mettre à l'abri de toute méprise. Les sensations même de la plupart des malades qui en sont atteints ne diffèrent souvent pas de ce qui a lieu dans les cas de simple névralgie du col vésical. Cependant ce travail inflammatoire, lent et chronique, ne reste pas toujours borné aux parties dont il vient d'être parlé; il peut encore s'étendre aux canaux éjaculateurs, aux vésicules séminales; en un mot, à toutes les voies spermatiques.

En effet, combien de malades ne voyons-nous pas arriver à nous et se plaindre de rendre par l'urètre, tantôt d'une manière continue, et tantôt avec des interruptions, un liquide légèrement visqueux, qui varie sous le rapport de la couleur, de la consistance, de la quantité qui en sort dans un laps de temps donné et des particularités qui accompagnent son mode d'expulsion! Le caractère le plus distinctif de l'écoulement se tire des taches qu'il produit sur le linge. Ces taches ressemblent quelquefois à celles qui résulteraient d'une eau légèrement amidonnée, et à l'endroit qui en est le siége, le linge présente la même roideur que s'il avait été gommé. Parfois leur teinte roussâtre ou jaunâtre les distingue de celles qui sont dues à du sperme, et leur dissémination, leur peu d'étendue, de celles qui sont le résultat d'une blennorrhagie chronique.

C'est surtout le matin que les malades voyant apparaître cette goutte, regardent avec attention l'urine qu'ils rendent en se levant, qui entraîne ce qui reste de mucosités dans l'urètre, lesquelles ont la forme de filaments allongés; c'est ce que les malades appellent de *petits vers* nageant dans le liquide urinaire.

Il est aussi des cas où l'écoulement urétro-prostatique n'est point en rapport, sous le point de vue de la quantité, avec l'état morbide qui le détermine; il en est de même de sa couleur, de sa consistance, de la régularité avec laquelle il se produit. Dans quelques cas assez rares cependant, il ne produit point de taches sur le linge, ou s'il s'en forme, on a de la peine à les distinguer de celles qui résultent de quelques gouttes d'urine qui s'échappent après avoir satisfait au besoin d'uriner. Chez un assez grand nombre de malades, la matière de l'écoulement ne fait que coller les lèvres de l'orifice externe du méat urinaire, ou s'amasser, principalement le matin, entre le gland et le prépuce.

Les malades sont, disons-le, très-portés à se tourmenter et à s'affecter beaucoup de ces écoulements;

plusieurs entreprennent une série de traitements ha-
sardés, font usage de drogues et remèdes de toute
espèce pour se débarrasser de ces suintements anciens qu'ils regardent bien souvent comme contagieux. Il n'y a rien à craindre de ces gouttes ou de
ces écoulements urétro-prostatiques, on doit donc
rassurer les malades; la plupart du temps quelques
introductions de bougies molles en cire, laissées en
place vingt minutes chaque deux jours, suffisent pour
dissiper le mal et tarir ces écoulements chroniques.
Pour nous, nous avons eu recours avec succès à
une très-légère application de nitrate d'argent à
l'aide de notre porte-caustique courbe en platine.
Tout récemment, à mon passage à Lyon, le chirur-
gien-major de l'hospice des Antiquailles, M. Baumès,
qui voit et traite une si grande quantité d'affections
vénériennes et d'écoulements de toute nature, m'a
dit avoir recours à ce moyen avec un grand succès,
dans ces gouttes anciennes et intarrissables. Il voulut bien me montrer quelques-uns de ces malades
qui avaient été guéris par ces applications. Disons
aussi que ce moyen, bon en lui-même, et jamais pernicieux, comme un auteur récent vient de l'avancer
dans son *traité pratique sur les maladies des organes
génito-urinaires*, ne réussit pas toujours; il arrête
parfois subitement le suintement, qui reparaît au
bout de trois ou quatre jours. Dans ces cas, je crois
qu'il est sage de ne pas récidiver la cautérisation, car
il ne faudrait pas, comme le dit très-bien M. Civiale,
pour guérir un malade d'une affection qui est très-

peu de chose, lui en donner une dont il ne guérira probablement jamais. Du reste, je n'ai pas vu arriver d'accidents ni d'affections plus graves et incurables à la suite d'une légère cautérisation transcurrente, rapidement et habilement pratiquée sur la portion prostatique de l'urètre.

Beaucoup de malades m'ont paru très frappés lorsqu'ils sont atteints de ces gouttes opiniâtres et invétérées, de la rougeur du gland et de l'état d'humidité constante de l'orifice externe de l'urètre. A coup sûr cette particularité n'a pas toute l'importance que lui attribuent des malades trop préoccupés de leur situation; cependant le médecin doit en tenir compte, spécialement lorsqu'elle ne se rattache pas à une irritation locale. La rougeur des lèvres de l'urètre, accompagnée quelquefois d'un excès de sensibilité et d'une sécrétion extraordinaire, coïncide presque toujours avec une phlegmasie chronique de la partie profonde du canal et même des vésicules séminales. On sait qu'il existe une grande intimité de rapports entre le col de la vessie et l'orifice extérieur de l'urètre, rapports démontrés chaque jour par les sensations qu'éprouvent au bout de la verge les malades attaqués de la pierre ou de toute autre maladie de la vessie ou de la glande prostate.

Il faut donc, lorsqu'on est consulté pour ces écoulements urétro-prostatiques chroniques, bien déterminer le point de départ de l'écoulement, où est le siége de la phlegmasie. Si la couleur des taches n'éclaire pas suffisamment le praticien, il faut recourir à d'autres moyens; ce sont ces moyens qui ont été généralement négligés, qui sont cause des insuccès et des difficultés que l'on éprouve à guérir et tarir ces gouttes anciennes, ces écoulements urétro-prostatiques. Quand ils ne tiennent qu'à une surexcitation des conduits spermatiques, à des excès temporaires de coït, à la cohabitation avec une femme qui, quoique saine, est aussi sujette à un état d'excitation des organes génitaux, ou à des flueurs blanches; si ces écoulements surviennent encore à la suite de travaux intellectuels de cabinet prolongés, à des fatigues corporelles excessives, le repos, quelques précautions hygiéniques suffisent pour amener la guérison. Ces écoulements ne réclament pas de traitement approprié; mais ceux qui existent depuis des années, qui ont persisté avec opiniâtreté et gravité, il est important de les surveiller, d'étudier leur marche. Les caractères qu'ils présentent, les causes qui les provoquent et les entretiennent, feraient à cet égard un ensemble de données fort utiles au praticien, pour empêcher le développement des rétrécissements, des abcès prostatiques, des fistules, des altérations profondes des corps caverneux qui pourraient survenir à la longue.

Ne perdons pas de vue que le médecin a une double tâche à remplir, celle de lutter contre un écoulement des plus rebelles, et celle de calmer les inquiétudes du malade, qui presque constamment veut rattacher son écoulement à quelque reliquat de maladies vénériennes. En effet, on ne saurait se fi-

gurer les pensées bizarres et excentriques que leur
suggèrent ces affections chroniques ; les hommes les
plus éclairés, et qui jouissent de leur pleine raison
à tout autre égard, n'en sont pas exempts.

L'observation nous a montré que les excès dans
l'exercice des organes génitaux, l'abus des stimulants
spéciaux, à quelque classe qu'ils appartiennent, les
blennorrhagies répétées et prolongées, disposent
singulièrement aux écoulements ayant leur point de
départ dans les conduits prostatiques, au col vésical
et à l'orifice interne de l'urètre. Certaines méthodes
curatives de l'urétrite ne sont pas non plus sans influence. Je crois que l'emploi des injections très irritantes, caustiques, pratiquées dans le but de faire
cesser un reste de gonorrhée, peut, au lieu de la
tarir, ne faire que l'augmenter. J'ai démontré aussi
dans une autre partie de cet ouvrage le danger qu'il
y a à prolonger l'acte du coït bien au-delà de ce que
comporte la fonction ordinaire ; cette pratique vicieuse peut fort bien avoir pour résultat à la longue
les désordres dans les organes génitaux et un de ces
écoulements urétro-prostatiques.

Des excès de coït et la prolongation de cet acte ;
la reproduction fréquente des écoulements urétraux,
qu'on observe chez certains individus, même sans
qu'ils se soient exposés à de nouvelles contagions,
sont les causes qui ont le plus d'influence sur les pollutions nocturnes et les pertes séminales. La seule
propagation de la phlegmasie du canal aux conduits
spermatiques a bien souvent suffi pour amener ces

désordres que nous remarquons si souvent chez les malades qui se présentent à notre consultation : ces indurations et tuméfactions des testicules, ces engorgements de l'épididyme, ces varicocèles parfois si douloureux et ces rétrécissements multipliés si difficiles à détruire.

La constipation et toutes les maladies du rectum peuvent aussi produire et entretenir des écoulements urétro-prostatiques. J'ai vu des vieillards hémorrhoïdaires chez lesquels ces flux étaient très abondants; les efforts de la défécation entraînent une grande quantité de matière. On voit aussi chez les femmes des maladies organiques de la matrice donner lieu à un écoulement urétral extrêmement abondant. On comprend alors que c'est contre la lésion primitive, soit du rectum, soit de l'utérus, que le traitement doit être dirigé. L'écoulement ne réclamera que des adoucissants, des calmants et les soins de propreté.

Fort souvent encore, les écoulements urétro-prostatiques sont la cause de lésions organiques du col vésical, de l'urètre, de la prostate ou de la vessie. Dans ces cas, les malades et les médecins ne voient que l'écoulement, que les taches dont leur linge se trouve sali; ils ne cherchent pas à se rendre raison des différences qu'ils observent dans la marche et les caractères du flux. Cependant, l'inutilité des traitements auxquels ils ont recours devrait leur prouver qu'ils doivent rechercher ailleurs la cause de ces phénomènes. Dans ces cas la conduite à tenir est celle que réclament les maladies de l'urètre, de la prostate, du col de la vessie ou de la vessie même.

Les écoulements urétro-prostatiques peuvent durer fort longtemps sans compromettre sérieusement la santé des malades ; nous en avons vu de fréquents exemples. La même chose a lieu pour la leucorrhée ou les flueurs blanches chez les femmes ; l'un et l'autre sexe ne s'en plaignent souvent que sous le point de vue de la propreté. Et c'est sans doute ce qui a fait dire au professeur Lallemand, trop préoccupé de l'influence des pertes séminales involontaires, que le danger provient exclusivement des pollutions qui se joignent aux écoulements urétraux.

Nous devons dire cependant, avant de clore ce chapitre, que si quelques malades conservent impunément ces gouttes anciennes ou ces écoulements urétro-prostatiques, la plupart en sont fortement incommodés et tourmentés. La digestion est la fonction qui s'en ressent la première et avec le plus de force. Les troubles qu'elle éprouve suffisent sans doute pour réagir sur les autres organes, sans qu'il soit besoin d'admettre une influence directe de ces écoulements anciens sur les diverses fonctions de l'économie. Il existe encore chez beaucoup de malades une douleur profonde· à l'hypogastre, s'étendant au pubis et au sacrum, douleur qui augmente surtout lorsque la vessie est pleine ou que le patient cherche à la vider.

Il est un bon nombre d'écoulements urétro-prostatiques très-opiniâtres, et contre lesquels tous les traitements viennent échouer. C'est alors qu'on peut essayer des douches, des frictions dérivatives, des injections dans la vessie, de la sonde à demeure au besoin, moyens qui, dans plusieurs cas pareils, m'ont parfaitement réussi. J'ai eu le bonheur de triompher là où d'autres confrères, honorables et instruits d'ailleurs, n'avaient rien pu obtenir.

CHAPITRE XIV.

DES MALADIES DES VÉSICULES SÉMINALES ET DES CONDUITS SPERMATIQUES. — DES PERTES SÉMINALES ET DES POLLUTIONS NOCTURNES.

Les phlegmasies des vésicules séminales et des conduits éjaculateurs ont de grands rapports avec celles de la prostate et les névralgies du col vésical ; comme chez ces derniers, les personnes qui en sont atteintes éprouvent un malaise général, de l'inquiétude, de la tristesse, de la mélancolie, de l'irascibilité, le trouble de la digestion, la faiblesse musculaire, et bien souvent la perte des facultés cérébrales. Un dérangement notable s'opère dans l'éjaculation, soit qu'elle ait lieu par le coït, soit qu'elle résulte des pollutions nocturnes. Dans l'un et l'autre cas, lorsque la maladie est déjà ancienne, le liquide se trouve chassé avant que l'érection soit complète, quelquefois même pendant que la verge est encore dans l'état de flaccidité. Ces symptômes, il est vrai, se font aussi remarquer chez les sujets épuisés par l'abus du coït ou la masturbation ; mais dans les maladies des vésicules séminales et des conduits spermatiques, la douleur, après le coït, est constante, et l'accablement pénible qui en résulte persiste pendant plusieurs jours, à tel point que les malades redoutent singulièrement de se livrer à cet acte ; ils ne l'envisagent plus qu'avec effroi.

Les écoulements qui surviennent à la suite de ces phlegmasies varient beaucoup ; on conçoit cependant que l'influence exercée par une irritation permanente des conduits excréteurs doit apporter un changement dans la sécrétion et l'évacuation du sperme. Il existe en outre un écoulement spécial dont on doit s'occuper. Ce fluide est parfois expulsé seul, et quelquefois mêlé avec le sperme, auquel il communique des qualités anomales.

Dans certains cas, qui sont les plus fréquents, l'irritation est peu vive, la phlegmasie existe à l'état chronique, et cependant cet écoulement, ce fluide est très abondant ; au lieu d'être moindre que l'irritation, il offre précisément une disproportion en sens inverse ; presque toujours les taches sont jaunes, mais d'une teinte moins franche que dans l'urétrite. La couleur du liquide est terne et tire sur le gris sale ; quelquefois elle paraît rougeâtre. Ces particularités se rencontrent particulièrement chez les vieillards, de sorte qu'on peut supposer que la prostate n'est point demeurée étrangère à l'irritation, et que l'écoulement est mixte. Chez quelques-uns de ces malades, des espèces d'éjaculation ont lieu, sans érection, mais en petite quantité. Le liquide rendu est peu consistant, légèrement muqueux, un peu jaunâtre. C'est surtout lorsque les sujets vont à la selle, ou font des efforts, que ces éjaculations ont lieu, de sorte que le liquide, principalement lorsqu'il est peu abondant, peut se mêler à la matière de l'écoulement continu, et modifier la couleur des taches.

Il n'est donc pas surprenant que souvent les malades et même beaucoup de médecins confondent les écoulements urétro-prostatiques avec ce qu'on nomme généralement *pertes séminales involontaires*. Ces dernières sont bien moins fréquentes que ne semble l'établir tout récemment, M. Lallemand, dans le long travail qu'il a publié sur ce sujet. Ne serions-nous pas conduit à penser qu'il a souvent pris pour des pertes involontaires ce qui n'était que des écoulements mixtes? Or, les écoulements mixtes compromettent bien plus gravement l'économie entière que les écoulements urétro-prostatiques, c'est-à-dire que ceux qui résultent d'une phlegmasie chronique de la partie profonde de l'urètre, du col vésical et des conduits de la prostate. Ces divers tissus peuvent rester longtemps sous l'influence de la phlegmasie sans qu'il survienne de graves désordres, sans même que la santé générale s'en ressente vivement, et sans qu'on ait beaucoup à craindre d'altérations profondes :

aussi rencontré-je journellement des hommes de tout âge conservant un écoulement urétro-prostatique pendant longues années, et pour ainsi dire impunément. Il n'en est pas de même des écoulements mixtes, quand les vésicules séminales et les conduits éjaculateurs sont le principal point de départ du flux; soit que les parties possèdent plus de vitalité, soit que les fonctions des testicules se trouvent troublées, toujours est-il que les malades ne peuvent conserver longtemps l'écoulement sans éprouver dans la santé générale un dérangement d'autant plus grand que les voies spermatiques sont plus lésées. Il arrive même souvent, dans les cas de maladies anciennes et compliquées de cet appareil, que l'attention du médecin n'est point appelée sur la source principale des désordres. Les réactions que ceux-ci provoquent dans d'autres organes sont si graves qu'au moment de l'examen elles constituent la maladie pour laquelle on est appelé. Ce sont alors, tantôt des affections cérébrales ou rhumatismales, tantôt des douleurs musculaires, des maladies du cœur, de l'estomac ou des intestins qu'on accuse, parce qu'en effet les symptômes semblent indiquer des lésions de cette nature, que des accidents du côté des parties génitales n'expliquent pas, du moins en apparence.

Un malade s'est présenté il y a quelques mois à ma consultation, n'ayant qu'un très faible écoulement. Chez lui les voies spermatiques paraissaient légèrement atteintes; il n'avait que de temps en temps des pollutions; cependant le coït était impossible; les éjaculations avaient lieu sans érection et sans nulle sensation voluptueuse. Ce malade était triste, morose, abattu; il fuyait la société, celle surtout des femmes; il convenait que depuis quelques années il ne pouvait plus se livrer à aucun travail de corps ou d'esprit; ses facultés morales semblaient l'abandonner en même temps que ses forces physiques. Je reconnus là, après une exploration attentive, une maladie des vésicules séminales, et nous avons dirigé tous nos soins vers l'affection primitive; déjà ce malade éprouve une grande amélioration, et je ne doute pas de son complet retour à la santé.

Chez d'autres individus, il se fait à des intervalles très rapprochés de petites pertes séminales involontaires qui ne leur causent aucune sensation douloureuse, à tel point que souvent le sujet n'en est point averti, soit que le produit ne s'échappe qu'en partie sous forme d'écoulement, soit que, rencontrant quelques obstacles ou rétrécissements dans le canal, il se dirige du côté de la vessie et se mêle à l'urine.

Un fait bien digne de remarque, et que j'ai eu maintes fois l'occasion d'observer, c'est l'influence que les maladies de l'appareil génito-urinaire en général exercent sur le système nerveux, et en particulier sur la moëlle épinière et le cerveau. Cette influence est surtout prononcée dans le cas de toute anomalie qui tend à modifier les rapports naturels entre les deux sexes. L'anatomie pathologique a souvent constaté l'existence de lésions organiques dans l'encéphale des individus qui avaient succombé

à des maladies graves des organes génito-urinaires,
et depuis longtemps on savait que ces malades se faisaient généralement remarquer dans le monde par
leur mélancolie ; beaucoup d'entre eux éprouvent
de la propension au suicide, et il n'est pas rare non
plus d'en voir qui sont atteints d'un tremblement involontaire, notamment des paupières et des mains.
Ces tremblements, d'abord partiels et passagers,
finissent par devenir généraux et continus, et rendent
toute espèce de mouvement régulier impossible.

Les urétrites fréquentes et les rétrécissements de
l'urètre qui en sont la suite inévitable tiennent le
premier rang au nombre des causes multipliées qui
peuvent occasionner les maladies des vésicules séminales et des conduits spermatiques. En effet, n'ai–je
pas déjà suffisamment appelé l'attention du lecteur
sur les désordres et les altérations qui surviennent
derrière les points rétrécis du canal? Constamment
l'urine y séjourne et y croupit ; et comme les conduits
éjaculateurs s'ouvrent dans cet endroit, ces derniers
et les vésicules séminales participent à ces lésions de
l'urètre, et j'ai l'intime conviction que leurs affections
ne reconnaissent pas de cause plus fréquente et plus
énergique. C'est surtout quand la partie de l'urètre
située derrière le rétrécissement devient le siége d'une
phlegmasie chronique, qu'on rencontre et la dilatation considérable des conduits éjaculateurs, et les
collections purulentes des vésicules séminales, et les
mille variétés de maladies de la glande prostate.

L'opinion des auteurs et des hommes spéciaux est

aujourd'hui unanime pour déverser le blâme sur les dangers des traitements qui ont été si longtemps accrédités contre ces affections, et dont la plupart sont plus propres à les entretenir, à les provoquer même, qu'à les faire cesser. Les divers agents administrés, soit par l'estomac ou l'anus, soit en injections dans l'urètre ou le rectum, sont généralement plus nuisibles qu'utiles ; ils peuvent être rangés parmi les plus puissantes causes des maladies des vésicules séminales. Cette vérité deviendra de jour en jour plus populaire, non-seulement parmi les médecins, mais encore parmi les malades éclairés.

La plupart des affections des conduits éjaculateurs se préparent de longue main. Ce n'est souvent qu'après plusieurs mois, et même des années, qu'elles éclatent, et cette lenteur de leur développement fait qu'on en méconnaît la cause. Ainsi, fort souvent des ascarides, une dartre à la marge de l'anus, des hémorrhoïdes, qui causent diverses démangeaisons, et sollicitent sans cesse le malade à se gratter, à s'irriter l'extrémité du rectum, finissent par amener une véritable phlegmasie, soit des vésicules séminales, de la prostate ou du col vésical, d'où naissent les écoulements opiniâtres, qu'on rattache la plupart du temps à d'autres circonstances fort innocentes de leur production. Une foule d'enfants ne sont amenés à la pratique vicieuse de la masturbation, dont les suites sont si souvent désastreuses, que par le prurit à l'anus et au périnée, occasionné par la présence de vers ascarides.

Les troubles des fonctions génitales, les écarts et les abus de la fonction dont cet appareil est chargé, exercent aussi une très grande influence sur les développements des maladies des conduits éjaculateurs et des vésicules séminales. Plaçons en première ligne la masturbation, les excès du coït et sa prolongation, surtout chez les jeunes gens qui s'y livrent avant l'entier développement des organes génitaux. L'état d'éréthisme et de surexcitation dans lequel ces abus jettent et maintiennent tout l'appareil génital, est on ne peut pas plus propre à développer l'inflammation qui entraîne à sa suite les désordres dont j'ai tracé le tableau. C'est effectivement après de tels excès qu'on observe d'ordinaire, soit des écoulements urétro-prostatiques opiniâtres, des varicocèles, des orchites ou gonflements des testicules, soit une exaspération outre mesure de la sensibilité de ces organes et des cordons spermatiques, et bien souvent la perturbation et même la perte complète des facultés génératrices à un âge encore fort peu avancé.

Traitement. — Lorsqu'un malade se plaint que les érections chez lui ne sont plus complètes, que l'éjaculation se fait avec trop de précipitation, souvent même au moment de l'introduction du pénis dans le vagin, qu'elle cause moins de plaisir, et qu'au contraire elle est suivie de douleur, d'abattement et d'un malaise général; lorsque le sperme est plus liquide, plus abondant, que la verge est molle, flasque, les testicules relâchés, les désirs moins vifs, moins rapprochés; si en explorant l'urètre au moyen d'une bougie en gomme élastique flexible ayant une tête arrondie ou une olive, on trouve la région prostatique sensible et douloureuse et sous l'influence de l'état névralgique que j'ai décrit dans un précédent chapitre, nul doute que ce malade ne soit atteint d'une de ces affections si fréquentes des conduits éjaculateurs ou des vésicules séminales.

Il faut d'abord remédier à la névralgie du col vésical, si elle existe ; ce traitement nous a souvent suffi pour amener une amélioration sur tous les points. On doit seulement procéder avec plus de lenteur que s'il s'agissait d'une simple névralgie, insister longtemps sur l'emploi des bougies, ne les introduire cependant que tous les deux jours, administrer des boissons mucilagineuses et des bains de siége émollients, appliquer des cataplasmes au périnée, et insister surtout sur les quarts de lavements calmants, que le malade gardera le plus possible. Si le traitement est plus difficile et plus long que quand il s'agit seulement d'une névralgie, c'est que l'irritation qui, de l'urètre, s'est propagée aux conduits éjaculateurs et aux vésicules séminales, a réagi bien souvent sur la sécrétion testiculaire, qu'elle est plus opiniâtre, et d'autant plus difficile à combattre qu'on ne peut agir directement sur le point malade. Toutefois, elle finit par disparaître ; les pollutions nocturnes cessent, l'érection redevient complète, le coït s'accomplit avec régularité, l'état général s'améliore, le malade recouvre l'aptitude au travail, au mouvement, à l'exercice ; dès lors, pour assurer et consolider la cure, il ne reste plus qu'à écarter les causes capables de produire une nouvelle surexcitation des organes génitaux, et à régulariser le coït, tout en étant d'une grande réserve sur cet acte.

Disons-le à regret, rarement nous sommes appelé en temps utile et dès le début de l'affection. S'il en était ainsi, les soins seraient administrés d'une manière convenable, et si le traitement était suivi avec la régularité et la persévérance nécessaires, on obtiendrait presque toujours le résultat qu'on est en droit d'attendre, et l'on préviendrait ainsi une longue et triste série de désordres. Malheureusement, outre la négligence des malades, leur répugnance à faire connaître une disposition morbide qui froisse leur amour-propre, et dont ils ne prévoient pas les fâcheuses conséqueuces, c'est presque toujours à une époque avancée de la maladic que les sujets qui en sont atteints viennent à nous pour nous consulter.

Lorsque ces désordres sont la conséquence de la masturbation, de pollutions nocturnes anciennes, les cas sont plus compliqués et plus graves; le traitement est semé d'écueils; le praticien doit y apporter une grande attention et les surveiller pas à pas. Je regarde le cas comme grave, lorsque le malade a perdu tout à fait la faculté d'entrer en érection. Si de temps en temps le pénis se gonfle encore, c'est plutôt par le fait de la présence de l'urine dans la vessie que par suite de véritables désirs, ou bien encore pas des attouchements prolongés et la masturbation; mais cette érection factice est incomplète, et ne dure pas; par conséquent, le coït est presque toujours impossible. S'il y a éjaculation, elle se fait pendant la nuit, en général, sans érection de la verge, souvent sans plaisir, et elle est suivie d'un abattement, d'un malaise, qui durent quelquefois plusieurs jours. Dans quelques cas, un écoulement muqueux, puriforme, a lieu par l'urètre, et cet écoulement est assez abondant pour tacher le linge; il a lieu principalement pendant les efforts de la défécation.

La première indication à remplir est de rétablir les fonctions du rectum. J'ai déjà suffisamment appelé l'attention sur la fâcheuse influence de la constipation sur toutes les maladies de l'appareil urinaire; elle en a une non moins grande sur les affections des vésicules séminales et des conduits éjaculateurs. Fort souvent il a suffi d'y porter remède pour faire cesser les désordres des voies spermatiques. Un de mes amis, âgé de quarante-cinq ans, marié, père de famille, fort et replet, voué à une vie très-active, me fit part tout récemment de ses souffrances et de ses inquiétudes sur ses organes génitaux : il rendait par la verge un liquide gommeux, incolore, ressemblant à du sperme; et c'était surtout, m'ajoutait-il, en allant à la garde-robe que le mucus se montrait avec abondance; il convenait aussi que depuis cet accident, qu'il faisait remonter à deux années environ, ses facultés génératrices étaient considérablement diminuées. Lui ayant exploré l'urètre et la vessie, ayant examiné ses urines, j'appelai son attention sur la constipation à laquelle il était constamment sujet, éclairé par la remarque que cet écoulement avait lieu surtout lorsqu'il faisait de grands efforts pour aller à la selle. Les garderobes ont été ramenées à l'état normal; nous lui avons procuré des évacuations alvines faciles et régulières à l'aide de petits lavements huileux ou seulement de son, pris chaque jour; et j'ai eu la satisfaction de voir les inquiétudes de cet ami se dissiper en même temps que son écoulement, et son retour à la santé à peu près complet aujourd'hui.

Ce que je dis de la constipation s'applique également aux hémorrhoïdes, aux ascarides vermiculaires, ou à toute autre cause d'irritation ayant son siége vers l'anus. Beaucoup de pollutions nocturnes ou diurnes qui avaient résisté à d'autres traitements, et qu'on regardait comme incurables, ont cédé avec la maladie du rectum. Il faut donc s'attacher à combattre toutes ces causes; ce qui n'est pas toujours chose facile, à la vérité, surtout quand la maladie est ancienne, et qu'elle s'est propagée en même temps aux vésicules séminales, à la prostate, au col et au corps de la vessie. Car, comme je l'ai déjà dit, tous ces organes s'influencent réciproquement, et il peut résulter de là un vaste foyer d'irritation, qui fait trop souvent le désespoir des malades et des médecins.

Les lavements huileux, adoucissants et calmants, à une température peu élevée, ne suffisent pas toujours pour combattre la constipation; il faut, autant que possible, se dispenser de les rendre irritants, car ils pourraient alors entraîner de graves incon-

vénients, car une forte irritation sur la muqueuse
du rectum ne manquera pas d'exaspérer la maladie
qu'on se proposait de combattre. Il vaudrait donc
mieux, dans le cas d'opiniâtreté de la constipation,
recourir à de légers laxatifs répétés, que l'on admi-
nistrera par la bouche, plutôt que de conseiller au
malade des lavements irritants, drastiques, qui presque constamment se sont montrés nuisibles.

On a vanté aussi l'usage de l'eau froide contre les
pollutions; on a vu déjà que cette pratique nous est
aussi familière dans certaines affections de la vessie.
L'application d'une vessie pleine de glace pilée, sur
le périnée, les organes génitaux et le sacrum, a suffi
fort souvent pour arrêter des pertes séminales et
faire recouvrer aux malades leur facultés génitales
qu'ils avaient perdues à la suite des excès de masturbation ou du coït. Je ne pense pas que dans le traitement des affections des conduits spermatiques et des
vésicules séminales, cette médication fût suivie de
succès; je craindrais au contraire qu'elle accroisse
les accidents au lieu de les diminuer.

J'ai déjà eu aussi l'occasion d'appeler l'attention
des médecins sur les bons effets des préparations sulfureuses dans diverses maladies de l'appareil urinaire.
Ces préparations nous ont rendu de grands services
dans le traitement des maladies des voies spermatiques. Chez plusieurs sujets, ou tout avait échoué,
j'ai employé avec avantage les douches sulfureuses
sur le périnée, le pubis, l'hypogastre, le dos et la
partie supérieure des cuisses. Dans quelques cas, les

eaux sulfureuses naturelles, prises sur les lieux, ont une efficacité plus marquée. Il convient surtout de recourir à ces moyens lorsque l'affection des voies spermatiques consiste en une phlegmasie opiniâtre d'une vaste étendue, et qu'elle a des connexions plus ou moins directes avec une affection dartreuse ancienne.

Dès que, à l'aide du traitement local, je suis parvenu à écarter les causes de la maladie, je m'occupe de régler le régime des malades. Je recommande les aliments doux et de facile digestion pris en petite quantité, en choisissant ceux dont les goûts des malades s'accomodent le mieux, et donnant la préférence à ceux qui exigent le moins de travail de la part de l'estomac. Certaines habitudes de la vie ont manifestement une très grande influence sur les désordres de l'appareil génital. Le séjour prolongé dans un lit trop chaud ou trop mou, les odeurs fortes, les veilles prolongées, les réunions nombreuses, le commerce trop assidu des femmes, les spectacles, etc., sont des circonstances à l'égard desquelles le médecin ne saurait se montrer indifférent. Il doit en apprécier les effets chez les malades, et, d'après ce qu'il observe, les proscrire ou les tolérer.

On sait combien l'équitation et les mouvements de la voiture contribuent à provoquer des pollutions chez les jeunes gens prédisposés à cet accident, ou chez ceux qui sont livrés à la masturbation; il faudrait donc proscrire le cheval et la voiture, et recommander l'exercice de la chasse à pied; elle fortifie, augmente et développe la puissance musculaire. Les études sérieuses contribuent beaucoup aussi à la production des maladies de l'appareil génital. Bon nombre d'hommes graves et studieux voient leurs facultés génitales énervées décroître avant l'âge. Heureux quand ils ne sont pas atteints pareillement d'une de ces affections douloureuses de la prostate ou de la vessie dont il semblerait qu'ils auraient dû être préservés par leur continence et les importants travaux auxquels ils se sont livrés dans l'intérêt de la science et de l'humanité !

CHAPITRE XV.

DE LA VIRILITÉ ET DE L'IMPUISSANCE. — DE LA SPERMATORRHÉE OU DES POLLUTIONS NOCTURNES OU DIURNES. — SUITE DES EXCÈS VÉNÉRIENS ET DES ABUS DES ORGANES GÉNITAUX. — RÈGLES DE PRÉSERVATION ET D'HYGIÈNE.

—

On a beaucoup abusé depuis quelques années de ces mots, *virilité* et *impuissance*. Si l'on entend par virilité, la capacité, la puissance d'engendrer; et par *impuissance*, l'incapacité d'avoir des enfants, ou la stérilité, causée, soit par un vice de conformation, soit par quelques faiblesses naturelles ou accidentelles, nous nous entendrons avec notre voisin, le chirurgien anglais Samuel La'mert, qui a fait deux volumes *sur la préservation personnelle* et *sur la science de la vie*, qu'il aurait pu facilement réduire à un simple prospectus de deux pages, où il aurait annoncé, que pour guérir les infirmités de la jeunesse et celles de l'âge mûr, que le secret pour vivre long-temps, était tout simplement d'écrire à ce praticien de Londres, en lui envoyant, bien entendu, un *mandat de dix ou quinze livres sterling*, pour recevoir en échange une caisse de ses médicaments et de ses drogues. Ce chirurgien bien connu à Londres, a pensé qu'il lui serait plus facile d'exploiter la crédulité française à l'aide de la publicité des grands journaux. Je regrette d'avoir été obligé, le premier, dans un ouvrage sérieux, de dévoiler ce coupable et honteux charlatanisme; j'aurais aimé à voir les journaux de médecine de Paris en prendre l'initiative; peut-être auraient-ils été imités par quelques organes désintéressés de la grande presse française. Il m'appartenait donc de faire connaître en peu de lignes au lecteur, les moyens simples et faciles à employer pour conserver sa virilité, et ceux de préservation hygiénique pour prévenir et retarder l'impuissance; et cela sans avoir recours aux drogues des médicastres du Continent ou d'Outremer.

Tout le monde sait qu'abuser du coït et surtout de la masturbation, c'est abuser des organes qui servent et concourent à la reproduction de l'espèce. Ce qui fait, sans contredit, le plus de tort à la virilité; ce qui contribue le plus rapidement à procurer l'impuissance; la source, en un mot, des désordres que nous rencontrons si fréquemment dans les organes génitaux, l'agent de détérioration le plus actif et le plus puissant, sont bien certainement les abus et les excès vénériens.

Les blénnorrhagies fréquentes, les affections syphilitiques réitérées, qui ont été traitées par les mercuriaux, peuvent occasionner à la longue, non-seulement la stérilité, mais encore l'impuissance.

Ceux qui ont fatigué leur jeunesse par la pratique vicieuse de l'onanisme, s'aperçoivent, quand, arrivés à l'âge mûr, ils veulent goûter, même avec modération, des jouissances de l'amour, que cet âge est loin d'être pour eux l'état parfait de maturité, où cependant les plaisirs vénériens ont le moins d'inconvénients et de dangers. Chez beaucoup de sujets, la santé peut se perdre, la constitution s'altérer dans l'âge adulte par suite de ces excès. On paie bien souvent, à cette époque de la vie, les fautes et les souffrances de la jeunesse.

La faculté de procréer n'est pas indéfinie chez l'homme; de même qu'elle ne lui arrive qu'après une certaine durée de la vie, il la perd aussi lorsqu'une partie de sa carrière lui reste encore à parcourir. Le développement des organes génitaux avait attendu pour se faire que celui du reste du corps fût suffisamment avancé; ils n'attendent donc pas que la vie soit au terme qui suit la décrépitude pour s'atrophier et se flétrir. Ce que je dis de l'homme est applicable à tous les animaux; la règle est générale. Dieu a voulu que la période de maturité soit la seule que l'on consacrât à l'amour. Ne doit-on pas en conclure qu'en agissant autrement, on s'expose à tous les dangers qui résultent de la transgression de ces lois?

Je sais bien que l'appétit vénérien peut survivre à la faculté d'engendrer, de même qu'il lui arrive si souvent de la précéder. Alors il provoque malheureusement à des jouissances trop tardives, comme il en sollicitait de prématurées. Combien de vieillards ont trouvé dans la couche nuptiale une fin qu'ils auraient pu retarder encore, s'ils n'eussent exhumé une force dont la carrière légitime était depuis longtemps terminée!

La masturbation et le coït sont pratiqués souvent après le repas et debout. Il arrive même assez fréquemment que l'excitation générale qui accompagne le travail digestif, s'étend aux organes de la génération et provoque à ces actes. *Usus coïtus a cibo lædit*, dit Sanctorius.

L'acte vénérien, pendant la digestion, peut nuire de deux manières. D'abord en la troublant et en exposant l'appareil où elle s'opère aux affections qui sont la conséquence ordinaire d'un pareil trouble. Je ne doute pas qu'on ne doive attribuer à cette circonstance une grande partie des dérangements que les fonctions digestives présentent ordinairement chez lesjeunes gens qui se livrent à l'onanisme. La seconde manière dont l'acte vénérien agit pendant la digestion consiste dans l'excitation générale qu'il ajoute à celle que ce travail détermine. Tous les organes, le cœur, le poumon, le cerveau, l'estomac lui-même, sont, pendant la digestion, dans un état de congestion, de turgescence sanguine, qui se révèlent par un grand nombre de symptômes. On conçoit alors que l'excitation vénérienne, si elle est ramenée souvent en de pareilles circonstances, peut devenir la source d'une foule de phlegmasies et d'affections organiques, ou, au moins, concourir à leur développement. Elle peut même, en exagérant une congestion déterminée par un repas copieux, quelques excès de boissons alcooliques, provoquer immédiatement des accidents graves et promptement mortels. Les exemples d'individus morts subitement dans l'action du coït, au sortir de table, ne sont pas rares. Si je ne m'étais pas imposé l'obligation de la plus grande circonspection, je pourrais en citer trois ou quatre exemples très-récents qui sont à ma connaissance.

L'impuissance n'est pas la seule maladie qui s'observe à la suite des excès vénériens. Des altérations profondes ont été fréquemment rencontrées dans le cervelet, la moëlle épinière des *onaniaques* et de tous ceux qui ont fait de fréquents excès de l'acte vénérien ; la perte de la mémoire et de l'intelligence, l'aliénation des facultés mentales est souvent le symptôme dominant des maladies de l'encéphale, produites par des excès de masturbation et de coït.

Il suffit de considérer tous les phénomènes qui accompagnent et suivent ordinairement l'acte vénérien, pour pressentir que la moëlle épinière a dû

souvent être affectée par suite des abus de cet acte.
L'agitation, les contractions involontaires des muscles,
particulièrement de ceux qui environnent le bassin,
et le spasme tétanique dont ils sont pris au moment
de l'éjaculation ; les crampes qui fréquemment l'accompagnent; le sentiment général de lassitude, de fatigue, de brissure, de faiblesse qui la suit, sentiment
toujours plus prononcé dans les lombes et les parties
inférieures du corps qu'ailleurs, indiquent assez l'impression profonde que la moëlle épinière éprouve
alors, la part qu'elle prend à tout ce qui se passe.

Les symptômes locaux de l'affection de la moëlle
épinière, chez les masturbateurs, consistent dans
des sensations diverses et plus ou moins vives, que
les malades ressentent le long de la colonne vertébrale. Ces sensations ne se montrent d'abord qu'après
l'acte vénérien ; ensuite elles se prolongent et finissent
par devenir continuelles. Le plus souvent c'est une
douleur sourde, plus incommode que vive, qui
oblige le malade, quand il est assis ou debout, à
changer souvent de posture, et qui ordinairement
est moins prononcée, ou même se dissipe quand il est
couché. D'autres fois, c'est une formication ; les malades croient sentir, comme des fourmis qui descendent de la tête, le long de l'épine. Nous avons vu des
individus éprouver des douleurs rachitiques très-
vives ; les lombes sont particulièrement la région
de la colonne épinière dont se plaignent le plus souvent les masturbateurs et les jeunes gens affectés
de pollutions.

La forme tétanique et la paralysie qui est la conséquence d'une myélite ou de toute autre affection de
la moëlle épinière se rencontrent et s'observent très
fréquemment chez les masturbateurs et chez les
adultes qui font excès de coït. Le plus souvent, il est
vrai, la paralysie se borne aux parties inférieures du
corps, mais elle peut successivement affecter tous les
membres, si le siége de la maladie est dans la portion
cervicale du prolongement rachidien.

Il arrive aussi fréquemment chez les masturbateurs
qu'il s'écoule habituellement par l'extrémité de la
verge, sans même qu'il y ait provocation, un mucus
visqueux, blanchâtre, qui, en se desséchant, laisse
sur le linge des taches semblables à celles que du
blanc d'œuf y aurait faites. Nous trouvons chez ces
malheureux jeunes gens les lèvres du méat-urinaire
collées par le dessèchement de ce mucus; dans un
état de crainte continuel, ils viennent nous consulter,
s'imaginant avoir contracté une blennorrhagie,
quoique, nous disent-ils, ils n'aient point eu de communication avec les femmes. Cet écoulement est le
résultat d'une excitation continuelle de la membrane
muqueuse qui tapisse le gland et l'urètre, par suite
de leur pratique vicieuse, ou simplement de l'éveil
du sens vénérien.

L'inflammation de l'urètre peut devenir très intense et s'étendre à la vessie, particulièrement quand
les excès vénériens ont agi concurremment avec ceux
de boisson; alors l'écoulement des urines peut être
entravé, interrompu; le catarrhe vésical chronique

s’observe fréquemment aussi chez les individus qui ont fait un abus répété des plaisirs de l’amour.

On conçoit que si le coït et la masturbation peuvent causer toutes ces phlegmasies, il peuvent à plus forte raison les entretenir, les exaspérer ou en amener des rechutes ; aussi les plaisirs de l’amour doivent-ils être rigoureusement interdits aux personnes qui ont des maladies des organes génito-urinaires.

Mais une des conséquences les plus ordinaires des excès vénériens, celle qui contribue le plus rapidement à procurer l’impuissance, c’est la perte involontaire de la semence ; cette affection, qui a reçu les noms de *spermatorrhée*, ou de *pollutions involontaires :* on les a divisées en pollutions *diurnes* et *nocturnes*.

La *pollution nocturne* peut arriver chez tous les hommes et sous l’influence d’une multitude de causes, sans pour cela qu’il y ait maladie ; elle peut même, dans la continence parfaite, être une crise favorable. Cette pollution n’a réellement un caractère pathologique que lorsque, se répétant trop souvent, elle produit le même résultat que les excès de coït ou de masturbation. Le sommeil est de toutes les conditions où l’individu peut se trouver, celle qui est la plus favorable à cette spermatorrhée convulsive : c’est pourquoi on lui a donné le nom de *pollution nocturne*. La température du lit et le coucher sur le dos, circonstance qui favorise l’échauffement, l’excitation de la partie inférieure de la moëlle épinière, peuvent aussi provoquer l’excrétion convulsive du sperme. Mais ce qui surtout en est la cause, c'est que pendant le sommeil des sens externes, les sens internes commandent seuls, et se font d'autant mieux obéir, que l'action des autres est complétement suspendue.

Si le sommeil est très lourd et profond, la pollution peut s'opérer sans que le sujet en ait la conscience, ou du moins, sans qu'au réveil, il lui en reste un souvenir : la perte séminale n'est alors révélée que par son produit matériel, et par l'état de fatigue, de faiblesse et de malaise qu'elle laisse ordinairement après elle : le plus souvent un rêve lascif accompagne la pollution.

La spermatorrhée diurne ne s'accompagne presque jamais, chez les individus épuisés par des abus de masturbation et de coït, que d'une érection incomplète. La verge augmente bien de volume, mais elle n'acquiert point de raideur; aussi le sperme n'est-il expulsé qu'à une très courte distance, c'est tout au plus s'il y a éjaculation. La moindre cause, le moindre attouchement, suffit pour provoquer cet accident. Si l'individu qui est sujet à ces pollutions veut procéder à l'acte du coït, à peine existe-t-il un commencement d'exécution que l'émission spermatique a lieu. Alors il y a véritablement *impuissance* de procréer, l'érection et l'éjaculation étant pour l'homme deux conditions indispensables du pouvoir d'engendrer. On voit ensuite la différence qui existe entre les pollutions nocturnes et diurnes : ces dernières sont bien plus graves et plus difficiles à guérir. Ajoutons encore que la liqueur séminale perd de ses qualités, qu'elle est moins opaque, moins épaisse que dans l'état normal, qu'elle ressemble à de la sérosité; et s'il existe, comme nous l'avons vu souvent, une altération profonde des vésicules séminales, du sang, même pur et en quantité notable, est rejeté par l'éjaculation.

Les caractères spécifiques des pollutions involontaires diurnes sont donc, l'émission du sperme pendant la veille, sans érection, sans plaisir, et à l'insu du malade, émission qui s'opère, non goutte à goutte, mais en une fois, et surtout quand on fait des efforts de défécation. On perd rarement, dans une pollution diurne, autant de semence que dans une pollution nocturne, mais le mal n'en est pas moins grave, parce que c'est une perte de vraie semence, qu'elle peut se renouveler plusieurs fois dans les vingt-quatre heures, au moindre effort, au moindre attouchement, et cela sans aucun plaisir qui avertisse le malheureux qui en est atteint du danger qu'il court.

Telle est à peu près la description générale de cette maladie, d'après un grand nombre d'observations particulières que j'ai eu l'occasion de recueillir. Occupons-nous maintenant des moyens d'y remédier, de guérir, s'il est possible, cette situation morbide, ou du moins d'en atténuer les tristes effets.

Traitement préservatif et réparateur.

Le moyen le plus efficace pour dissiper le mal causé par les abus vénériens, est de les faire cesser. On voit, généralement, quand on y est parvenu, l'ordre se rétablir dans l'économie avec une rapidité qui étonne. Aussi les moyens véritables de *préservation*, ne sont pas dans l'administration de drogues et de médicaments, comme le prétendent les chirurgiens anglais Samuel La'mert, et Curtis, mais dans une hygiène de réparation bien entendue.

S'il arrive que les excès ont été souvent répétés, et surtout longtemps prolongés, que les organes générateurs continuent sans provocation l'œuvre que l'onanisme avait commencée ; si, par exemple, les pollutions involontaires entretiennent et aggravent l'épuisement des malades, sans qu'il y ait provocation de leur part, le médecin doit diriger tous ces moyens sur l'affection principale, et tâcher d'arrêter les pollutions.

Nous avons dit dans un chapitre précédent que les pollutions nocturnes étaient presque constamment le résultat d'une phlegmasie des vésicules séminales analogue à celle dont l'urètre est le siége dans la blennorrhagie ou l'urétrite. Nous pouvons donc regarder le traitement de la spermatorrhée involontaire, comme ne devant être, à beaucoup d'égards, que celui d'un catarrhe chronique.

Les applications d'eau froide sur les parties sexuelles nous ont donné de bons résultats. L'eau pure,
l'eau vinaigrée et la glace, sont les réfrigérants qu'on
a le plus généralement employés. Des médecins se
sont servis d'éponges, de linges ou de vessies pour
faire ces applications d'eau froide ou glacée. Nous
avons vu des succès nombreux par cet emploi topique du froid, et pour mon compte, il m'a réussi de
la manière la plus complète. Les lavages et affusions
des parties sexuelles avec des liquides toniques et
froids, ainsi que les douches sur le périnée, nous
ont également bien réussi. Nous recommandons
encore à nos malades, débilités par les excès vénériens, l'usage des bains de mer très peu prolongé,
les bains de siége et ceux de rivière. Les demi-lavements à basse température sont aussi conseillés par
nous. Les bains aromatiques ou sulfureux nous ont
également rendu des services.

Il y a longtemps que nous avons préconisé la cautérisation avec le nitrate d'argent dans la portion
prostatique de l'urètre. Nous avons obtenu quelques
guérisons par ce moyen que nous n'employons que
lorsque nous avons échoué avec tous les autres ; souvent huit ou dix introductions d'une bougie flexible,
à bout olivaire, ont suffi pour arrêter des pollutions
très invétérées.

Quelques médecins ont obtenu des succès, en dirigeant leurs moyens vers le cervelet et la moëlle épinière. On a dissipé des pertes séminales en faisant
appliquer sur l'occiput et la nuque, le soir avant

l'heure du coucher, une certaine quantité de glace, qu'on y maintenait jusqu'à ce qu'elle ait été convertie en eau.

Bien certainement la moëlle épinière exerce une grande puissance sur les organes de la génération. Il n'est donc pas étonnant que les pollutions involontaires puissent être tantôt la cause et tantôt le résultat d'une affection morbide de cette moëlle épinière? N'avons-nous pas remarqué l'influence du coucher en supination sur la production des rêves voluptueux et des pertes séminales. Cet effet ne tiendrait-il pas à la chaleur que la moëlle épinière éprouve par suite d'une telle position? On peut le croire, surtout quand on considère les avantages que l'on a retirés dans les pollutions involontaires, le priapisme et le satyriasis, de douches d'eau excessivement froides, promenées le long de la colonne vertébrale, et particulièrement sur les régions lombaire et sacrée, ainsi que les applications de glace pilée faites sur ces parties.

Une foule de remèdes ont été administrés à l'intérieur contre les pertes séminales et les pollutions nocturnes. Ceux qui ont été le plus vantés sont les martiaux et le quinquina, l'eau ferrée, les oxides de fer, et surtout les eaux ferrugineuses, que l'on peut associer aux préparations de quinquina. Les acides minéraux, la limonade phosphorique, l'eau de chaux, la magnésie, le cachou, la bistorte, l'ipécacuanha, le baume de copahu et le poivre cubèbe, ont tour à tour été employés; toutes ces substances administrées par un médecin habile et éclairé, ont pu être utiles dans certaines spermatorrhées ou pollutions.

Mais, avant tout, c'est par le régime et les règles de l'hygiène, que le médecin arrivera à calmer le sens vénérien; il lui sera facile alors de restaurer les individus épuisés par la pratique de la masturbation ou par les excès de coït.

On a cherché aussi mécaniquement à apposer une barrière aux pollutions nocturnes. C'est ce désir bien naturel qui a donné lieu à l'invention de divers procédés consistant à comprimer le canal de l'urètre à l'aide de pelottes, de bandages et de pinces même, appliqués à la racine de la verge ou au périnée. Un modeste chirurgien de La Flèche, nommé Wender, avait proposé en 1811 de comprimer le canal de l'urètre pendant la nuit au moyen d'une pince faite avec un morceau de bois flexible, long de six pouces environ, et de douze à dix-huit lignes d'épaisseur. Après avoir été fendu par une de ses extrémité jusqu'à un nœud qui doit se trouver à l'autre, ce morceau de bois est ensuite évidé, ce qui le rend plus souple. Pour se servir de cette pince, on passe la verge entre ses deux branches, de manière qu'il y en ait une dessus et l'autre dessous; puis on rapproche les deux extrémités qu'on lie ensemble avec un cordon. De cette manière, le pénis se trouve comprimé et légèrement gêné, ce qui suffit pour éloigner toute sensation voluptueuse de cette partie et pour arrêter la pollution. Ce mode de compression peut certainement se perfectionner; pour mon compte, je l'ai employé plusieurs fois avec succès.

Un des effets les plus constants des pollutions et des excès vénériens, est l'amaigrissement. Ce symptôme se montre plus ou moins rapidement et de plus ou moins loin, mais il existe généralement. On peut le considérer comme une des circonstances par lesquelles les onaniaques et les malheureux atteints de pollutions ressemblent le plus aux phthisiques, aux diarrhéiques et en général aux individus affectés d'une maladie organique grave et prolongée. Plus d'une fois il est arrivé d'attribuer aussi l'amaigrissement qui résulte de la masturbation ou des pertes séminales à une croissance trop rapide, et réciproquement. Ce symptôme frappe d'autant plus chez certains malades, qu'on le voit se prononcer de plus en plus, malgré une faim insatiable et des digestions encore plus faciles. Combien faut-il qu'elle soit grande l'influence que les organes génitaux, mis à l'état d'abus, exercent sur la nutrition, pour que la substance du corps se perde ainsi, malgré les conditions réputées les plus favorables à son accroissement! C'est chose commune de voir des jeunes gens qui ont abusé de la masturbation, que leur déplorable habitude a jetés dans le marasme le plus complet : leur corps, réduit à sa charpente osseuse, offre une image anticipée de l'état où la mort le mettra bientôt. Plusieurs parties, comme les lombes, les fesses et les extrémités inférieures se font souvent remarquer plus que les autres par leur maigreur.

Nous dirons aussi que ce qui n'est pas moins remarquable que la rapidité de l'amaigrissement, c'est la facilité avec laquelle l'embonpoint renaît chez la plupart des masturbateurs quand ils se font trève, en suspendant leurs manœuvres.

La détérioration onanique ou celle qui est le résultat des excès vénériens, vue d'ensemble, présente deux phénomènes bien distincts : 1° La consomption de tout ce qui est force; 2° l'excitation de tout ce qui est sens. Ainsi donc restaurer les forces sans accroître, et même, si l'on peut, en diminuant l'impressionnabilité genérale, voilà les deux indications difficiles à remplir.

Mais avant de se mettre à l'œuvre, il faut bien se pénétrer de ceci, qu'elle ne peut être accomplie en quelques jours. Un mal qui ne s'est produit que peu à peu, lentement, ne saurait disparaître que comme il s'est produit. Le praticien qui, voulant trop précipiter sa marche, emploierait des médications ou un régime trop actif, userait promptement ses ressources, qui n'auraient servi au malade que pour le fatiguer, sans rien changer à sa position.

C'est dans le régime alimentaire que les meilleurs moyens de réparation se trouvent : il faut rendre de la substance au corps, pour lui rendre des forces : or, comme il n'y a de choses qui nourrissent que celles que l'on digère, la première règle est de faire que toutes les conditions d'une bonne digestion soient, autant que possible, observées.

Ce qu'il faut considérer d'abord, c'est que chez les

sujets détériorés soit pas l'onanisme ou les excès vénériens, les fonctions digestives sont toujours altérées à un degré quelconque, ou, au moins, disposées
à l'être. La moindre faute, le moindre écart de régime peut aggraver considérablement cet état, ce qui
est un mal en soi, et ce qui, de plus, peut ajouter de
nouveaux obstacles à la réparation. Si donc il convient en toute circonstance d'observer rigoureusement les règles d'un bon régime alimentaire, cette
nécessité est plus impérieuse encore pour les masturbateurs.

Tout aliment qui est réfractaire à la digestion est
mauvais, et doit être proscrit, quelle que soit l'idée
qu'on se serait faite de ses qualités, à moins toutefois
que cet aliment soit celui que le malade digère le
moins mal. Cette règle, qui ne souffre pas d'excep-
tion, montre que tout ce qu'on a dit sur les aliments
qu'il convient de permettre aux personnes usées et
fatiguées par les excès, n'a qu'une valeur relative. Il
faut donc, avant de prescrire un choix d'aliments,
consulter les antécédents du malade, et, quand on a
prescrit ce choix, se tenir toujours prêt à le modifier
au besoin. Cette condition remplie, et, je le répète,
elle est à mes yeux la première de toutes, il faut
préférer, parmi les aliments qu'on peut choisir, ceux
qui nourrissent le plus et qui excitent le moins.
Ainsi les condiments, substances qui, presque toutes, sont éminemment excitantes sans être nutritives,
ne doivent être tolérées qu'autant qu'elles seraient
une condition indispensable de digestion : leur usage

doit, au reste, être restreint alors dans la plus étroite
mesure. En opposition, je mettrai le lait, qui nour-
rit beaucoup et n'excite pas ; aussi chez tous les épuisés, et quelle que soit la cause de l'épuisement, est-
il un des aliments qui, généralement, doivent avoir
la préférence. Si la digestion du lait de vache est difficile, que l'on essaie celui de chèvre ou d'ânesse.
Mais si cet aliment se laisse mal digérer, qu'on le
défende ; car alors au lieu de réparer, il nuit.

La chair des jeunes animaux, particulièrement du
veau, du poulet, serait bonne ; mais celles de bœuf
et de mouton vaudraient mieux encore, car elles
contiennent, sous un moindre volume, plus de molécules nutritives. Rôties et grillées ces viandes valent
mieux que bouillies. Le poisson frais est aussi, en
général, un aliment convenable ; toutefois je n'entends
parler que des espèces dont la digestion est facile,
comme le merlan, la sole, la limande, etc., et qui
peuvent se passer de ces sauces relevées qui, dit on,
font manger le poisson. Les bouillons, particulièrement ceux de bœuf, de grenouille, de tortue, et les
divers potages, doivent, toujours sous les conditions
de digestibilité, être entremêlés aux aliments solides,
et même les remplacer quand la digestion de ceux-ci
ne peut plus se faire.

Les substances farineuses, et particulièrement le
pain, le riz, la pomme de terre, sont très-convena-
bles parce qu'elles réparent bien et excitent peu ;
mais souvent les malades épuisés les digèrent mal.
Quant aux légumes herbacés et aux fruits, on ne doit

les conseiller que comme pis-aller, et quand l'estomac ne veut supporter qu'eux.

Peu et souvent, voici, en ce qui concerne la division des aliments, la règle à suivre. Toujours un malade aura pris trop d'aliments s'il atteint la satiété
complète, ou s'il éprouve quelque gêne, quelque
incommodité après les avoir pris : le fractionnement
de la nourriture doit arriver jusqu'à ce que rien de
cela n'ait lieu. Quant au retour des repas, il ne doit
être fréquent que parce qu'ils sont petits. J'aime à
conseiller le bouillon, soit chaud, soit plus souvent
encore froid, par cuillerées ou petites tasses, comme
on ferait d'une potion. Les services que cette méthode m'a rendus sont très remarquables.

Les boissons nourrissent à peine, et, pour la
plupart, elles excitent beaucoup. Celles qu'on pren-
drait dans l'intention d'augmenter les forces, n'at-
teindraient leur but que pour quelques instants; elles
excitent et ne réparent pas. Si le malade les prend
pour apaiser sa soif, qu'il en prenne le moins possible; car il faut également les digérer. Le plus souvent elles ne servent que pour aider à la digestion.
C'est sous ce rapport que les vins peuvent être utiles : pour choisir entre eux, il faut consulter les précédents du malade, et, si je puis m'exprimer ainsi,
tâtonner son estomac : les vins de Bordeaux sont
ceux par qui l'essai doit commencer. Une règle générale domine, au reste, l'usage des boissons pendant le repas, c'est d'atteindre le but qu'on se propose avec la moindre quantité de boissons. Les vins

très chauds, les liqueurs, le café et le thé, ne devraient être tolérés qu'autant qu'ils seraient des conditions absolues de digestion. L'usage de l'eau de Seltz, et surtout de celle de Spa, peut être fort avantageux. Souvent les boissons à la glace sont les seules qui conviennent à l'estomac.

Nous administrons quelquefois des médicaments aux individus détériorés soit par l'onanisme, soit par les plaisirs de l'amour, dans le but de tonifier l'économie et de rétablir les digestions. Les plus utiles dè ces médicaments sont diverses préparations martiales, le quinquina et les amers en première ligne. Je comprends la possibilité de rendre les fonctions digestives meilleures avec ces préparations et quelques autres encore, qu'il serait trop long de faire connaître ici aux malades, car elles doivent n'être conseillées et prises qu'avec choix et discernement. Il ne peut y avoir que de l'avantage à employer quelques toniques, surtout si on a le soin d'en ménager assez les doses pour qu'ils n'aient pas d'effet immédiat prononcé, et particulièrement pour qu'ils n'aient pas d'action topique trop forte sur les muqueuses de l'estomac et des intestins.

Les bains très froids doivent, comme toute médication susceptible d'avoir immédiatement un effet intense, être défendus aux sujets épuisés par les excès vénériens. Mais si les bains ne sont que frais, et surtout si on les prend soit dans une eau courante, soit dans la mer, ils peuvent rendre quelques forces à la constitution. Des frictions sèches ou aromatiques,

soit sur les membres, soit le long de la colonne vertébrale, peuvent agir dans le même sens. J'en dirai
autant d'un exercice modéré : je dis modéré, car la
fatigue userait encore les forces au lieu de les accroître, et pourrait provoquer ou hâter le développement d'une des nombreuses affections que l'épuisement par suite d'excès donne. Un air pur et sec,
comme celui qu'on respire dans les pays des mon-
tagnes, pourrait aussi avoir une influence favorable, soit sur l'économie en général, soit sur les
digestions.

Lorsqu'un médecin a à traiter des malades atteints
d'impuissance, il doit avoir le soin de se mettre
en garde contre les subterfuges auxquels leur amour-
propre manque rarement de recourir, sinon pour
cacher, du moins pour expliquer leur triste situation.
La plupart allèguent une foule de circonstances insi-
gnifiantes, que le praticien doit savoir évaluer à une
juste valeur, sans toutefois laisser entrevoir sa pensée.
En usant de cette réserve, il évitera de froisser un
amour-propre déjà fort chatouilleux, et quelquefois
il gagnera du temps, pendant lequel ses moyens de
traitement réussiront. Que d'individus n'ai-je pas
vus, ayant à peine quarante ans, réduits à l'impuissance la plus complète par suite des excès du coït,
chez qui, la continence, le repos absolu, le calme de
l'esprit, un régime approprié, une hygiène bien entendue, l'usage des frictions et des douches sulfureuses, des bains frais et de légers toniques, ont suffi
pour ramener insensiblement des érections, et per-

mettre enfin au malade de se livrer de nouveau aux rapports sexuels tous les huit ou dix jours. Quant aux remèdes secrets, aux lotions dites *préservatives*, et aux drogues, conseillées par les deux chirurgiens anglais, dont nous avons le regret d'avoir été obligé d'entretenir nos lecteurs, nous dirons aux malades : Méfiez-vous de celui qui vous annonce un remède dont il vous cache la composition. Les véritables bienfaiteurs de l'humanité ne font point un commerce mystérieux de leurs découvertes. Si l'inventeur cèle la nature des ingrédients qui entrent dans son remède, c'est qu'il a certainement, pour en agir ainsi, une raison qu'il n'avoue pas, et que sa prétendue découverte, mise au grand jour, ne supporterait pas l'analise (1) !

(1) Ce que j'ai dit en commençant ce chapitre, sur le chirurgien de Londres La'mert, est entièrement applicable au docteur Curtis, de la même ville, qui fait publier dans nos journaux français une traduction de sa brochure : *Sur la Virilité et les Maladies nerveuses et génératrices;* nous avons parcouru cette rapsodie, qui, *dit-on*, serait arrivée à sa quarantième édition ; et, comme dans celle de son confrère La'mert, nous n'y avons trouvé qu'une *lotion* dite *préservative*, et des drogues dont on a bien soin de nous cacher les formules. Cette bienheureuse découverte, destinée non-seulement à nous *rendre la virilité*, mais encore *à neutraliser instantanément toute inoculation de la maladie vénérienne*, etc., ne peut se trouver et s'acheter que chez son auteur, à beaux deniers comptants. On ne sait vraiment qui doit être plaint davantage, ou de ceux qui achètent de pareils ouvrages, ou des hommes qui, se disant *médecins*, ont le courage de les publier.

CHAPITRE XVI.

DIVERS PROCÉDÉS CURATIFS DES RÉTRÉCISSEMENTS DU CANAL DE
L'URÈTRE AVANT DUCAMP.

—

Ce fut l'insuffisance de tous les moyens propres à combattre les rétrécissements qui donna à Ducamp l'idée d'en chercher un plus efficace pour guérir une des plus douloureuses et la plus fréquente de nos maladies.

Il pensa qu'en détruisant par une perte de substance les parties qui obstruent le canal, on obtiendrait un résultat satisfaisant. Mais comment détruire cet obstacle, cette cause matérielle d'un rétrécissement, sans léser plus ou moins des parties saines qu'on ne saurait trop ménager, puisque de leur lésion résulterait non-seulement une plus grande souffrance pour le malade, mais encore une complication très embarrassante de la maladie, et par conséquent une plus grande difficulté et moins de chances pour en triompher?

L'indication était bonne, mais il fallait des instruments qui pussent atteindre ce but sans aucun danger.

Ducamp a surmonté cette difficulté; il a satisfait ce besoin.

Heureux désormais les malades qui, atteints de rétrécissements de l'urètre, et se pénétrant bien du danger qui les menace à chaque instant, ne redouteront plus un traitement qui n'est ni pénible ni long, et ne chercheront pas à l'éviter sous différents prétextes, laissant ainsi à la maladie le temps de faire des progrès dont les suites ne sont que trop souvent mortelles, et contre lesquelles il ne leur resterait bientôt d'autre ressource que des moyens impuissants ou tout au moins bien incertains, et cependant encore plus pénibles à supporter! Ducamp imagina donc de frapper de mort, par un agent chimique, les obstructions du conduit urinaire.

Les caustiques employés par quelques anciens médecins, et plus récemment par un célèbre praticien anglais, *Hunter*, furent le vert-de-gris, l'alun, le vitriol et la potasse caustique.

Ils faisaient une espèce d'emplâtre violent avec ces diverses substances.

Une bougie de cire placée dans le canal prenait l'empreinte des *strictures* ou *carnosités* (c'est ainsi qu'ils appelaient les rétrécissements), ou une rainure se formait sur la bougie; ils remplissaient cette rainure du mélange caustique; ils enduisaient la bougie d'un corps gras; ils l'introduisaient de nouveau dans le canal à la même distance, et mettaient en rapport le caustique avec les rétrécissements.

Ce procédé, qui, au premier abord, paraît assez adroit et même ingénieux, avait cependant de grands inconvénients; car comment s'assurer si le point

rétréci se trouvait parfaitement en contact avec l'emplâtre caustique? Les bougies informes dont ils se
servaient, se distendant nécessairement par la chaleur
du canal, pouvaient aisément les tromper : il arrivait donc fréquemment que le caustique ulcérait et
lésait des parties qui n'en avaient nullement besoin,
et qui toujours doivent être soigneusement ménagées.
Le caustique, bien que recouvert d'un corps gras,
ne manquait pas d'enflammer fortement le canal,
surtout lorsqu'on voulait le retirer. S'il venait à porter son effet, soit en-deçà, soit au-delà de l'obstacle,
une infiltration d'urine devait immanquablement
avoir lieu.

C'étaient là tous les moyens connus et mis en usage
par *Ambroise Paré, Hunter* et *Loyseau*. On se rappelle
que ce dernier praticien débarrassa ainsi en peu de
temps le galant Henri IV de carnosités qui lui étaient
survenues à la suite de quelques écoulements chroniques.

Le nitrate d'argent est le caustique que nous employons aujourd'hui avec succès pour la cure radicale
des rétrécissements de l'urètre. Solide et peu soluble,
on peut le porter avec facilité dans les parties les
plus profondes, et borner toujours son action à la
surface même sur laquelle on l'applique. Enfin, il a
l'avantage de procurer peu d'inflammation dans l'u-
rètre, lorsqu'on ne fait que de petites applications;
car nous avons acquis la certitude que, si des praticiens ont renoncé à employer ce mode de traitement
à la suite de quelques accidents qui auront pû leur

arriver, ils n'ont à en accuser que l'imprudence qu'ils ont eue de vouloir accélérer la guérison de leur malade, dont ils ont trop fortement cautérisé le rétrécissement, ou l'imperfection de leurs porte-caustiques qui les auront induits en erreur, leurs cuvettes, trop grandes, trop évasées, recevant plus d'un grain de nitrate d'argent, que l'opérateur aurait laissé en contact plus d'une demi-minute avec l'obstacle.

L'expérience nous a tellement instruit à ce sujet, que bien souvent nous sommes obligé de donner un jour de repos de plus au malade cautérisé un peu trop fortement, et que rien ne nous empêche de recourir tous les quatre ou cinq jours à cette petite et inoffensive opération, en nous servant de cuvettes ne contenant qu'une très-petite quantité de caustique.

On cautérisera avec bien plus de précision, on empêchera bien mieux les rétrécissements de revenir, avec de petites applications et des porte-caustiques bien confectionnés, sans crainte de voir le nitrate d'argent se répandre en deçà et au delà de l'obstacle, en faisant des applications légères. Si, par malheur, une main peu expérimentée venait à cautériser une partie qui n'en aurait pas besoin, le mal serait bien moins grand que s'il commettait cette imprudence avec ces porte-caustiques informes, tels que nous en rencontrons tous les jours dans le commerce.

Sir E. Home voulut rectifier ce qu'avait de défectueux la cautérisation, sans être plus heureux. Il ne plaçait plus le caustique dans une rainure pratiquée sur la bougie; il enchâssait tout simplement un morceau de potasse caustique à l'extrémité de la bougie. Préalablement, nous dit-il, il introduisait dans le canal une bougie ordinaire, à peu près du volume de celle qu'il appelle *bougie armée*, destinée à cautériser le rétrécissement. Lorsque cette bougie était arrivée sur l'obstacle, il y faisait une entaille au point où elle avait fini d'entrer dans le méat urinaire pour constater sa longueur au juste; et l'ayant retirée de l'urètre, il la rapprochait de la bougie armée, marquant sur celle-ci la distance à parcourir, après quoi il l'introduisait jusqu'à la profondeur marquée, pratiquant, pendant une minute, une légère pression sur le rétrécissement; et il répétait cette opération jusqu'à ce que le canal de l'urètre, devenu parfaitement libre, permît aux bougies d'arriver à la vessie sans nul obstacle.

Qui oserait aujourd'hui employer un pareil procédé? Comment peut-on enfoncer à tâtons un caustique dans une partie aussi délicate, sans savoir au juste ce que l'on doit détruire ni ce que l'on doit respecter? Je ne puis m'empêcher de blâmer une méthode de guérir qui, sous quelque rapport qu'on la considère, est indigne d'appartenir à la plus éclairée des professions, et qui pourtant a eu ses adeptes et ses jours de règne.

Si les douleurs produites par une première application de la bougie armée sont peu vives, les applications subséquentes détacheront de volumineuses escarres, lesquelles, emportées par les urines, ne manqueront pas d'irriter fortement le canal ; exaltée par cette irritation, la sensibilité extrême de cette partie ramènera un écoulement abondant, et si l'on a la témérité de continuer ce genre de cautérisation, des accidents fâcheux peuvent arriver, et plus particulièrement le plus grave de tous, celui qu'on avait le plus à cœur d'éviter, la rétention complète d'urine.

Quelque précaution que l'on prenne avec cette bougie armée, il arrive presque toujours que si l'on veut détruire un rétrécissement situé au bulbe de l'urètre, tout en cautérisant devant soi, on est exposé à pratiquer une fausse route, et Home nous avoue franchement dans son ouvrage que cela lui est arrivé.

En effet, quel que soit l'effort de bascule que fera l'opérateur sur sa bougie armée, elle attaque plus la partie inférieure où on l'applique que la partie supérieure ; et comme le caustique, qui se dissout facilement pendant l'opération, a une grande tendance à s'épancher inférieurement, si l'obstacle est en haut, il n'en sera que très-faiblement attaqué, et on pratiquera nécessairement une fausse route en continuant les cautérisations.

Le chirurgien anglais a passé sous silence un accident plus terrible, et qui pourrait bien arriver.

La chaleur du canal amollissant sa bougie, ne pourrait-elle pas laisser échapper le nitrate d'argent qui se trouve enchâssé dans son bout? Quels ne seraient donc pas (car il faut tout prévoir) les dangers qu'on ferait courir à un malade? Un épanchement d'urine ne serait-il pas à redouter? une hémorrhagie dangereuse ne pourrait-elle pas survenir? Si les corps caverneux étaient ouverts, la mort ne pourrait-elle pas être la suite d'un pareil malheur?

Ce procédé présente trop de défectuosité pour que des praticiens qui nous liront consentent à l'employer.

Ducamp a triomphé de toutes ces difficultés par l'importante découverte qu'il nous a léguée, et que nous mettons chaque jour en usage avec de si éclatants et authentiques résultats.

Traitement par dilatation.

De temps immémorial on a essayé de guérir les rétrécissements de l'urètre par la dilatation, pour laquelle on s'est servi successivement de bougies de plomb, de baleine, de cordes à boyaux, de bougies médicamenteuses en cire et autres compositions.

A mesure que l'on fit des progrès, on reconnut le peu d'avantage de tous ces instruments; on fabriqua des bougies emplastiques, des sondes en gomme élastique. C'est à l'aide de ces premières que les anciens portaient dans le canal leur cathérétique pour détruire et faire suppurer les excroissances ou carnosités de l'urètre.

Les bougies médicamenteuses de Daran, qui eurent pendant longtemps une si grand vogue, sont tombées dans l'oubli. Il en est de même des cordes à boyaux et des bougies métalliques que quelques chirurgiens cherchent encore aujourd'hui à faire revivre. Les seules bougies employées maintenant dans la bonne pratique chirurgicale sont les bougies en gomme élastique et celles en cire, dites *emplastiques*, fabriquées admirablement par M. Petit-Collin, rue de Cléry, n° 84.

Ces dernières se composent de bandelettes de linge d'un tissu serré et fin, enduites sur leurs deux faces d'une couche de cire jaune bien pure, roulées soigneusement entre les doigts, suivant leur longueur, et ensuite sur un marbre poli avec un plateau de bois très-lisse.

Les bougies en cire ne sont jamais creuses à l'intérieur; celles en gomme élastique sont pleines ou creuses, droites ou courbes à volonté.

De ces deux espèces de bougies, celles en cire dont nous nous servons, soit avant, soit après la cautérisation, sont celles qui nous rendent les plus grands services. Plus molles que celles en gomme élastique, elles fatiguent moins les malades; elles s'insinuent et pénètrent plus facilement dans l'étroite ouverture de l'obstacle : rarement elles labourent l'urètre, et elles exposent peu une main non assez exercée à faire fausse route. Arrivées sur le rétrécissement, si on fait quelque effort pour les faire pénétrer, elles se replient sur elles-mêmes et se contournent en tire-bouchon; on ne tarde pas à s'apercevoir qu'elles n'ont pas franchi l'obstacle, et que chercher à pousser plus avant serait inutile.

On pourrait bien, au moyen d'une corde à boyau ou d'un fil de plomb, leur donner plus de solidité pour entrer; mais, après en avoir essayé en 1822 avec Ducamp, nous renonçâmes à recourir à ce moyen, préférant, dans les cas difficiles où les bougies en cire trop fines ne peuvent pénétrer, revenir aux bougies coniques en gomme élastique, ou à celles que nous appelons à *mèches.*

Nous préférons ces bougies à toutes ces récentes inventions de *compresseurs de l'urètre, de cathéters en plomb, de dilatateurs métalliques, ou de sondes en acier, en or, ou en argent*, à renflements sphériques, qui tour à tour ont été préconisés, et même au dilatateur à boyau de chat, de Ducamp, dont il ne tarda pas à reconnaître l'inutilité, et que tout récemment un médecin qui a écrit sur les maladies des voies urinaires, peu au courant sans doute des progrès de la science, a voulu nous redonner comme de son invention.

Il y a dix ans un patricien, au talent duquel je me plais à rendre justice, proposa de combattre les rétrécissements du canal de l'urètre à l'aide de bougies en cire enduites d'alun calciné. Employant cette substance médicamenteuse avec succès pour combattre certaines affections du col de l'utérus chez la femme, il avait pensé qu'il obtiendrait des résultats avantageux de cet agent chimique dans le traitement des coarctations de l'urètre chez l'homme.

Nous nous empressâmes de faire des essais réitérés de ce médicament avec toutes les précautions indiquées par M. Jobert (de Lamballe); n'ayant obtenu aucun résultat satisfaisant, nous ne pensons pas que ce médecin persiste à nous donner ce moyen comme utile et efficace.

Les sondes en gomme élastique, molles et flexibles, peuvent encore être employées dans les cas de rétrécissements de l'urètre, parce qu'elles fatiguent beaucoup moins le canal que les sondes solides en argent ou de toute autre composition. C'est Bernard, orfèvre de Paris, qui, le premier, imagina de recouvrir d'un enduit particulier un tissu de soie ouvert dans son intérieur, percé à son extrémité d'une ou deux ouvertures ou yeux. Il n'entrait aucune parcelle de caoutchouc dans ces sondes, auxquelles on donna cependant le nom de *gomme élastique*. Depuis, des essais ont été tentés avec cette substance, avec le *gutta-percha*, et ils ont réussi. Nous ne doutons pas qu'insensiblement ces instruments n'arrivent à un degré de perfectionnement qui ne laissera plus rien à désirer. (1)

En général, les sondes les meilleures sont celles dont les parois sont très minces, d'un poli parfait, et dont les yeux, faits avec le tissu même, ne présentent aucune rugosité sur les bords. Il faut surtout qu'en les pliant en tous sens, elles ne s'écaillent pas et que l'intérieur soit bien évidé.

C'est lorsqu'on veut laisser une sonde à demeure dans le canal de l'urètre, qu'il faut s'assurer de sa solidité et de sa bonne confection.

(1) M. Cabirol, rue St-Marc, n° 6, le premier, a eu l'heureuse idée de confectionner des instruments en gutta-percha. Ces sondes, sans tissu intérieur, sont inaltérables aux urines.

Les vieillards attaqués de catarrhe chronique de la vessie, qui, pour éviter d'avoir recours à la sonde chaque fois qu'un besoin se fait sentir, préfèrent s'astreindre à porter constamment une sonde en gomme élastique, ne sauraient trop s'attacher à ce choix. Si le tissu en est trop serré, si la composition qui la recouvre n'est pas bien adhérente, on voit, au bout de quelques jours de séjour dans le canal, la sonde s'écailler, ou bien se plier dans la partie qui correspond à la courbure de l'urètre; alors les urines ne coulent que difficilement; les mucosités du canal viennent s'accumuler dans cette défectuosité de la sonde. Si elle ne casse pas entièrement, on éprouvera la plus grande difficulté à la retirer, et ce ne sera pas sans déchirer et labourer le tissu de la membrane muqueuse du canal, déjà très disposé à l'inflammation par la présence continuelle d'un corps étranger.

Dans ces cas fâcheux, où cependant nous ne cessons d'engager les malades à renoncer à cet usage bien plus pernicieux qu'utile, il serait plus convenable d'employer les sondes courbes dont nous avons parlé dans le chapitre qui traite des maladies de la prostate.

Traitement des rétrécissements de l'urètre par la dilatation.
Manière de se servir des bougies et des sondes en
gomme élastique.

Avant d'introduire dans l'urètre un corps quelconque, on doit soigneusement huiler dans toute son étendue la surface de ce corps étranger; si on éprouve la moindre résistance, il ne faut point employer la force contre elle; comme nous l'avons déjà prouvé, on s'exposerait à déchirer les parties sur lesquelles la pointe de la bougie viendrait à buter. On évitera cet inconvénient en n'employant dans le traitement des rétrécissements de l'urètre que les bougies en cire ou celles en gomme à extrémité soyeuse, auxquelles nous donnons le nom de *bougies à mèches*. Dès que le chirurgien sent sa bougie arrêtée et tendre à ressortir du canal, repoussée par l'obstacle, il doit réitérer ses manœuvres légères ; retirer, puis avancer doucement, imprimer quelques mouvements de rotation à sa bougie, pour chercher à engager sa pointe dans l'ouverture de l'obstacle. Si le rétrécissement est situé au bulbe de l'urètre, on fera bien de donner une légère courbure à la bougie, surtout à celle en cire. Si l'instrument s'engage dans l'obstacle, abandonné à lui-même, il ne tend plus à sortir; et si l'on fait quelques tentatives pour l'en tirer, on sent qu'il est plus ou moins fortement serré et retenu par le rétrécissement. C'est dans ce cas seulement que l'opérateur pourra se permettre, en allongeant la verge d'une main, de tourner de l'autre la bougie, lui faisant ainsi gagner un peu de chemin.

Si le rétrécissement n'est pas arrivé encore à ce degré d'ancienneté, l'opérateur, en passant une bougie un peu plus forte, sent que sa pointe a franchi quelque chose; et lorsque la plus forte partie de la bougie se trouve engagée sur l'obstacle, qu'elle a déjà atteint et commencé de pénétrer, outre qu'elle est dès lors serrée assez fortement pour qu'on sache à quoi s'en tenir, le malade ne manque jamais, à chaque nouvelle exploration, de prévenir le médecin qu'il est arrivé sur la partie malade.

Si le canal de l'urètre est affecté de plusieurs rétrécissements, il est parfois nécessaire de dilater le premier avant d'arriver au second, et ainsi de suite.

Ce traitement par les bougies est long, souvent pénible pour le malade, et difficile pour le chirurgien. Une foule d'accidents peuvent venir l'entraver : les bougies, froissant continuellement l'ouverture des canaux éjaculateurs qui se trouvent dans la portion prostatique, donnent souvent naissance à des gonflements considérables des testicules. On peut alors se voir forcé de suspendre pendant trois semaines ou un mois toutes nouvelles introductions, ce qui aura pour résultat probable de faire perdre pendant ce temps de repos le fruit de ce que l'on avait pu faire en faveur du canal dans la dilatation précédente.

Les sondes en gomme élastique ont le même inconvénient que les bougies. Pour faciliter leur introduction, on se sert de mandrins en fil de fer ou en acier; mais dans les cas où il y a rétrécissement, on est exposé à faire fausse route. La sonde n'est nécessaire dans le traitement que lorsque des fistules urinaires ou des crevasses survenues derrière le rétrécissement laissent échapper l'urine dans le tissu cellulaire. Dans ce cas, il est urgent de placer une sonde à demeure pour empêcher le liquide de passer par le conduit fistuleux.

C'est alors qu'il serait préférable aussi de recourir aux mandrins droits, avec lesquels on peut mieux diriger la sonde qu'avec les mandrins courbes employés généralement. D'un côté, si avec le mandrin droit on éprouve plus de difficultés à franchir l'obstacle, de l'autre aussi on risque moins de tomber dans les fausses routes s'il en existe, ou d'en faire. Pour user de ces mandrins, il est nécessaire de faire placer son malade debout devant soi ou sur le bord de son lit; c'est la manière que nous employons le plus fréquemment et avec succès.

Le traitement des rétrécissements par les bougies ou sondes ne guérit jamais radicalement, et d'ailleurs, ce qui est encore pis, il a des inconvénients.

Après quelques jours d'introduction, si on laisse les bougies ou sondes à demeure dans le canal, ou même seulement pendant quelques heures, des accidents locaux ne tardent pas à se montrer, quelquefois même des phénomènes morbides généraux.

Les sondes et les bougies en gomme élastique irritent le canal; des cordes à boyaux rempliraient bien l'indication voulue, laquelle a pour but d'affaisser les obstacles, car l'humidité du canal, qu'elles absorbent, leur donne la vertu de se gonfler; mais tout l'urètre se ressent de ce gonflement, tandis qu'il serait nécessaire de n'obtenir ce résultat que sur le point rétréci. Il est donc inutile d'irriter et de distendre les parties qui n'en ont nullement besoin.

De concert avec tous les hommes de l'art qui s'occupent spécialement des maladies des organes génito-urinaires, nous avons essayé de toutes les bougies en cordes à boyaux, de celles à pointes inégales et dures comme de celles à pointes arrondies et lisses dans toute leur longueur : toutes se sont ramollies après quelques minutes d'introduction, avant d'avoir pu franchir les obstacles, et nous avons été toujours dans la nécessité d'en employer une quantité avant d'arriver à un résultat, souvent même sans pouvoir en obtenir aucun.

Nous avons pareillement abandonné les bougies métalliques en plomb, employées assez fréquemment encore dans la pratique anglaise, comme ayant le double inconvénient de causer, par leur pesanteur, des douleurs atroces qu'une excessive irritabilité ne permet pas aux malades de supporter, et d'occasion- ner, dans le canal, à la glande prostate, des engor- gements inflammatoires qui ne tardent pas à se propager jusqu'aux testicules.

Il est évident que les cathéters en plomb ou en étain, qui ont été proposés par le docteur Mayor, ont aussi les mêmes inconvénients. C'est à peine si les malades peuvent les endurer quelques instants ; ils ne rempliront donc pas le but qu'on se propose, qui est de *dilater*. Nous avons suivi ce chirurgien, examiné avec beaucoup de soin son procédé de cathé- térisme forcé, pour vaincre et triompher des obs- tacles, et nous nous sommes convaincu que l'épithète de *dilatation brutale*, dont lui-même qualifiait très judicieusement sa méthode, ne pouvait pas être mieux appliquée. En effet, les accidents graves qui

sont arrivés à sa suite, et dont nous avons été le témoin, sont bien faits pour engager nos confrères à
n'accueillir qu'avec réserve un procédé qui, au premier abord, paraît facile, prompt, et même sédui-
sant.

Les bougies en gomme élastique et en cire méritent
la préférence, en cela qu'elles dilatent l'urètre sans
augmenter de volume par l'humidité et par la chaleur du canal ; elles le dilatent, au contraire, à la
façon du coin, en soulevant les parois du point rétréci ; mais elles ne mettent pas les malades à l'abri
d'écoulements plus ou moins abondants, qui quelquefois surviennent au bout de quelques jours à la
suite des introductions, et qui forcent le chirurgien
de suspendre pendant quelque temps un traitement
qui aurait à la longue apporté quelques soulagements
à son malade. Ce suintement, ce mucus sécrété par
la membrane muqueuse de l'urètre, qui sans cesse
vient baigner les parties déjà rétrécies, ne manque
pas de les gonfler. Le malade craint d'avoir contracté
une blennorrhagie nouvelle, surtout s'il a quelque
coït suspect à se reprocher, et il croira avoir besoin
de recourir à un autre genre de traitement, qui lui
serait plus nuisible qu'utile, si le médecin avait l'imprudence ou la faiblesse de le lui appliquer à sa demande, attribuant comme lui à un état impur ce qui
ne sera que le résultat de la présence des bougies
qui ont séjourné trop long-temps dans le canal.

Lorsque nous recourons aux bougies en gomme
élastique d'une fabrication supérieure à toutes celles

connues jusqu'à ce jour, nous n'éprouvons pas souvent cet inconvénient. C'est que les bougies n'étant plus notre principal moyen de güérison, nous comptons moins sur leur effet, et nous ne les laissons séjourner dans le canal qu'une demi-heure, une heure au plus.

Le traitement par la dilatation vitale et mécanique, employé généralement dans tous nos hôpitaux, est excessivement long et parfois très douloureux, selon la nature des obstacles. Combien ne voyons-nous pas de malades qui sont incapables de le supporter, la bougie devant être retirée chaque fois qu'une envie d'uriner se fait sentir?

Quant aux sondes à demeure, elles ont le désavantage d'exciter forcément la sensibilité du col de la vessie, de réveiller le besoin d'uriner, de produire des érections fréquentes, qu'on ne peut arrêter qu'en retirant le corps étranger qui les provoque, et enfin de ne pas tarder à donner aux malades qui y sont assujettis ces écoulements dont nous avons parlé, qui parfois paraissent avoir tous les caractères et toute l'intensité des plus violentes blennorrhagies.

Il est alors de toute nécessité d'abandonner les sondes, pour ne plus s'occuper que des moyens propres à faire cesser ces nouveaux accidents.

Le régime antiphlogistique, les bains de siége, les sangsues, les fomentations émollientes, les cataplasmes laudanisés sur le périnée, les lavements légèrement narcotiques, les boissons diurétiques et la diète, sont les seuls moyens convenables pour combattre ces phénomènes morbides qui se sont montrés à la suite d'un traitement dont on espérait un meilleur résultat.

D'après tout ce que nous venons de dire, est-il donc surprenant que nous voyions des malades dégoûtés de tant de lenteurs, et si mal récompensés de tant de patience, renoncer à des traitements qui ne leur procurent que des souffrances, et venir nous en réclamer un à la fois plus efficace et moins douloureux?

CHAPITRE XVII.

DU CATHÉTÉRISME FORCÉ, DE LA PONCTION DE LA VESSIE ET DE LA BOUTONNIÈRE.

On a vu le juste éloignement que nous avions pour l'emploi de la force et des sondes coniques en argent, dans les cas de rétentions d'urine occasionnées par les rétrécissements de l'urètre. Le chirurgien le plus habile est exposé à pratiquer de fausses routes en se servant du cathétérisme forcé. En effet, quelles que soient ses connaissances en anatomie, lorsqu'un obstacle a entièrement dévié la direction du canal, et lorsque cet obstacle se trouvera au bulbe de l'urètre, qui lui répondra que le bec de la sonde ne pénétrera pas de préférence dans le tissu de l'urètre, et n'entrera pas dans la vessie par une fausse route, après avoir percé le canal?

Les inconvénients de la sonde conique et les dangers qui l'accompagnent sont aujourd'hui tellement reconnus, qu'il n'est que peu de médecins qui n'y aient pas entièrement renoncé. Il en est à peu près de même des diverses ponctions de la vessie. Cependant, avant de passer au traitement des rétrécissements de l'urètre, nous indiquerons sommairement la manière de pratiquer la ponction de la vessie par le périnée, au-dessus du pubis, ou par le rectum, et l'opération de la boutonnière.

Pour bien pratiquer la ponction par le périnée, il faut placer le malade, comme pour la taille, au bas appareil. L'opérateur, placé devant lui, plonge le poinçon d'acier cylindrique, ou trois-quarts, sur le côté gauche du raphé, entre le canal de l'urètre et la tubérosité de l'ischion, à un pouce environ de l'anus. La pointe de l'instrument doit être dirigée parallèlement à l'axe du corps, et un peu en dedans, pour bien atteindre la partie du bas-fond qui avoisine le col. Aussitôt que le défaut de résistance et la sortie de l'urine l'avertissent que le trois-quarts a pénétré dans la cavité de la vessie, on retire le poinçon, et on laisse à demeure la canule, que l'on fixe convenablement. On peut encore substituer à cette canule en argent une sonde en gomme élastique, très arrondie à son extrémité, ayant un ou deux yeux. On a soin de fermer avec un fausset en ivoire son ouverture libre, et un simple bandage fixera cet appareil.

Pour la ponction sus-pubienne ou hypogastrique, le praticien, après s'être bien assuré de la fluctuation, saisit le trois-quarts , et le plonge à la partie la plus déclive de la tumeur formée par la vessie, à un pouce environ de la symphise du pubis , et sur la ligne médiane. Ayant pénétré dans la vessie , il retire le poinçon, et fixe à demeure la canule du trois-quarts. Nous avons eu recours tout récemment à cette opération sur un vieillard âgé de soixante-douze ans, chez qui des efforts répétés de cathétérisme avaient été infructueux; les parties étaient dans un tel état d'inflammation, que nous crûmes devoir recourir à la ponction au-dessus du pubis. Nous employâmes un trois-quarts recourbé, en ayant l'attention de diriger la concavité de l'instrument au pubis; la canule fut enfoncée profondément, et retenue par son pavillon garni d'une plaque en argent d'un pouce environ. Nous eûmes le regret de perdre au bout de quelques jours ce malade, qui peut-être serait encore en vie, s'il n'avait pas différé aussi longtemps de réclamer nos soins.

Un chirurgien de Lyon , *Fleurant*, fut le premier qui pratiqua la ponction par le rectum. Ce procédé consiste à introduire un ou deux doigts de la main gauche dans l'anus le plus profondément possible ; à glisser ensuite sur ces doigts, qui servent de conducteurs, un trois-quarts offrant une courbure, et à le plonger dans la partie la plus éloignée du bas-fond de la vessie.

De ces trois procédés, que nous avons déjà décrits

en 1823, époque où parut notre premier travail sur les maladies des voies urinaires, la ponction hypogastrique nous a toujours paru préférable. Par l'hypogastre on arrive à la vessie, sans blesser aucun organe important ; les parties traversées par la canule étant peu épaisses, la présence de ce corps étranger doit développer moins d'inflammation ; les infiltrations d'urine sont moins à craindre que par les ponctions du périnée et de l'anus, la canule pouvant être fixée plus convenablement, et étant sujette à moins de dérangements.

Nous avons pratiqué trois fois la ponction hypogastrique dans le cours des années 1848 et 1849 ; deux de ces opérations ont été suivies de succès. Nous avons été moins heureux la troisième fois sur un malade très âgé qui habitait à Batignolles. Notre confrère et ami, M. Damicourt, médecin de ce malade, nous avait mandé auprès de lui. Il put comme nous s'édifier du peu de ressources que présentait le cas grave de ce vieillard.

Par la ponction au périnée, on est exposé à blesser la glande prostate, les artères du périnée et les vaisseaux éjaculateurs. La quantité considérable de tissu qu'il faut traverser favorise le développement de l'inflammation, qui, devenant consécutive, pourra faire courir des dangers sérieux au malade. Nous avons vu l'urine s'échapper sur les côtés de la canule, s'infiltrer dans le tissu cellulaire, et y former des abcès considérables.

Dans la ponction par le rectum, nous voyons des

fistules interminables être presque toujours la conséquence de cette opération.

Le chirurgien devra donc faire tout son possible
pour ne pas être obligé de recourir à l'une ou à
l'autre de ces trois ponctions; et, s'il y est forcé, ce
ne sera toujours qu'après avoir essayé de tous les
moyens que nous mettons en usage chaque jour avec
succès, et encore donnerions-nous peut-être la préférence à l'opération de la *boutonnière*.

Quand le cathétérisme est devenu impossible;
quand les injections forcées, les bougies fines, tous
les remèdes locaux et généraux ont échoué, et quand,
par conséquent, la maladie réclame impérieusement
une opération qui rend le cours aux urines, nous
préférerions pratiquer au périnée une boutonnière
ou petite incision, qui, intéressant la portion membraneuse de l'urètre, permît plus facilement d'introduire dans la vessie, soit une canule, soit une sonde
en gomme élastique, qu'on aurait la précaution de
laisser à demeure pour éviter l'infiltration de l'urine,
jusqu'à ce qu'on ait rendu le véritable conduit en
état de remplir sa fonction.

Nous préférerions surtout faire cette incision sur
le rétrécissement même, ou du moins sur le point
qui y correspond, parce que la plaie qui en résulterait pourrait donner lieu à une abondante suppuration qui produirait un dégorgement favorable sur le
rétrécissement dur et calleux qu'il y aurait ensuite à
combattre.

Si l'opération de la boutonnière n'avait pas pour

premier inconvénient de produire une fistule, ce serait peut-être l'opération la plus rationnelle et la plus convenable pour arriver au but qu'on se propose : 1° vider la vessie; 2° détruire les rétrécissements sur lesquels la dilatation et la cautérisation même n'auraient que peu d'effet; elle serait préférable, surtout, au cathétérisme forcé, qui est toujours environné d'écueils, lors même qu'il est pratiqué par des mains habiles.

Une fois que la vessie aurait été débarrassée du liquide qui la remplissait, on parviendrait bien plus facilement à rétablir le cours naturel de l'urine, à donner au canal sa largeur ordinaire, au moyen des sondes ou des bougies, après l'opération de la boutonnière, surtout si l'on avait eu le soin d'inciser le rétrécissement lui-même.

CHAPITRE XVIII.

DES SCARIFICATEURS, URÉTROTOMES OU COUPE-BRIDES.

Plusieurs praticiens ont proposé des instruments auxquels ils ont donné le nom de *scarificateurs*, *urétrotomes* ou *coupe-brides*.

Le scarificateur se compose d'une canule d'argent

et d'un mandrin d'acier : la canule est longue de huit pouces et graduée ; son diamètre doit varier depuis trois quarts de ligne jusqu'à une ligne trois quarts.

L'extrémité antérieure de cette canule présente sur un de ses côtés une fente longue de quatre à cinq lignes, et sur le bout une petite entaille d'un quart de ligne de profondeur.

Le mandrin est formé par une petite tige d'acier aplatie, qui est proportionnée au volume de la canule. Cette tige présente une demi-lentille qui, l'instrument étant fermé, vient se loger dans la petite entaille de la canule dont nous avons parlé.

Sur l'autre côté règne une lame tranchante plus ou moins saillante, mais qui l'est davantage dans le point correspondant à la demi-lentille.

A l'autre extrémité du mandrin se trouve un petit manche cannelé, fixé par une vis qui doit toujours être placée de manière à correspondre au tranchant, pour indiquer où celle-ci se trouve quand on opère.

L'instrument étant fermé, il présente une extrémité mousse, et la lame du mandrin, reçue dans la fente de la canule, ne fait aucune saillie en dehors.

Chaque canule peut avoir deux mandrins, dont l'un est plus fort que l'autre ; mais pour cela il faut que les deux extrémités de la canule soient d'inégale grosseur ; elles présentent alors toutes les deux la même disposition. Ainsi avec deux canules on peut avoir quatre scarificateurs, ce qui est tout-à-fait suffisant.

Triomphant presque constament des rétrécissements de l'urètre avec du temps et de la patience, nous n'employons que bien rarement cet instrument, qui ne doit être conduit dans le canal que par une main exercée, de crainte d'intéresser d'autres parties que les brides ou les rétrécissements.

Voici la manière d'agir avec cet instrument :

Recouvert d'un corps gras quelconque, on l'introduit le plus profondément possible dans l'urètre; on pousse d'une ligne ou deux le mandrin, dont la demi-lentille, qui devient saillante en sortant de l'entaille pratiquée sur l'extrémité, est bientôt arrêtée par l'obstacle, quand on retire seulement l'instrument; alors l'opérateur fait éprouver à celui-ci un mouvement de rotation, pour faire correspondre le tranchant au point saillant qui a arrêté la lentille. Quand il y est parvenu, ce dont il peut s'assurer par la position de la vis qui sert à fixer le manche du mandrin, il fait agir le tranchant de celui-ci, en le poussant hors de la canule et en le pressant sur la bride qu'il veut diviser. La division opérée, il fait rentrer le mandrin dans la canule, et retire le tout, sans craindre de blesser les parties saines du canal.

Nous avons fait confectionner deux scarificateurs, l'un droit et l'autre courbe, qui journellement nous rendent des services. C'est M. Samson, *fabricant d'instruments de chirurgie*, rue de l'Ecole-de-Médecine, n° 30, qui depuis vingt-cinq ans a successivement secondé nos vues et fabriqué tous nos divers instruments, tels que porte-caustiques, instruments de lithotritie, sondes, appareils à injections de la vessie, etc. Rarement on a rencontré un artiste plus habile, plus honnête, et plus consciencieux.

La scarification ne peut avoir un bon effet que si l'on avait à partager des brides très dures et de peu d'étendue situées à l'entrée du canal de l'urètre, où le nitrate d'argent n'aurait que peu de prise. Combien de malades se sont présentés à nous, qui avaient eu le canal labouré par les scarificateurs, et à qui l'on avait fait répandre beaucoup de sang inutilement et cela sans avoir detruit les nombreux obstacles dont leurs conduits étaient affectés.

Nous engageons donc nos jeunes confrères, si portés bien naturellement à accueillir avec enthousiasme tout ce qui, en chirurgie, paraît avoir pour résultat d'arriver facilement et promptement, à se tenir en garde contre ces découvertes hardies. Les scarifications ne doivent être mises en pratique qu'avec circonspection, sur des rétrécissements peu éloignés du méat urinaire, et enfin lorsque la cautérisation, jointe à une dilatation graduelle, aura totalement échoué.

CHAPITRE XIX.

DE LA CAUTÉRISATION. — MÉTHODE DE DUCAMP PERFECTIONNÉE.

—

Maintenant que nous avons passé rapidement en revue toutes les méthodes de traitement employées jusqu'à ce jour pour détruire les rétrécissements qui surviennent dans le canal de l'urètre ; que nous avons clairement démontré qu'elles laissent toutes quelque chose à désirer ; que non-seulement elles ne promettent qu'une cure palliative, mais encore qu'il existe réellement des dangers à les mettre en pratique ; que la dilatation seule n'est pas durable ; que la bougie armée porte avec elle le double inconvénient d'exposer sans cesse aux fausses routes, et de voir renaître la maladie plus terrible qu'auparavant, nous allons examiner si la méthode de Ducamp obvie à tous ces inconvénients, et si l'expérience a sanctionné successivement sa supériorité sur toutes celles employées jusqu'à ce jour.

La chirurgie, qui, dans l'espace de peu d'années, a fait de si grands progrès, ne pouvait pas rester en arrière sur une branche aussi importante de l'art de guérir. Doué d'un génie supérieur, Ducamp ne voulut plus qu'un médecin introduisît à tâtons une sonde ou une bougie dans une partie aussi délicate que l'urètre : s'écartant des sentiers battus, il ne fut point découragé au milieu des obstacles sans nombre qu'il a dû rencontrer avant d'arriver au but qu'il se proposait d'atteindre, et c'est par des veilles studieuses qui lui ont coûté la vie, qu'il est parvenu à rendre à l'humanité le service le plus important, tout en faisant faire un grand pas à la science.

Reconnaissant bien que la dilatation seule ne suffisait pas pour détruire les coarctations de l'urètre, il sentit que c'était entreprendre peu de chose pour la cure , si l'on ne parvenait à détruire entièrement la disposition morbifique des parties rétrécies; ce fut donc avec cette justesse d'esprit qui caractérisait notre regrettable ami, qu'il en conclut que le traitement de cette maladie devait être basé sur cette double indication : *détruire l'état morbide des parties formant l'obstacle, et mettre ces parties de niveau avec le reste du canal par une véritable perte de substance.* Ce sera donc d'après ce but si bien énoncé que nous devrons désormais nous conduire pour arriver à détruire complètement les obstructions de l'urètre ; et nous tâcherons aussi d'obtenir une cicatrice aussi large que le canal lui-même , lequel , dans l'état sain , a environ de trois à quatre lignes de diamètre.

C'est le nitrate d'argent qui nous sert à remplir la première indication.

Le nitrate d'argent est l'agent chimique que nous employons depuis plus de vingt-cinq ans, comme exerçant une double action.

En agissant sur une partie affectée, non-seulement il en détruit les superfluités, mais encore il les modifie et fait cesser l'état ou la disposition morbide qui y existait.

Il peut y avoir quelques dangers à employer le nitrate d'argent, mais il en est de même de tous les caustiques, surtout quand on les met en contact avec des parties aussi sensibles que la membrane muqueuse de l'urètre; et, nous ne saurions trop le répéter, les dangers et les inconvénients ne sont point attachés à l'agent chimique, mais seulement à la manière de l'employer.

Ayant soin de bien mesurer son action, de la tenir renfermée dans de justes bornes, et de ne l'appliquer qu'à propos et avec la plus rigoureuse précision, il ne présentera plus aucune espèce d'inconvénients.

La preuve en est que tous les jours nous voyons la pierre infernale être employée avec succès pour faire cicatriser des fistules anciennes de la glande parotide, des ulcères de la cornée et du bord libre des paupières, pour détruire les hernies de l'iris et de la choroïde. Si donc dans tous ces cas les caustiques sont mis en usage avec un égal succès et sans accidents sur des organes aussi délicats et aussi sensibles que l'œil, nul doute que nous ne nous en servions avec la même efficacité dans le traitement des rétrécissements de l'urètre. Nous en obtiendrons des effets très salutaires, si, à l'aide d'instruments convenablement appropriés, nous parvenons à introduire un caustique dans le canal sans affecter les parties saines, et à le mettre en contact uniquement avec les carnosités qui occasionnent le rétrécissement, dont dérive la perturbation du cours des urines.

Un individu est attaqué de rétention d'urine; il existe chez lui un rétrécissement de l'urètre : il faut d'abord reconnaître parfaitement l'existence de ce rétrécissement, à quelle distance du méat urinaire se trouve l'obstacle, s'il est au-dessus ou au-dessous de la déclive du canal. On ne doit rien négliger dans une première et une seconde exploration.

Il faut encore reconnaître la longueur du rétrécissement, le dilater pendant plusieurs jours, pour ne l'attaquer juste que là où il commence et où il finit.

Nous allons successivement indiquer les instruments que nous employons pour arriver à des indices sûrs et précis.

A l'aide de bougies en gomme élastique, nous sommes toujours à même de reconnaître s'il y a un ou plusieurs obstacles.

La sonde exploratrice de Ducamp fait connaître parfaitement où existe l'ouverture du rétrécissement, et sa situation positive : on laisse quelques instants cet instrument en place, puis l'on pousse très légèrement la sonde ; la tête de cire qui se trouve appliquée au rétrécissement, chauffée et ramollie par les parois du canal qui la pressent de toutes parts, né

peut faire autrement que de remplir toutes les an-
fractuosités de l'urètre. Se moulant ainsi sur la forme
intérieure du canal, où elle pénètre jusque dans la
simple petite ouverture qui ne donne quelquefois
passage qu'à quelques gouttes d'urine, elle en rapporte fidèlement l'empreinte. Pour cela, il faut avoir
soin de la retirer avec précaution, et sans la faire
tourner dans les doigts.

C'est à l'aide de cette première exploration, qui
ne doit durer que quelques minutes, que nous re-
connaissons toujours où existe l'obstacle. S'il est ré-
parti dans toute la circonférence du canal, on voit
que l'indication est de cautériser toute cette circonférence; si la petite tige qui a pris l'empreinte de
l'ouverture la conserve, après avoir pénétré inférieurement, l'indication sera de porter le caustique
plus particulièrement en haut, pour détruire le bourrelet qui forme le rétrécissement supérieur. On voit
qu'à l'aide de la sonde exploratrice dont nous venons
de donner la description, nous parvenons constamment à nous rendre compte des progrès du traitement et de tous les changements qui surviennent
dans le canal de l'urètre.

L'application de la sonde exploratrice n'est pas
difficile, elle demande cependant quelques précautions auxquelles il faut avoir égard. On ne doit pas
la pousser trop fort contre l'obstacle, de peur qu'elle
ne laisse au-delà du rétrécissement quelques parcelles
de cire, accident qui ne peut, il est vrai, entraîner
aucun inconvénient, puisque un instant après l'u-

rine les entraînerait dans son cours, mais qui né-cessiterait la réapplication de l'instrument, l'opération étant manquée.

Si on doit prendre une empreinte au-delà de six pouces à partir du méat urinaire, il est nécessaire d'imprimer à la sonde exploratrice une légère cour-bure avec un mandrin en fil de fer, légèrement re-courbé à son extrémité; il sera même mieux de se servir d'une sonde exploratrice en gomme élastique courbe, ou d'une bougie en cire molle.

Quand nous avons les données nécessaires sur la situation des rétrécissements de l'urètre, il nous reste encore à connaître quelle est la longueur de l'obstacle. La sonde exploratrice n'a pu encore rem-plir à elle seule cette indication. Les bougies emplas-tiques, un peu plus recouvertes de cire que celles que nous employons à la dilatation, remplissent très bien cet objet : si elles parviennent à franchir l'obstruction, une rainure plus ou moins profonde s'y fait remarquer, et nous indique la longueur de l'obstacle. La pression qu'il exerce sur la bougie la force à recevoir l'empreinte du rétrécissement, et si la bougie file jusqu'à la vessie, plusieurs rainures qu'elle rapporte démontrent clairement qu'il existe plusieurs endroits rétrécis dans le canal.

Il est un inconvénient qui se présente fréquemment dans les cas de rétention complète, ou seulement de grande difficulté à uriner; c'est qu'il est de toute im-possibilité de faire franchir l'obstacle à la bougie la plus fine.

Ducamp avait pensé qu'à l'aide de ses conducteurs en gomme élastique il parviendrait facilement à faire franchir à des bougies fines les rétrécissements ; mais il a pu s'assurer plusieurs fois de leur complète inutilité ; nous-mêmes nous avons depuis longtemps renoncé à nous en servir, préférant patienter et commencer à dilater doucement le rétrécissement avec les bougies coniques en gomme élastique, jusqu'à ce que faisant pénétrer une bougie en cire n° 5 ou 6, nous ayons des données certaines pour la cautérisation.

Ce que les praticiens ne doivent jamais perdre de vue, c'est que l'emploi de la force est toujours proscrit de toutes nos opérations : c'est toujours avec prudence et douceur que l'on doit agir. On tourne légèrement la bougie dans les doigts pour la faire parvenir ; et si l'on s'aperçoit qu'elle bute contre l'obstacle, il faut la retirer de quelques lignes, et de nouveau tenter de l'engager dans l'étroite ouverture du rétrécissement.

C'est ainsi que nous avons constamment agi dans tous les cas critiques où nous avons été appelé auprès des malades qui demandaient de prompts soulagements ; et cependant nous n'avons employé ni le cathétérisme forcé, rarement la ponction, opérations pour lesquelles nous avons dans un chapitre précédent montré toute notre répugnance. Les vessies des malades confiés à nos soins ont toujours été évacuées, et jamais nous n'avons eu à déplorer de ces accidents graves, tels que la rupture, soit de ce viscère, soit

du canal de l'urètre, à la suite d'une violente rétention d'urine.

Avec les bougies coniques nous nous apercevons
de suite si nous avons franchi l'obstacle : la résistance que nous éprouvons est légère, elle ne provient
plus que des parties latérales, et la bougie augmentant
graduellement de volume, ce léger renflement suffit
pour écarter peu à peu les parois de l'obstacle. Si le
malade n'est pas pressé de l'envie d'uriner, on laisse
cette bougie environ vingt minutes en place, et au moment où on la retire l'urine s'échappe à sa suite assez
fort pour soulager pendant un certain temps un malade qui cependant pouvait être en danger.

On recommence chaque jour ces petites opérations, qui dans tous les cas, et même les plus graves, devront être employées, afin de n'avoir plus recours au cathétérisme forcé.

De cette manière on entrera en tout temps dans la
vessie, et par les plus petites ouvertures.

Dès que nous aurons obtenu l'empreinte et la longueur du rétrécissement, que l'inflammation qui s'é-
tait emparée du malade par suite des accidents de la
rétention d'urine est dissipée, nous opérerons avec
précision, quand il s'agira d'en venir à l'emploi du
porte-caustique, pour attaquer et détruire radicalement les rétrécissements de l'urètre.

Ducamp fit construire, pour mesurer la longueur
des rétrécissements, un instrument que nous allons
décrire, quoique nous l'employions rarement dans
notre pratique.

Cet instrument se compose d'une canule de gomme élastique, n° 4, terminée antérieurement par un bout en or de six lignes de longueur; deux pièces mobiles, d'une ligne et demie d'étendue, font partie du petit cylindre d'or qui termine l'instrument, et sont fixées à son extrémité antérieure par deux charnières : ces deux pièces mobiles sont soudées, par leur autre extrémité, à deux petits ressorts, lesquels se réunissent sur un mandrin qui parcourt tout l'instrument et le dépasse de deux ou trois lignes. D'après ces dispositions, les pièces mobiles étant rapprochées forment avec le reste de l'instrument un cylindre terminé par un bout arrondi; mais, en poussant le petit mandrin, les deux pièces mobiles sont soulevées, et forment à l'extrémité de la canule un renflement ou tête de deux lignes de diamètre. Pour mesurer un rétrécissement avec cet instrument, on tâche de lui faire franchir l'obstacle, soit en le faisant pénétrer dans le canal comme une simple bougie, ou mieux à l'aide d'un conducteur : poussant ensuite le mandrin, les pièces mobiles s'écartent du corps de l'instrument. On retire doucement ce dernier; la tête s'arrête sur la surface postérieure de l'obstacle, tandis que l'extrémité du conducteur est appuyée sur la face antérieure de ce même obstacle. De cette manière, l'espace compris entre l'extrémité du conducteur et la tête de l'autre instrument indique l'étendue du rétrécissement, toujours avec le secours de l'échelle de proportion tracée sur la canule en gomme élastique.

17

Maintenant que nous avons toutes les connaissances préliminaires qui sont indispensables pour appliquer le caustique d'une manière convenable; que nous savons bien quelle est la partie qu'il faut épargner, quelle est celle qu'il faut détruire, et dans quelle étendue il faut le faire; maintenant que, par une dilatation répétée pendant plusieurs jours, à l'aide de bougies coniques, nous avons légèrement agrandi l'ouverture de l'obstacle, si nous avons un instrument approprié à l'opération, nous pourrons à volonté détruire le rétrécissement dans toute son étendue, en le touchant d'avant en arrière et de dedans en dehors. Nous pourrons aussi, suivant le besoin, le cautériser circulairement, ou n'intéresser qu'une plus ou moins grande étendue de sa circonférence.

Examinons si les porte-caustiques, que nous devons au génie créateur de notre jeune devancier, peuvent remplir cet objet.

De nombreuses cures sont là pour attester les bons résultats et l'efficacité de cette nouvelle méthode de guérir.

Le porte-caustique de Ducamp se compose d'une canule en gomme élastique très flexible, des n°ˢ 4, 6 ou 8, de huit à neuf pouces de longueur, et d'une douille en or ou en platine de onze lignes de longueur, et de même grosseur que le tube en gomme élastique.

Cette douille porte extérieurement, dans quatre lignes d'étendue, un pas de vis, au moyen duquel elle peut s'adapter au tube de gomme élastique et faire corps avec lui; à son autre extrémité se trouve une autre vis de deux lignes et demie d'étendue, sur laquelle vient se fixer une petite capsule arrondie à son extrémité antérieure, et percée à son centre, pour laisser passer la tige centrale de l'instrument.

L'intérieur de la douille présente dans la moitié de sa circonférence deux arêtes saillantes qui se prolongent jusqu'à son extrémité, en laissant entre elles, de chaque côté et sur deux points diamétralement opposés, une partie vide qui forme de bas en haut une coulisse. Un cylindre de platine, de dix lignes de longueur, et d'une ligne de diamètre, supporté par une bougie de gomme élastique de huit et demi à neuf pouces et demi de longueur, lui sert de manche et complète l'instrument.

Ce cylindre de platine porte, à cinq lignes de son extrémité antérieure, une goupille qui la dépasse d'un quart de ligne de droite à gauche; à une demi-ligne au-dessous de cette goupille, il porte, dans trois lignes d'étendue, une rainure profonde, ayant à peu près trois quarts de ligne de largeur.

D'après ces dispositions, la tige étant introduite dans la canule de gomme élastique, et la douille de platine se trouvant vissée et goupillée sur le tube, lorsque la goupille est appuyée sur le rétrécissement, l'extrémité du cylindre dépasse l'extrémité de la douille, entre dans l'ouverture du rétrécissement, et y porte le caustique que l'on dirige à volonté en haut, en bas, ou sur les côtés, au moyen de quoi on

peut cautériser à son gré ou un seul point de la circonférence, ou une plus grande étendue, ou sa totalité, en faisant décrire des mouvements plus ou
moins grands à l'instrument.

Admettons que nous avons reconnu, par l'exploration du canal, qu'il existe à cinq pouces de profondeur un obstacle de deux lignes d'étendue, dont
l'ouverture est au centre : le porte-caustique étant
huilé et fermé, nous l'introduisons dans le canal ; il
rencontre, à cinq pouces de profondeur, une résistance, et la marque qui indique cinq pouces se
trouve à l'orifice extérieur de l'urètre. Nous faisons
alors décrire un quart de cercle à la tige intérieure,
et nous la poussons en avant ; le cylindre, garni de
caustique, sort de sa gaîne, et pénètre dans le rétrécissement. Comme il est utile de cautériser ce dernier dans toute sa circonférence, nous faisons tourner doucement l'instrument sur son axe, en le poussant légèrement, de manière à ce qu'il n'abandonne
pas l'obstacle. Au bout d'une minute nous retirons
la tige intérieure, le caustique rentre dans sa gaîne,
et nous ôtons l'instrument.

On voit que dans cette opération le caustique, en
allant et en revenant, n'a point intéressé les parties
antérieures à l'obstacle ; il a touché ce dernier dans
toute son étendue, d'avant en arrière, et de dedans
en dehors. Quand l'escarre sera détachée, le canal se
trouvera élargi de toute l'épaisseur des parties que le
caustique a frappées de mort.

Si le bourrelet qui forme l'obstacle, et qu'il faut

détruire, se trouve à la partie supérieure, nous introduisons le porte-caustique de la même manière ; nous dirigeons la rainure qui contient le caustique en haut, et nous faisons mouvoir l'instrument de droite et de gauche, en lui faisant décrire un demi-cercle ; de cette sorte, le caustique détruit la paroi supérieure du lieu rétréci, sans intéresser l'inférieure.

Si, au contraire, la partie qu'il faut détruire est en bas, nous dirigeons le caustique de ce côté; si elle est à droite, nous le portons à droite, et réciproquement.

Nous avons fait subir quelques modifications au porte-caustique en gomme de Ducamp, modifications que sans doute il n'eût pas manqué d'apporter dans cet instrument, si la mort n'était pas venue le surprendre au milieu de ses travaux et de ses utiles découvertes.

La canule de nos porte-caustiques en gomme élastique est un peu plus grande ; la division du pied y est fidèlement tracée, et il n'y a point de pas de vis dans la douille, qui est très solidement goupillée sur la canule en gomme ; le cylindre de platine est supporté par une tige en métal, et la cuvette qui reçoit le nitrate d'argent, sortie entièrement de la canule, est retenue à sa base par une tête arrondie, qui, n'étant pas en rapport avec l'ouverture de l'extrémité de la canule, ne peut à tout événement exposer jamais l'opérateur à laisser échapper sa cuvette dans le canal de l'urètre.

Nos porte-caustiques ont en outre un pavillon qui,

avec un curseur, nous sert à fixer la tige métallique
portant le caustique, et à placer, soit supérieurement,
soit inférieurement, la rainure qui contient l'agent
chimique destiné à la cautérisation. Nous avons aussi
fait construire des porte-caustiques en platine et en
argent. Ces instruments, droits et courbes, s'ouvrent
en faisant faire au mandrin un quart de tour, sans
pour cela que la canule ou le mandrin recule. On
tourne la tige du mandrin, et le caustique renfermé
dans la cuvette est de suite en contact avec la partie
qu'il est nécessaire de cautériser; ainsi on n'est point
exposé à cautériser en-deçà ou au-delà. Dans le moment où l'on pousse la tige pour faire cette opération, il n'y a qu'à tourner l'instrument pour arriver au but qu'on se propose, qui est d'attaquer le rétrécissement d'une manière sûre.

La cautérisation terminée, on fait tourner la tige
du mandrin, et la cuvette rentre dans la partie de
la canule non ouverte. On n'a donc pas à craindre de
pincer la muqueuse urétrale, comme cela arrive
trop souvent, surtout avec les porte-caustiques courbes de M. Lallemand, de Montpellier, et le jeune praticien qui cautérise pour la première fois est bien
moins exposé à l'erreur.

Du reste, comme la division du pied est tracée sur
tous les instruments courbes ou non, l'extrémité
antérieure de cette canule a un peu plus d'épaisseur
sur une moitié de sa circonférence que partout ailleurs. L'autre extrémité est garnie d'une petite boîte
en cuir destinée à empêcher que le caustique, dis-

sous par les humeurs de l'urètre, ne vienne pendant l'opération attaquer les doigts du chirurgien.

A l'extrémité du mandrin, qui dépasse la canule de douze à quinze lignes, se trouve un manche cannelé, qui y est fixé au moyen d'une vis qui doit toujours être placée de manière à correspondre au côté du mandrin sur lequel est fixé le caustique.

Nos cuvettes contenant le nitrate d'argent destiné à attaquer les rétrécissements sont très petites; l'expérience nous a prouvé que bien des accidents, d'ailleurs exagérés, ne seraient point arrivés si l'on avait évité constamment de porter une trop grande quantité de caustique sur l'obstacle, et surtout si l'on n'avait pas cautérisé trop souvent ou trop longtemps.

Avec nos petites cuvettes et nos applications d'une demi-minute, nous arrivons au même résultat sans produire plus d'inflammation, et, ce qui paraîtra surprenant, sans être obligé de faire une plus grande quantité d'applications.

Les effets du caustique appliqué de cette maniere sont vraiment prodigieux; nous avons vu des malades atteints d'un seul rétrécissement chez qui une amélioration s'est fait sentir le jour même de la cautérisation. Ils rendaient leurs urines par un jet plus gros et éprouvaient moins de douleurs en urinant. On en sent facilement la raison : la surface intérieure du rétrécissement, qui est douée d'une si grande sensibilité, étant modifiée, les urines en traversant l'obstacle passent sur une partie morte au lieu de passer sur une partie très sensible et très irritable. Le lendemain ou le surlendemain l'escarre se détache, et le malade, à sa grande surprise, urine par un jet gros comme une plume de corbeau. Une seconde application, et au plus une troisième, suffit dans la majorité des cas pour détruire l'obstacle et pour faire uriner peu à peu le malade à plein canal.

La douleur causée par les applications du caustique est à peine plus grande que celle produite par l'introduction d'une bougie de moyenne grosseur. Lorsque, comme nous le faisons parfois, nous cautérisons des malades sans les prévenir, ils n'établissent le plus ordinairement aucune différence entre l'une et l'autre de ces deux opérations.

L'inflammation produite par la cautérisation est nulle, à moins, comme je l'ai déjà fait observer, que l'opérateur ne se soit servi de porte-caustiques mal confectionnés, ou qu'il ait cautérisé trop longtemps avec des cuvettes semblables à celles que nous avons parfois rencontrées dans les mains de certains chirurgiens.

Chez quelques malades, nous avons vu arriver un petit écoulement après l'application; chez d'autres, sujets depuis longtemps à ces écoulements, nous les avons vus disparaître.

L'hémorrhagie n'a jamais lieu dans ce traitement; les parties qu'on intéresse étant toujours éloignées des corps caverneux, il n'y a pas à craindre de faire une fausse route, puisqu'on ne doit cautériser que lorsqu'on pénètre dans l'ouverture du rétrécissement, et que la force est désormais bannie de toutes nos opérations.

Nous mettons toujours un intervalle de cinq à sept jours entre deux applications, nous contentant de passer une bougie en cire de petit calibre et bien enduite de cérat, que nous laissons quelques minutes en place, pour faciliter la sortie des urines et le détachement des escarres. Nous ramenons parfois sur la bougie, en la retirant de l'urètre, des parcelles de ces escarres; c'est autant de chemin fait vers la guérison.

La grande pratique nous dispense bien souvent d'employer les sondes exploratrices; à l'aide de nos bougies en cire nous voyons toujours de combien a grandi l'ouverture du rétrécissement, et nous savons très bien les points qui font encore saillie et qu'il faut détruire. Lorsque nos bougies arrivent jusqu'à la vessie, nous avons la certitude qu'il n'y a qu'un rétrécissement, en conséquence nous continuons nos applications en les dirigeant sur les parties les plus saillantes, jusqu'à ce que les bougies n° 8 et 9 passent avec facilité.

Quand il existe un second rétrécissement, nous l'attaquons de la même manière dès que les instruments peuvent l'atteindre avec facilité, et s'il y en a un troisième, nous ne commençons le travail de sa destruction que lorsque celle du second est complétement opérée.

Si parfois il nous est arrivé de cautériser deux obstacles dans la même séance, c'est qu'ils n'étaient pas assez prédominants dans le canal pour nous faire craindre de l'inflammation, et par suite une rétention complète d'urine. Il est convenable cependant de procéder toujours méthodiquement.

Les second et troisième obstacles se rencontrent ordinairement à six ou sept pouces du méat urinaire. En général, nous atteignons toutes les distances avec nos portes-caustiques, tels que nous les avons décrits. Cependant la courbure que l'urètre présente dans cette partie est un empêchement pour bien des médecins, surtout pour ceux qui n'ont pas l'habitude des instruments droits. Dans ces cas assez nombreux, il faut se servir du porte-caustique courbe, en argent ou en platine, qui se compose d'une canule courbe qui a deux ouvertures, l'une dans sa partie concave, et l'autre dans sa partie convexe ; le mandrin s'articule dans sa partie courbe, par plusieurs chaînons qui se développent dans tous les sens , de manière à pouvoir le faire tourner dans la partie concave et convexe, selon la nécessité. On tient le caustique caché, en faisant tourner le mandrin à moitié, ce qui se reconnaît au moyen d'un repère placé sur la boîte à liége. La rotation du mandrin ne peut pas varier, une ouverture demi-circulaire étant pratiquée sur la boîte à liége pour en régler la course.

On doit proportionner l'étendue de l'application à celle du rétrécissement ; mais, dans le cas où ce dernier serait trop long, au lieu de l'attaquer dans toute son étendue d'un seul coup, il est préférable de le détruire progressivement par des applications de deux à trois lignes. Des escarres trop longues, venant à sortir difficilement, obstrueraient complètement le canal dans le lieu rétréci; d'ailleurs, des applications très étendues pourraient irriter et enflammer le canal.

Un dixième de grain de nitrate d'argent suffit pour chaque application; dans la grande majorité des cas, il faut deux ou trois applications transcurrentes pour détruire l'obstacle, et l'on ne doit pas perdre de vue que la cicatrice sera d'autant plus mince et délicate qu'on aura détruit moins de parties.

Que l'envie d'aller vite, et de gagner deux ou trois jours sur la durée du traitement, ne fasse jamais oublier ce principe, qu'il faut détruire le rétrécissement, mais avec le moins de caustique possible; modifier les parties ulcérées par cet agent chimique, et faire cesser cet état morbide qui entretient ces écoulements qu'il est si fréquent de rencontrer sur les individus qui sont atteints de difficulté d'uriner.

Voici la manière de placer le nitrate d'argent dans la rainure du porte-caustique.

On retire tout ce qui reste de la dernière application, on place du nitrate d'argent réduit en poudre dans la rainure, et l'on dirige, au moyen d'un chalumeau, la flamme d'une bougie au-dessous de la rainure; la matière entre bientôt en fusion, et remplit exactement cette rainure. Il ne faut point trop pousser la chaleur, car on ferait boursouffler la matière; il faut que la chaleur soit juste suffisante pour faire entrer le nitrate d'argent en fusion.

Si quelques points du caustique dépassent trop les autres, on les enlève avec la pierre ponce ou de toute autre manière.

La rainure de nos porte-caustiques en platine reçoit à peine deux grains de nitrate d'argent ; mais, en ne laissant l'instrument en place que pendant une demi-minute, il ne s'en dissout guère que le tiers.

Il ne faut jamais appliquer le caustique quand le canal est dans un état d'inflammation ; par exemple, après une rétention complète d'urine. Il faut avant d'y avoir recours faire cesser cette inflammation par les moyens antiphlogistiques que nous avons indiqués dans nos précédents chapitres.

Nous venons de remplir la première partie de l'indication que nous avons établie. Nous avons, à l'aide du nitrate d'argent, détruit l'obstacle dans toute son étendue, sans intéresser les parties saines. Il nous reste maintenant à nous occuper de la seconde partie de l'indication, qui consiste à obtenir une cicatrice aussi large que le canal dans l'état naturel, c'est-à-dire de trois à quatre lignes de diamètre.

Ducamp proposa deux instruments pour arriver à ce résultat : il nommait l'un *dilatateur*, et l'autre *bougie à ventre*.

Nous avons abandonné le premier, nous ne nous occuperons donc que du second.

Les bougies en cire avec ou sans renflement exigent

beaucoup moins d'embarras que le dilatateur compliqué dont Ducamp nous a donné la description, et qui consistait en une petite poche oblongue de boyaux de chat préparés, que l'on enflait ensuite avec de l'eau, après avoir fait pénétrer l'instrument dans le canal de l'urètre. Il avait des dilatateurs de trois numéros différents.

La distension produite par ce dilatateur est trop peu permanente, il faut y revenir souvent. Il est douloureux pour les malades; parfois beaucoup de praticiens ne seraient pas en position de se procurer les ingrédients nécessaires pour compléter cet instrument; il exige beaucoup de lenteur dans son application. Les bougies en gomme élastique ou en cire ordinaires nous épargnent tous ces embarras, de même que les bougies recouvertes de cire à mouler nous fournissent toujours des données certaines sur la longueur des rétrécissements.

Pour rendre au canal son état primitif, nous nous servons parfois, après l'application du porte-caustique, de bougies en cire qui ont des ventres ou renflements vers le milieu. Les personnes qui n'ont aucune idée de la conformation de l'homme, de ses parties sexuelles, seraient sans doute étonnées de voir la grosseur des bougies dont nous faisons usage. Le ventre, de deux, trois et même quatre lignes, fait dire au premier coup d'œil qu'elles n'entreront pas dans l'urètre. N'ayant jamais fait attention qu'à la petite ouverture que présente la verge, qui n'a que deux lignes et demie tout au plus de diamètre, les malades redoutent la douleur insupportable qu'ils croient devoir suivre l'introduction de ces bougies. Nous pouvons cependant assurer que la douleur est légère, qu'elle se fait sentir principalement à l'entrée du méat urinaire, et qu'une fois l'ouverture du gland franchie, elles se trouvent en rapport avec un canal qui a partout trois ou quatre lignes de diamètre.

Les plus petites bougies employées pour dilater le canal ont un ventre de deux à deux lignes et demie sur dix-huit lignes d'étendue : la plus grosse dont nous nous servons a environ quatre lignes de diamètre ; elles ont l'avantage de ne distendre absolument que le point rétréci, et de ne pas exercer inutilement des froissements sur les parties saines du canal, qui ne tarderaient pas à s'enflammer.

Une bougie à ventre de deux lignes de diamètre passera sans éprouver de difficulté, puisque deux lignes et demie se trouvent la largeur naturelle de la partie la plus étroite de l'urètre, le méat urinaire. Si le ventre de la bougie a trois lignes et plus de diamètre, il rencontre bien un légère résistance : en allant doucement, en tournant l'instrument, on parvient à lui faire franchir cet orifice, qui est susceptible de dilatation ; et dès qu'elle a passé, elle a encore une ligne de jeu, puisque, chez certains individus, le canal de l'urètre a quatre lignes et plus de diamètre, et qu'au bulbe et à la fosse naviculaire, il est encore plus large ; le reste de la bougie ne fera donc plus éprouver ni gêne ni forte douleur à l'ouverture du gland.

Le malade peut ainsi conserver la bougie pendant un quart d'heure, vingt minutes, ou même une demi-heure. Le canal de l'urètre est susceptible de dilatation sans que pour cela il en résulte des inconvénients; toutes ses parties, se trouvant très souples et élastiques, cèdent facilement à nos bougies en cire à renflement, qui, se trouvant en contact parfait avec le point rétréci que nous avons détruit par le caustique, le distendent de trois à quatre lignes, et le mettent constamment de niveau avec le reste du canal.

Pendant tout le temps que dure cette distension, qu'il est bon de répéter pendant quinze jours ou trois semaines, le reste du canal est toujours en rapport avec une bougie ayant deux lignes de diamètre, qui ne lui cause aucune irritation.

Nous devons dire que bien souvent nous n'avons même pas recours aux bougies à ventre; que nous n'employons surtout chez les malades qui ont l'ouverture du méat urinaire très petite, que des bougies soit en gomme élastique à bout olivaire, ou en cire ordinaire, en élevant le calibre jusqu'aux n°s 10 ou 12.

On voit que c'est à l'aide de ces diverses bougies bien confectionnées que nous obtenons cette cicatrice de trois à quatre lignes de diamètre; nous graduons chaque jour leur grosseur, et, au bout d'une quinzaine, il est rare que les bougies les plus grosses ne parviennent pas jusqu'à la vessie, sans faire éprouver aux malades de bien vives douleurs. On peut alors ne plus se livrer à ces introductions qu'une fois par jour, et même tous les deux ou trois jours ; puis de loin en loin, pour raffermir les parties cautérisées , le malade peut, en nous quittant, s'en faire l'application lui-même ; il s'habitue insensiblement à franchir l'orifice du canal de l'urètre avec facilité, et se fait bien moins de mal que lorsqu'il a recours à la main de l'opérateur.

C'est ici le cas de faire la part d'utilité des nouveaux cathéters en plomb ou en étain du chirurgien de Lausanne, Mayor. Ces cathéters, terminés par un bec arrondi ou par un bout olivaire, introduits momentanément et de loin en loin dans l'urètre, lorsque les rétrécissements auront été parfaitement détruits, pourront avoir le bon effet de maintenir et conserver le canal à l'état de dilatation qui aura été obtenue par la cautérisation et par une dilatation douce et graduée.

Les malades pourront alors sans effroi les employer ; en quelques séances je leur apprends facilement à les introduire. J'ai l'habitude de donner aux malades qui partent entièrement guéris, plusieurs de mes bougies pour en faire usage de temps à autre. Je remplace, quand ils le désirent, ces bougies par deux ou trois cathéters en plomb, auxquels ils pourront recourir deux ou trois fois par an. Le premier de mes catéthers a trois lignes de diamètre; le second trois lignes et demie, et le troisième quatre lignes environ. On peut le garder en place cinq minutes alternativement, et bien s'assurer par là si la guérison a été complète, et si le canal est toujours en bon état. Ils peuvent alors, sans crainte de se blesser, manier ces cathéters métalliques volumineux. Le canal est libre ; les parties douloureuses et malades par l'ancienneté des ulcérations sont guéries et cicatrisées par les applications de nitrate d'argent. Ces corps rapides et durs passeront donc sans danger, surtout puisqu'ils ne sont pas destinés à rester longtemps dans l'urètre, et qu'il ne s'agit plus que de *recalibrer* le canal et de bien s'assurer de sa parfaite guérison.

Mais, répétons-le encore, on ne doit pas recourir à l'action des cathéters métalliques lorsqu'il s'agit de dilater les parois d'un canal fortement rétréci ; cette dilatation forcée et brusque peut être suivie des résultats les plus funestes, et j'ai acquis la preuve que les corps arrondis et d'un certain volume n'écartent et n'enfilent pas toujours un canal membraneux, tel que l'urètre, comme Mayor l'avance dans son opuscule. Cette pratique sera toujours hasardée et nuisible, lorsque, par suite de l'oblitération complète du canal, on aura à craindre une rétention complète d'urine, ou que l'on aura à lutter contre ces rétrécissements anciens, de nature calleuse, ou bien encore dans ces cas graves où déjà les malades ont eu des fistules périnéales qui, par leur poids sur le canal, l'ont en quelque sorte complètement dévié. L'introduction des sondes métalliques en plomb ou en étain dans la pratique chirurgicale a doublé le nombre des affections de la glande prostate depuis huit ou dix ans. Il est, en effet, peu rare de rencontrer des engorgements et des tuméfactions de cette glande chez les malades qui, soit dans les hôpitaux, soit dans la pratique civile, ont été traités par des instruments durs et volumineux.

Nous voilà arrivé à la fin du traitement; nous avons donc atteint ce que nous nous étions proposé. Nous avons par le caustique détruit des parties superflues, sans intéresser les parties saines; nous avons obtenu une cicatrice d'un calibre égal à celui du canal, et nous pouvons considérer comme radicalement guéri le malade qui a été traité de la sorte.

Cette méthode de traitement présente donc ce grand avantage, qu'elle mène à une cure durable, tandis que toutes les autres ne conduisaient qu'à un soulagement momentané.

Elle en présente encore un autre : c'est de produire le grand résultat dont nous venons de parler, plus promptement, en causant moins de douleur au malade, et sans l'exposer aux dangers qui accompagnent les autres traitements.

En effet, quand il ne se présente à nous que des cas simples, après avoir exploré le canal, pris l'empreinte du rétrécissement, avoir passé pendant quelques jours les bougies en gomme élastique, et fait ensuite une application du porte-caustique, le malade ne tarde pas à s'apercevoir qu'il rend ses urines par un jet de moyenne grosseur;

alors une seconde application est faite, après quoi le malade se repose pendant un jour ou deux, au bout desquels il urine par un jet de grosseur presque naturelle.

Si l'on n'a qu'un seul rétrécissement à attaquer, on voit qu'au bout de dix à quinze jours de traitement on peut fort bien employer la dilatation du canal, et la continuer chaque jour pendant un pareil laps de temps. En passant les bougies en cire ou en gomme élastique pendant une demi-heure ou une heure, et chaque jour, les bougies qui sont mises en contact avec la partie rétrécie et cautérisée rendent son calibre naturel au canal, qui arrive bientôt jusqu'à recevoir insensiblement les numéros les plus élevés.

Notre traitement terminé, nous engageons toujours les malades à faire usage, soit des bougies à des intervalles plus ou moins éloignés, soit de nos sondes courbes en gomme élastique jusqu'à ce que la cicatrice ait acquis la consistance convenable et que la cure soit bien achevée.

Beaucoup de nos malades nous ont avoué, après cinq et dix ans passés loin de nous, qu'ils ont totalement négligé la recommandation que nous leur avions faite en nous quittant, et n'en ont pas moins été parfaitement guéris.

Que l'on compare ce traitement à celui par les excisions, les scarifications, le cathétérisme forcé, la bougie armée des Anglais, ou par les bougies et par les sondes à demeure dans le canal; que, d'une part, on se rappelle les incertitudes, les dangers, les accidents qui accompagnent ces traitements, et, de l'autre, que l'on examine avec attention les nombreux moyens que nous donne notre méthode de combattre les rétrécissements pour écarter ces incertitudes, ces dangers et ces accidents; que l'on compare enfin le résultat définitif de ces divers traitements, et que l'on prononce.

Dans une pratique fort étendue, où il se présente à nous tant d'individus atteints de rétrécisssements, nous n'abusons jamais du nitrate d'argent; une, deux ou trois applications légères suffisent presque constamment, et dans les cas les plus graves, pour rétablir le passage à l'urine et consolider une cure. Des écoulements anciens et très rebelles ont aussi souvent disparu par leur usage. Les cautérisations bien faites n'entraînent après elles ni douleurs vives ni accidents, et surtout elles ne frappent pas d'impuissance les malades qui s'y soumettent; c'est là un de ces mille contes ridicules avancés par l'ignorance ou la mauvaise foi.

DEUXIÈME PARTIE.

DES REINS. — DES URETÈRES. — DU DIABÈTE SUCRÉ OU GLUCOSURIE. — DE LA GRAVELLE ET DES CALCULS. — DES CAUSES, DES SYMPTÔMES ET DES DIVERS MODES DE TRAITEMENT DE CES MALADIES.

CHAPITRE PREMIER.

DES REINS ET DES URETÈRES. — DE LEURS MALADIES.

Les reins sont situés dans la région lombaire droite et gauche ; ils peuvent éprouver des déplacements accidentels, et de nombreuses affections morbides viennent souvent les assaillir. Ces organes sécréteurs de l'urine offrent un tissu parenchymateux qui leur est propre ; ils ont la forme d'un ovale aplati, échancré sur son bord interne, où entrent la veine rénale, l'artère du même nom, et d'où sortent les uretères, canaux excréteurs destinés à porter l'urine dans la vessie.

On voit de suite que le rein sécrétant l'urine, toutes les maladies des voies urinaires peuvent venir l'assaillir. Si ce fluide n'est pas expulsé, s'il y a rétention, il reflue dans le bassinet et les calices, et s'y accumule en les distendant. Des concrétions calculeuses s'y forment, des pierres parfois fort volumineuses ont donné lieu à des maladies graves qui ont occasionné la mort, sans qu'on ait pu y porter remède, car les vaisseaux volumineux qui entrent dans le rein s'opposent à ce que l'opérateur le plus hardi cherche à porter sur cet organe l'instrument tranchant.

Les uretères sont de longs canaux excréteurs de l'urine qui descendent en longeant le muscle psoas, et plongent dans le bassin en parvenant obliquement dans la vessie, où ils aboutissent à l'angle postérieur du trigone vésical. Dans les cas de gravelle, si les graviers sont petits, ils cheminent facilement; plus volumineux, ils s'arrêtent dans leur trajet, marchent lentement, et occasionnent aux malades ces violentes coliques néphrétiques, jusqu'à ce qu'ils soient arrivés dans la vessie, où ils séjournent et concourent à la formation d'un corps étranger plus volumineux, s'ils ne sont pas expulsés par ce viscère.

Mon intention n'est point de donner la longue nomenclature des affections nombreuses et variées qui peuvent assaillir les reins et les uretères. La maladie des reins la plus fréquente, celle pour laquelle je suis si souvent appelé, c'est la *néphrite calculeuse aiguë*. J'ai été assez heureux maintes fois pour combattre avec efficacité les accidents à l'aide de mon traitement, que je vais indiquer.

La néphrite calculeuse est presque toujours une maladie grave; elle est d'autant plus fâcheuse que le sujet qui en est atteint est avancé en âge, parce qu'alors les graviers qui par leur présence occasionnent la néphrite séjournent plus facilement dans les cavités rénales et y prennent plus vite de l'accroissement, en raison de cette grande quantité d'acide urique que l'on remarque de préférence dans les urines des vieillards que chez celles des adultes. Cette affection est plus dangereuse aussi chez les individus sanguins, bilieux, mélancoliques, enclins à la colère; le danger est surtout éminent si les accès de la néphrite calculeuse sont très intenses et très rapprochés, car il est à craindre qu'il ne survienne des pissements de sang, des abcès purulents, et la fièvre lente, qui ne tardent pas à causer la mort. C'est donc à calmer promptement ces douleurs violentes, à combattre ces symptômes graves qu'il faut s'appliquer. J'emploie de suite les adoucissants, les calmants et les relâchants. Les saignées générales et locales doivent être pratiquées dès les premiers moments de l'accès; l'âge, le tempérament du malade, l'état du pouls, la violence du mal, doivent en régler le nombre et l'abondance. Les sangsues et les ventouses scarifiées, appliquées sur la région des reins et sur le trajet des uretères; les boissons tempérantes et rafraîchissantes, telles que l'eau de chiendent, la racine de fraisier, de queue de cerises, le petit lait, l'eau de poulet, de veau, de gomme arabique, de graines de lin, de fleurs de mauves, les émulsions de semences froides, de pavot et d'amandes douces, très légèrement camphrées, toutes ces boissons rafraîchissantes édulcorées avec les sirops d'orgeat, de groseilles ou de gomme adragant; les bains ou les demi-bains tièdes, dans lesquels on fait entrer abondamment du son ou des herbes émollientes, sont d'un grand secours; il est rare qu'on n'en obtienne pas de bons effets au bout de très peu de temps, quand on peut persuader au malade atteint de coliques néphrétiques que son soulagement sera en proportion du temps qu'il aura prolongé le bain. Les embrocations, les fomentations huileuses et opiacées, les cataplasmes émollients et sédatifs conviennent aussi, et seconderont puissamment les moyens généraux. Il faut avoir le soin après chaque embrocation opiacée de recouvrir les parties avec une flanelle doublée qui préalablement aura été trempée dans une épaisse décoction de racine de guimauve, de graine de lin et de têtes de pavots. Les lavements et demi-lavements avec la même décoction, à laquelle on ajoute une ou deux cuillerées d'huile d'olive ou d'amandes douces, et dont on continue l'usage même après l'évacuation des matières endurcies, seront d'un très bon effet.

A l'aide de cette médication active, j'ai bien souvent arrêté les symptômes inflammatoires, empêché des abcès et la suppuration qui en aurait été la suite. Accidents toujours graves, car la maladie a plus de

durée et peut entraîner après elle de vastes ulcérations, d'une guérison très difficile, qui finissent presque toujours par amener une fièvre lente, le marasme et la mort du sujet.

CHAPITRE II.

DU DIABÈTE SUCRÉ OU GLUCOSURIE. — SON TRAITEMENT.

—

C'est une maladie fort curieuse et très extraordinaire que celle du diabète, qui s'accompagne d'une
faim dévorante, d'une soif inextinguible, et dans
laquelle un malade peut rendre en vingt-quatre
heures plus de douze litres d'urine, qui contiennent
quelquefois plus d'un kilogramme de sucre.

J'ai pu observer plusieurs diabétiques, analyser
leurs urines, et recueillir quelques observations intéressantes de cette singulière affection. M. Chevreul
fut le premier qui, en 1815, démontra que le sucre
de diabète était identique avec le sucre de raisin.
Plus tard, MM. Rochoux et Bouchardat définirent
le diabète : une maladie dans laquelle l'urine contient
ordinairement du sucre de fécule.

Le diabète débute le plus ordinairement d'une manière lente et insidieuse. Un des phénomènes qui
attirent le plus tôt l'attention du malade, c'est l'aug-

mentation progressive des urines. Elles sont en général beaucoup moins colorées que les urines normales; leur odeur est presque nulle, ou se rapproche de celle du petit-lait; leur saveur est douce, sucrée; leur densité est très importante à noter : elle est beaucoup plus considérable que celle des urines ordinaires. Les urines diabétiques subissent franchement la fermentation alcoolique, soit qu'elles contiennent des corpuscules de ferment, comme l'a vu M. Quevenne, soit que ces petits produits organisés s'y développent par la transformation de l'albumine, soit qu'on en ajoute; la détermination du sucre est d'ailleurs très facile à opérer.

Quelquefois l'urine diabétique est insipide ou légèrement salée. En thèse générale, toute urine d'une couleur pâle, d'une densité supérieure à 1,040, est une urine diabétique. Ce caractère est fort utile, parce qu'on peut le constater facilement et rapidement. Un autre caractère beaucoup plus précieux encore, et dont, j'espère, on tirera grand parti, c'est celui qui tout récemment a été trouvé par M. Biot à la solution du sucre de fécule de dévier à droite la lumière polarisée. Cette expérience nous paraît capitale en ce qu'elle peut s'effectuer rapidement avec la plus grande facilité, et qu'on peut ainsi connaître assez rigoureusement la proportion de sucre contenue dans l'urine sans recourir à l'analyse, et qu'on peut apercevoir par ce moyen les progrès journaliers du traitement auquel on soumet le malade.

J'ai suivi pour analyser les urines diabétiques le

procédé simple et si facile du savant pharmacien en
chef de l'Hôtel-Dieu, M. le docteur Bouchardat (1).
Je place les urines dans une capsule de porcelaine
posée sur un bain de sable chauffé par la vapeur
d'eau; la température du liquide contenu dans la
capsule ne doit pas être supérieure à 60 degrés. Il
faut trois ou quatre jours d'une chaleur excessive pour
achever l'évaporation de dix litres d'urine ; mais
alors les produits n'étaient point altérés, ce qu'on
ne peut obtenir avec certitude par aucune méthode,
si on en excepte l'emploi du vide et celui de la con-
gellation indiquée par M. Marabelli. Le liquide étant
évaporé à 30 degrés environ de l'aréomètre, on le
soumet dans un endroit sec, à l'évaporation spontanée
et à la cristallisation. Il faut souvent moins de trois
jours pour que le tout se prenne en masse ; mais il
faut ordinairement plus de six ou huit jours, et
quelquefois, quand les urines contiennent peu de
sucre, comparativement aux autres principes, la
cristallisation se fait attendre un mois. Les quantités
de sucre varient beaucoup dans les différentes urines
diabétiques. M. Bouchardat, qui a disposé à l'Hôtel-
Dieu un appareil qui fonctionne en grand et presque continuellement, a observé des urines qui n'en
contenaient qu'un huitième, et d'autres qui n'en don-
naient pas moins d'un septième de leur poids.

Ce n'est pas une chose facile que d'obtenir le su-

(1) BOUCHARDAT. *Annuaire de thérapeutique, de matière médicale
et de pharmacie,* 1841. Un volume in-32, page 172 et suivantes.

cre urinaire à un degré de pureté assez grand pour
qu'on puisse le soumettre à l'analyse élémentaire.
Par l'évaporation de l'urine à une chaleur de 60 degrés, il cristallise quelquefois presque complètement
blanc, mais il retient toutes les matières contenues
dans l'urine. Si on le fait redissoudre dans une suffisante quantité d'eau, et qu'on le fasse passer sur un
filtre de noir animal, on peut le décolorer à peu près
complètement. Mais pour l'évaporer il faudra encore la même précaution que pour l'urine primitive;
car la température de l'ébullition suffit pour faire réagir l'urée et la matière extractive de l'urine sur le
sucre, et le convertir en une mélasse noire et incris-
tallisable. Cet effet s'observe encore si , en évaporant
au bain-marie, on dépasse le point de concentration;
car alors l'urée et la matière extractive de l'urine
réagissent également sur le sucre.

Les liqueurs convenablement évaporées sont aban-
données dans une étuve chauffée à 15 degrés, et l'on
obtient des cristaux de sucre urinaire d'une assez
grande blancheur; mais ils sont loin encore d'être
purs. Pour cela, il faut les laver successivement avec
de l'éther sulfurique alcoolisé, puis avec de l'alcool,
jusqu'à ce que la masse soit parfaitement blanche ;
puis il faut les dissoudre à l'aide de la chaleur dans
l'alcool rectifié, filtrer les liqueurs, et recueillir les
cristaux qui se forment, et les purifier par de nouvelles dissolutions et cristallisations.

On savait déjà, d'après les observations de MM. Thénard et Dupuytren, insérées dans les *Annales de Chi-*

mie, tome LIX, que les urines des diabétiques, dans certaines conditions, perdent leur saveur sucrée pour en prendre une qui est sensiblement salée. Ce fait avait été aussi observé par M. Bouchardat, mais il voulut savoir à quoi cet état tenait; il parvint donc à le produire à volonté chez les diabétiques en les nourrissant avec 200 grammes de pain à peu près par jour et un kilogramme de viande cuite. Les urines alors perdaient rapidement, sous l'influence de cette seule nourriture, leur caractère sucré pour devenir insipides et légèrement salées. Si on évapore cette urine avec beaucoup de précaution à une chaleur qui ne dépasse pas 60 degrés, et qu'on l'abandonne pendant plusieurs jours dans une capsule et dans un lieu sec, elle ne tarde pas à cristalliser. On remarque ordinairement trois espèces de cristaux distincts : 1° des cristaux diaphanes de forme cubique, d'une saveur salée. Ils résultent de la combinaison du sucre de fécule et du sel marin; 2° des cristaux aiguillés résultant de l'union de l'urée de l'acide lactique ou de lactate d'urée; 3° des cristaux mamelonnés ayant la plus grande ressemblance avec le sucre de fécule, mais n'offrant plus qu'une saveur sucrée ou nulle ou à peine perceptible. Si on sépare avec beaucoup de précaution les deux autres sortes de cristaux, on aura le produit que MM. Thénard et Dupuytren ont obtenu, et auxquels ils avaient donné le nom de *sucre diabète insipide*. Mis en dissolution convenablement avec du ferment, il subit la fermentation alcoolique, absolument comme le sucre de raisin; mis au contact avec une solution alcaline légère, il se colore très fortement comme le sucre de fécule, et se transforme en une masse noirâtre, insipide, surtout à l'aide de la chaleur.

Il n'est pas rare de rencontrer une petite proportion d'albumine dans les urines diabétiques. La présence de ce principe coïncide assez souvent avec la diminution d'urine, d'où MM. Thénard et Dupuytren avaient tiré la conclusion que sa présence annonçait une guérison prochaine; mais l'observation ne justifie pas complètement cette donnée. Prout prétend même que la forme la plus grave du diabète est celle dans laquelle l'urine est albumineuse. Ce qui est vrai, c'est que quand le diabète se complique de tubercules, et que l'issue funeste est imminente, la proportion de l'urine diminue, et elle devient quelquefois albumineuse.

Quelques auteurs avaient prétendu qu'un des caractères chimiques de l'urine diabétique était l'absence de l'acide urique; cette assertion n'est nullement fondée : si l'on n'en a pas constamment rencontré, c'est qu'il existe dans des proportions extrêmement faibles, mais il existe toujours.

La proportion d'urée dans les urines diabétiques ne peut être indiquée d'une manière générale, même approximativement; car elle varie non-seulement pour des malades différents, mais encore pour le même malade. Dans la même quantité d'urine donnée, je l'ai vue s'élever d'un jour à l'autre à une quantité dix fois plus élevée. Cela tient uniquement à la nature du régime, et les proportions réciproques d'urée et de sucre peuvent varier au gré de l'observateur. De très nombreuses analyses m'autorisent à regarder la proposition suivante comme complètement démontrée. Chez les diabétiques, comme chez les personnes en santé, la proportion d'urée contenue dans l'urine est proportionnelle à la quantité d'aliments azotés qu'ils prennent. Si donc, chez les diabétiques, la proportion relative d'urée est ordinairement très faible, cela provient uniquement de ce que la proportion d'aliments azotés est très faible comparativement à la quantité d'urine rendue. Les urines diabétiques sont presque toujours acides d'une manière très sensible ; je les ai très rarement observées alcalines. Elles doivent leur acidité particulièrement à l'acide lactique libre.

J'emprunte à M. Bouchardat une de ces analyses d'urine diabétique, qui m'ont paru les plus riches en sucre.

Eau	835,33
Sucre de raisin	134,42
Urée	8,27
Albumine	1,40
Mucus	0,24
Acide lactique Lactate d'ammoniaque Matière extractive de l'urine soluble dans l'alcool	6,38
Matière extractive de l'urine soluble dans l'alcool, insoluble dans l'eau	5,27
Sels	8,69
	1000,00

Mais je ne saurais trop le répéter, rien n'est plus variable que la nature de l'urine, particulièrement dans l'affection morbide qui nous occupe, le diabète. C'est là surtout que l'influence de la nourriture sur les urines est évidente. Nous allons voir bientôt en nous occupant du traitement comment on peut faire varier à volonté la quantité de sucre ou d'urée en apportant des modifications dans le régime.

Les fonctions des organes de la génération fournissent une observation fort importante à constater chez les diabétiques ; ils n'ont ordinairement ni érections, ni désirs vénériens. Cette inertie des organes génitaux s'observe surtout quand la maladie est ancienne et que le malade est très affaibli. Le praticien anglais Ellioston avait déjà constaté que la spermatisation cessait tout à coup d'avoir lieu chez les diabétiques. Parfois leur voix devient faible et rauque, d'autres fois une toux sèche accompagne la dyspnée. La phthisie pulmonaire survient souvent à la suite d'un diabète chronique, lorsque le sujet est épuisé par la durée de cette cruelle affection, et surtout lorsque l'on n'a point cherché à la modérer par un régime approprié.

Souvent les diabétiques sont pris à la fin de leur vie d'une fièvre continue ou rémittente qui finit par devenir hectique. Les membres inférieurs s'infiltrent d'une sérosité que plusieurs observateurs ont dit être sucrée.

La présence du sucre dans cette sérosité, comme dans les crachats muqueux et le sang des diabétiques,

est une question encore controversée aujourd'hui.
On a pareillement analysé la salive des diabétiques
dans le but de s'assurer si elle contenait du sucre.
Mac-Gregor affirme en avoir constaté l'existence.
Notre savant professeur, M. Dumas, a trouvé cette
salive acide; la bouche des diabétiques est sèche,
aride; chez eux, la sécrétion acide de la peau est
tout-à-fait supprimée. Les observations de M. Bouchardat sont encore venues confirmer le dire de
M. Dumas : chez tous les diabétiques la salive a été
trouvée acide. On voit de suite quelle lumière cette
observation peut répandre sur la nature et le traitement du diabétisme.

La boulimie ou une faim excessive est un des
traits les plus caractéristiques du diabète. Les diabétiques ont ordinairement un appétit irrégulier, vo-
race. La plupart d'entre eux ont un goût très prononcé pour le pain et pour les aliments féculents.
Le diabétique qui fournit le sujet des observations
de MM. Thénard et Dupuytren, introduisait tous les
jours dans son estomac une masse de substance égale
au tiers du poids de son corps. La soif du diabétique
est plus énergique encore que la faim; elle est en
raison directe de la quantité de pain ou de substances
sucrées ou féculentes qu'il mange. Pour une quantité
de pain représentant 500 grammes de fécule, il boit
environ 3,500 grammes d'eau : c'est à peu près la
quantité d'eau nécessaire pour que la transformation
de la fécule en sucre sous l'influence de la diastase
soit complète.

La digestion est ordinairement assez bonne chez les diabétiques; cependant quelques-uns se plaignent de chaleur et de pesanteur à l'estomac, de renvois acides; mais il n'en est pas moins très remarquable de voir ainsi engloutir et digérer des masses si considérables d'aliments sans troubles bien sensibles. Les matières fécales sont parfois complètement inodores, ce qui indique une grande intensité dans la maladie; Mac-Grégor les a analysées, ainsi que la salive et des matières vomies par des diabétiques, et il assure en avoir extrait du sucre.

Le diabète est une maladie ordinairement lente et progressive; quelquefois il faut plusieurs années pour qu'elle parcoure ses périodes. Des auteurs ont signalé cependant des cas où la terminaison funeste avait été très rapide. L'individu qui en est atteint perd chaque jour ses forces et son énergie physique et morale. Sa marche et ses mouvements sont lents, pénibles, ses idées manquent de lucidité; il existe chez lui un grand abattement, de la tristesse, et un assoupissement continuel, interrompu à chaque instant par des besoins d'uriner.

Le diabète se complique souvent de l'hydropisie, que l'on observe surtout lorsque les sujets sont extrêmement débilités. Cet épanchement séreux, lorsqu'il est considérable, est toujours une très fâcheuse complication. La phthisie pulmonaire est aussi une des complications les plus ordinaires du diabète. Je passerai sous silence, pour arriver plus vite au traitement, une foule d'autres maladies qui peuvent venir s'y joindre et aggraver une affection qui par elle-même est déjà si fâcheuse.

Diagnostic du diabète ou glucosurie. — Quand on examine avec soin l'urine d'un diabétique, le diagnostic devient facile. Je rappellerai seulement ici que l'attention est le plus ordinairement portée sur la quantité d'urine qui est d'habitude beaucoup augmentée, sur sa saveur qui est sucrée, sur son odeur qui est nulle. Chez les malades qui ne sont pas soigneux, elle forme sur les vêtements des taches blanches, puis sa densité est beaucoup plus grande que la normale. Si on veut l'analyser, on y trouve du sucre de fécule.

Si pour des observateurs attentifs le diagnostic du diabète est facile, il n'en est pas moins vrai que des erreurs très graves ont été commises par des médecins habiles, mais étrangers à la pratique de la chimie. Cela arrive surtout dès le commencement de la glucosurie, lorsque la quantité d'urine rendue est encore peu considérable, ou lorsque les malades ne se sont pas encore aperçu qu'ils urinaient plus que d'habitude. Quand les médecins voudront nous imiter, analyser l'urine de leurs malades, ou seulement l'examiner au moyen de l'appareil ingénieux du professeur Biot, ils obtiendront une déviation à droite très remarquable, correspondant exactement à la quantité de sucre que l'urine contient.

Pronostic. — Tous les auteurs s'accordent à regarder la glucosurie comme une maladie très dangereuse et mortelle ; mais telle n'est pas mon opinion.

Mon expérience et mes observations tendent à prouver que l'on peut toujours arrêter et entraver la marche de cette maladie, et bien souvent même la guérir radicalement.

Quand on traite un diabétique, il faut s'assurer de la composition de ses urines, de leur quantité, de leur pesanteur, en tenir note jour par jour. Toutes les fois que j'ai soumis au traitement que je vais indiquer un sujet atteint de cette maladie, j'ai pesé et analysé ses urines avec soin; de cette manière, je pouvais me rendre compte toutes les vingt-quatre heures, de l'augmentation ou de la diminution de la sécrétion urinaire et de la quantité de sucre rendue.

L'anatomie pathologique n'a jeté que peu de lumière sur cette singulière et curieuse affection. Plusieurs auteurs ont pensé que les reins étaient les organes primitivement affectés; ils ont dû diriger leurs recherches du côté des altérations que ces viscères pouvaient présenter. Ils ont remarqué que dans le cas de diabète, ils étaient plus volumineux, d'une couleur rouge plus ou moins foncée, gorgés de sang, quelquefois au contraire remarquablement pâles, tantôt ramollis, tantôt indurés d'une manière générale ou partielle.

Les altérations pathologiques qu'on a observées le plus fréquemment dans la glucosurie sont celles de l'appareil respiratoire. Ainsi souvent on a trouvé l'état tuberculeux des poumons à tous les degrés, l'inflammation de ces organes, de la plèvre, du péricarde, l'hypertrophie avec congestion du foie et de la rate, un état congestionnaire général de l'appareil digestif, les engorgements simples ou tuberculeux des ganglions du mésentère.

On voit par ce qui précède que l'anatomie pathologique ne nous a rien appris de positif sur le diabète. Aucune des lésions indiquées n'est constante, et souvent elles manquent toutes.

Les causes du diabète ne sont pas moins obscures. Les hommes y sont plus exposés que les femmes; c'est un fait incontestable sur lequel presque tous les auteurs sont d'accord. Tous les âges sont exposés au diabète, cependant il est plus commun de trente à quarante ans. Je crois que cette maladie atteint plutôt les pauvres que les gens aisés. Les circonstances déterminantes de la glucosurie sont : l'habitation dans des lieux bas et humides, une alimentation habituelle végétale peu réparatrice, l'abus des fonctions génitales, les travaux pénibles et l'exposition aux intempéries des saisons froides et pluvieuses, l'usage immodéré des boissons aqueuses et spiritueuses, le passage d'une vie très active à une vie sédentaire, les diverses suppressions de la transpiration, soit des pieds, soit des mains, d'un flux hémorrhoïdal, etc. Mais rien n'est plus vague et rien n'est moins authentique que ces indications données comme causes déterminantes; elles ne peuvent tout au plus être considérées que comme causes prédisposantes.

Nature du diabète, théorie du diabétisme. — Une maladie aussi obscure que le diabète ne pouvait manquer d'être l'objet de nombreuses théories. Je me contenterai de résumer les principales, et d'exposer en détail celle que je propose.

Un grand nombre d'auteurs, localisant le diabète, n'y voient qu'une altération des reins et qu'une modification de la fonction sécrétoire de ces organes. De cette modification particulière, chacun veut en donner une explication ; pour les uns, ce n'est qu'une simple hypersécrétion ; pour les autres, une exaltation et voire même une paralysie des nerfs rénaux. Wollaston a émis l'idée plus ingénieuse que la maladie dépendait d'un changement dans l'état électrique des reins. Il se peut que l'hypothèse du célèbre physicien anglais soit fondée, que réellement le rôle sécrétoire des reins soit gravement modifié ; mais il ne s'ensuit pas que cette altération constitue l'essence de la maladie. Car pour moi, c'est une chose démontrée : le rein dans cette maladie agit comme organe éliminatoire du sucre et non pas comme organe déterminant sa formation ; il peut être malade, mais secondairement et jamais primitivement ; il élimine le sucre qui se rencontre dans le sang comme il éliminerait le nitrate de potasse. Les savantes et laborieuses recherches de M. Bouchardat à l'Hôtel-Dieu prouvent suffisamment cette nouvelle théorie. Les analyses du sang des diabétiques, faites après un repas féculent ou à une époque plus éloignée de ce repas, ont démontré que le principe pouvait exister ou ne pas exister. Comme pour l'urée, le rein n'est qu'un organe éliminatoire. Je passerai donc sous silence une foule d'opinions qui ne s'appuient que sur des faits particuliers mal observés, et qui ne peuvent plus soutenir aujourd'hui la discussion.

Il est cependant une remarque de Prout qui aurait dû mettre sur la voie de la théorie du diabétisme. Ce savant chimiste trouva entre la composition de la matière urée et le sucre urinaire un rapport tel, que tous les deux contiennent la même quantité d'hydro-gène, mais que l'azote de l'urée est remplacé dans le sucre par un nombre double d'atômes de carbone et d'oxigène, qui effectivement équivaut à très peu de chose près au poids de l'azote. On pouvait penser, d'après cela, que le sucre remplaçait l'urée par un autre arrangement des atômes; mais cette spécula-tion n'est plus qu'ingénieuse depuis qu'on a prouvé que les diabétiques rendaient au moins autant d'urée que les personnes en santé.

Un fait que plusieurs praticiens ont déjà rapporté, et que j'ai aussi noté, est le suivant : quand les dia-bétiques sont au summum de leur maladie, leur ap-pétit devient extraordinaire, et leur soif ardente est toujours en raison directe de la quantité d'aliments qu'ils prennent. Un autre fait sur lequel on n'avait point encore assez insisté avant M. Bouchardat, c'est le goût prononcé des diabétiques, ou pour le sucre ou pour le pain, ou pour les autres aliments fécu-lents. C'est en examinant avec attention cette singu-lière prédisposition chez tous ceux dans lesquels la maladie présentait beaucoup d'intensité, que cet au-teur a été conduit à poser les bases d'une nouvelle théorie du diabétisme, qui a puissamment contribué à la cure d'une cruelle affection regardée jusqu'à présent comme mortelle.

L'existence du sucre de fécule dans les urines diabétiques provient de la transformation de la fécule en sucre de fécule, telle que nous pouvons l'effectuer dans nos laboratoires de chimie. Il existe dans l'économie des diabétiques un principe qui a sur l'amidon une action toute semblable à celle de la diastase. Des expériences ont démontré que le ferment, le gluten, l'albumine, la fibrine, dans de certaines conditions d'altération, pouvaient exercer sur l'amidon une action tout-à-fait comparable à celle de la diastase, et ces principes se rencontrent avec l'amidon dans l'estomac des diabétiques.

On a encore observé que chez tous les diabétiques, la quantité de sucre contenue dans leurs urines était toujours en raison directe de la quantité de pain ou d'aliments féculents ou sucrés qu'ils avaient pris dans les vingt-quatre heures. Si on diminue la quantité de ces aliments sucrés ou féculents, la proportion d'urine rendue et de sucre contenu dans les urines diminue en proportion concordante. En supprimant presque complètement l'usage de ces aliments, les urines reviennent peu à peu à leur quantité et à leur composition normales.

La soif des diabétiques, avons-nous dit, est en raison directe des aliments sucrés ou féculents qu'ils prennent. Pour une quantité d'aliments représentant une livre de fécule, ils boivent ordinairement de six à sept livres d'eau environ, et rendent à peu près huit livres d'urine. Si vous diminuez ou supprimez les aliments sucrés ou féculents, la soif suit immé-diatement une marche rétrograde parfaitement com-parable. J'ai vu moi-même un malade diabétique à qui je donnais mes soins être émerveillé de voir sa soif ardente anéantie depuis qu'il ne prenait plus d'aliments sucrés ou féculents, et que je l'avais mis à l'usage du bœuf rôti, du jambon, et enfin de la nourriture animale à l'exclusion de toute autre.

La soif ardente dont sont tourmentés les diabéti-ques trouve une explication tout-à-fait satisfaisante dans les faits que nous connaissons sur l'action de la diastase sur l'amidon. Pour que la transformation de l'amidon en sucre soit complète, il faut que la fécule soit dissoute dans sept fois environ son poids d'eau. Eh bien! un phénomène semblable se passe chez les diabétiques : pour que la transformation d'amidon en sucre, qui est une nécessité forcée de leur état, puisse s'effectuer, il leur faut sept parties d'eau ; et tant qu'ils ne l'ont pas ingérée, ils sont tourmentés d'une soif à laquelle il leur est impos-sible de résister.

Cette nouvelle théorie, que nous devons à l'hono-rable et savant pharmacien de l'Hôtel-Dieu, est ap-puyée aujourd'hui sur tant de faits, sur tant d'expé-riences variées, que je regarde les deux propositions suivantes comme l'expression exacte de la vérité.

1° Chez les diabétiques, la soif est en raison directe des aliments sucrés ou féculents qu'ils prennent.

2° La proportion de sucre contenu dans les urines

est dans un rapport constant avec la proportion des aliments féculents ou sucrés.

Traitement du diabète ou glucosurie. — Les auteurs les plus anciens attachaient une grande importance aux modifications hygiéniques dans le traitement du diabète. Celse prescrivait des aliments astringents et du *vin austère*. Cette indication est beaucoup plus importante qu'on ne pense communément ; il recommandait aux malades de ne boire que modérément, et de s'abstenir de toutes les substances susceptibles d'augmenter la sécrétion urinaire. Arétée associe aux vins astringents la diète lactée et féculente. Alexandre de Tralles prescrivait de préférence les aliments très nutritifs, et il recommandait de boire selon la soif. Aétius, Houllier et Duret préconisèrent l'usage des végétaux rafraîchissants. Le grand Sydenham prit pour une des bases de son traitement l'emploi des viandes. Nous avons aussi à apprécier les travaux de Rollo, de Nicolas et de Gueudeville, qui eurent dans leur temps beaucoup de retentissement. Rollo voyait deux indications à remplir dans le traitement du diabète : la première, de prévenir la formation ou le développement de la matière sucrée ; la seconde, de détruire l'action morbifique augmentée de l'estomac. Il insista aussi d'une manière toute particulière sur le régime animal, seul propre à remplir la première. Je crois devoir reproduire l'indication détaillée du traitement préconisé par Rollo. Les principaux moyens sont le repos, l'abstinence des aliments végétaux, le régime animal exclusif, l'emploi des émétiques, du sulfure d'ammoniaque et des narcotiques. Il formule ainsi son traitement : A déjeuner, un litre et demi de lait et un demi-litre d'eau de chaux, mêlés ensemble, du pain et du beurre. A dîner, des boudins composés de sang et de graisse, l'usage modéré des viandes faisandées et des graisses aussi rances que l'estomac pourra les supporter, telles que celle du porc. A souper, les mêmes substances qu'à déjeuner. Pour boisson journalière, dix milligrammes de sulfure d'ammoniaque dans un décilitre d'eau. On fera au malade des frictions tous les matins avec du lard, et on lui appliquera une flanelle sur la peau ; on ne lui permettra que de très légers exercices ; on lui fera prendre, à l'heure du sommeil, vingt gouttes de vin antimonial tartarisé et vingt-cinq gouttes de teinture d'opium ; on augmentera graduellement ces doses. On appliquera sur chaque rein un vésicatoire d'un centimètre de diamètre, et on l'entretiendra avec soin. On conservera la liberté du ventre avec une pilule composée de parties égales d'aloès et de savon. Dès le second jour de ce traitement, ajoute Rollo, l'urine du malade se rapprochait de l'urine naturelle, et il y avait amélioration générale.

Nicolas et Gueudeville pensèrent que, pour rendre aux diabétiques les principes d'animalisation et remédier à la déviation spasmodique des sucs nutritifs sur l'organe urinaire, il fallait chercher les aliments, comme les remèdes, parmi les substances qui contiennent de l'azote et des sels phosphoriques. Notre

célèbre Dupuytren adopta complètement cette doctrine. Le traitement animal conseillé par Rollo, disait ce grand chirurgien, a la même efficacité dans
le diabète que le quinquina dans les fièvres intermit-
tentes; sous son influence, l'urine commence par
contenir de l'albumine, celle-ci disparaît au bout de
quelque temps pour faire place à l'urée et à l'acide
urique, et alors la sécrétion urinaire devient normale. Malheureusement la proposition de Dupuytren
ne fut pas justifié par l'expérience.

Il n'est peut-être pas de stricte rigueur de conseiller
aux diabétiques une nourriture ordinairement animale; il est plusieurs légumes qu'on peut leur permettre, tels que l'oseille, la chicorée, la laitue, le
cresson, les épinards, etc. Ils peuvent encore prendre
sans inconvénient des œufs, des poissons, des
viandes blanches. Ce régime les fatigue beaucoup
moins que l'usage exclusif des viandes noires, et
réussit beaucoup mieux. On doit observer encore
que les diabétiques sont sujets à des indigestions; il
faut donc diminuer la quantité des aliments, les supprimer au besoin. Il est difficile à quelques personnes
de faire un repas sans pain; on pourra donc leur
permettre une flûte de deux onces pour chaque repas,
et cette faible quantité n'aura aucune influence fâcheuse; mais il faudra surveiller avec soin la nature
de tous les autres aliments, proscrire sévèrement les
pommes de terre, le riz, les haricots, pois et len-
tilles, les confitures, et, en un mot, toutes les substances qui contiennent en grande proportion du sucre.

et de la fécule. En suivant ce régime à la lettre les malades éprouvent un soulagement immédiat, et leur état devient très tolérable. On leur prescrit chaque jour, pour boisson, 75 centilitres de vin de Bordeaux, et une infusion d'espèces amères à volonté, suivant la soif.

Maintenant que nous savons que c'est en supprimant le sucre ou les aliments féculents que le sucre de fécule disparaît des urines des diabétiques, le traitement hygiénique de la glucosurie devient un fait aussi clair que les vérités mathématiques. Si l'on n'obtient pas de suite et toujours une cure radicale de cette maladie, du moins on arrête et l'on modère à volonté des accidents graves qui faisaient le désespoir des médecins, et qui amenaient souvent une terminaison funeste.

On doit regarder comme une grande amélioration un diabétique chez qui l'on est parvenu à arrêter l'excessif appétit et une soif insatiable, lorsque la quantité d'urine rendue est revenue à l'état ordinaire ; lorsque le sujet a repris peu à peu des forces et son embonpoint ; que son moral s'est amélioré et lui permet d'espérer un avenir meilleur.

Une foule de médications pharmaceutiques ont été tour à tour préconisées, car il y a peu d'affections qui aient tant occupé ; les bains de vapeur, les frictions aromatiques, les acides minéraux, les toniques et les astringents sous toutes les formes, les ferrugineux, les diaphorétiques, les stimulants, plusieurs préparations métalliques ou cuivrées, ont été tour à tour préconisés par différents auteurs. L'opium eut aussi sa vogue, et l'on conçoit que ce devait être un des agents dont l'efficacité pour combattre les accidents diabétiques serait le plus recherchée. Il est incontestable, et je m'en suis convaincu par moi-même, que l'opium administré méthodiquement dans la glucosurie a eu pour effet de diminuer l'appétit, la soif et la quantité d'urine, et de rétablir la transpiration cutanée ; mais l'urine, quoique en moins grande quantité, n'en continuait pas moins à être sucrée ; puis, sous l'influence de l'opium, les forces, loin de reparaître, diminuaient, et le soulagement n'était qu'apparent. On le voit, ce ne pouvait pas davantage être un agent spécifique que les moyens dont je viens de parler et qui ont été tant préconisés.

On avait beaucoup espéré de la créosote, car cette substance empêche la transformation de la fécule en sucre sous l'influence de la diastase ; mais M. Bouchardat nous assure que les essais qu'il a tentés à l'aide de cet agent pharmaceutique ont trompé son espoir.

Les saignées générales et locales ont été aussi mises en pratique ; mais comment recourir aux émissions sanguines chez des sujets parfois dans un grand état de débilité, chez qui le pouls est faible, et qui ont si souvent les membres inférieurs infiltrés? Elles ne peuvent être tout au plus utiles qu'au début de la maladie, lorsqu'elle est dans sa période aiguë, chez les sujets pléthoriques et sanguins, car plus tard elles affaiblissent le malade sans aucun avantage pour la maladie.

On le voit, j'ai passé à peu près en revue tout le cadre thérapeutique, et le spécifique du diabète était encore à trouver. Si l'on n'a pas vaincu toutes les difficultés, s'il reste encore beaucoup à faire pour le traitement de cette maladie, les travaux de M. Bouchardat nous ont conduit à des résultats bien importants, qui ne manqueront pas d'attirer l'attention des médecins praticiens et de les mettre sur la trace de découvrir la vérité.

CHAPITRE III.

DE LA GRAVELLE ET DES CALCULS DE LA VESSIE.

Dans mes premières éditions j'avais omis à dessein de m'occuper de la gravelle, des calculs urinaires, de leur dissolution et des nouveaux moyens que la chirurgie emploie pour délivrer les personnes atteintes de la pierre, qui redoutent avec juste raison la taille et les suites qu'entraîne après elle bien souvent cette grave et douloureuse opération.

Un des premiers j'avais appelé l'attention sur la possibilité de dissoudre les calculs renfermés dans la vessie; j'engageais ceux de mes confrères qui, comme moi, se sont voués au traitement spécial des

maladies des organes génito-urinaires, à renouveler
les expériences que j'avais tentées, et à examiner dans
l'état actuel de la science ce qu'on pouvait espérer des
divers lithontriptiques qui tour à tour ont été proposés.

Mon appel a été entendu, et plusieurs travaux
intéressants ont paru sur ce sujet depuis la publica-
tion de mes premières éditions et celle-ci.

Malheureusement tous ces travaux, à la louable
intention desquels je dois applaudir, n'ont pas eu
pour les malades qui les rechercheront un grand but
d'utilité. Parmi la multitude de médicaments qui
ont été indiqués comme lithontriptiques, tirés, soit
des végétaux, soit des substances minérales, en
examinant bien leur action comme j'ai eu occasion
de le faire sur un grand nombre de malades, je puis
prononcer aujourd'hui, sans crainte d'être démenti
par les savants d'Arcet, Magendie, Cloquet, Chevalier et autres, que tous ces médicaments ne peuvent rien par eux-mêmes, et que s'ils ont eu parfois
entre nos mains quelque efficacité, je l'ai attribuée
plutôt à l'eau prise avec abondance, qui dans la
plupart des préparations leur servait de véhicule.

L'eau, ce puissant dissolvant, qui réagit sur
toutes les substances, et qu'on pourrait à juste titre
nommer le *dissolvant universel*, a été depuis très
longtemps expérimentée dans le but de reconnaître
si elle avait de l'action sur les calculs urinaires.

Tous les graveleux ou ceux affectés de calculs de
petites grosseurs reconnaissant pour base l'acide
urique, ont été soulagés et en ont rendu d'assez vo-

lumineux; par la grande quantité de boissons aqueuses dont je leur recommandais de faire usage. J'ai eu quelquefois recours à la sonde à double courant, dont l'intérieur est partagé en deux conduits, à l'aide d'une cloison qui les divise.

A la branche supérieure de la sonde, qui est bifurquée, on adapte un tuyau élastique muni d'un robinet qui va se rendre dans un baquet servant de réservoir, placé à plusieurs pieds au-dessous du lit du malade ; à la deuxième branche inférieure de la sonde est adapté un second tuyau élastique, qui porte le liquide expulsé de la vessie dans un baquet posé sous le lit du malade.

C'est à l'aide de cette sonde en gomme élastique et de ces irrigations fréquentes et répétées, que j'ai attaqué plusieurs calculs qui au bout d'un certain temps avaient perdu plusieurs lignes de diamètre ; d'autres même, d'un très petit volume, n'ont plus été retrouvés par la sonde après deux ou trois mois de ces irrigations journalières; ceux formés d'acide urique avaient été totalement dissous, ou assez dis-grégés pour être ensuite évacués et emportés par les urines. Je conserve dans ma collection plusieurs de ces calculs et grosses gravelles qui viennent à l'appui de ce que j'avance.

Un malade de Paris, âgé de trente-huit ans, était sujet depuis nombre d'années à rendre, à la suite de douloureuses coliques néphrétiques, des calculs assez volumineux et de forme tortueuse ; soumis à ces injections et aux boissons aqueuses abondantes, il rend encore de loin en loin de grosses gravelles, mais sans éprouver de vives douleurs et avec une facilité telle qu'il ne redoute plus cette diathèse cal-culeuse qui l'épouvantait il n'y a que quelques années. Soumis à un régime sévère non azoté, faisant usage avec abondance de boissons aqueuses, dilatant le canal de l'urètre à l'aide de nos bougies à bout oli-vaire, ce malade ne vient plus me voir que d'année en année, pour m'apporter quelques-uns de ces corps étrangers qu'il a rendus sans difficulté et sans aucune douleur.

De l'action des eaux minérales et de quelques autres remèdes sur la gravelle et les calculs.

Nous avons dit que l'eau, même à l'état de pureté, exerce une action dissolvante très marquée sur la gravelle et les calculs; on est porté à penser que les eaux minérales, chargées de substances salines et gazeuses, doivent, à plus forte raison, agir plus vi-vement sur les calculs de la vessie, surtout lorsque ces eaux contiennent des sels qui peuvent avoir de l'action sur ces pierres.

Les eaux minérales que nous signalerons particu-lièrement comme pouvant être utiles, sont les eaux de Vichy, de Contrexeville, de Carlsbad, de Balaruc, de Seltz, de Plombières; il est probable qu'il existe une foule d'autres eaux qui, contenant des carbo-nates alcalins, sont aussi du nombre de celles dont on tirerait un bon parti pour la dissolution des cal-culs et de la gravelle. On cite comme efficaces celles de Vinca, de Saint-Galmier, de Fenouilla, de Bussang, de Vals, de Segray, de Sermaize, d'Aix,.etc.

L'emploi de l'eau de chaux a eu aussi ses partisans; on l'administrait en boisson et en injection
par l'urètre; on conçoit que cette dernière manière
était la seule qui fût réellement utile, car en passant
par la bouche l'eau de chaux ne pouvait arriver à
la vessie qu'après s'être considérablement affaiblie.
Ce remède est aujourd'hui à peu près abandonné; il
en est de même de celui de mademoiselle Stephens,
qui se composait d'une poudre préparée avec les co-
quilles d'œufs calcinées et avec les limaçons entiers
pareillement calcinés. Plus tard, elle ajouta le sous-
carbonate de potasse à son remède, et divers sels
alcalins à base de potasse; et c'est, je le pense,
principalement à ces derniers ingrédients chimiques
que ce remède tant vanté dut l'espèce de célébrité
qu'il eut dans le temps, car depuis nombre d'années
il a été totalement abandonné sans avoir guéri une
seule personne atteinte de calculs réellement cons-
tatés.

La magnésie paraît avoir une action assez marquée
sur la gravelle et les urines rouges, les médecins
anglais Home et Brande ont fait tour à tour des essais
sur ce médicament, et ils ont l'un et l'autre observé
que toutes les fois qu'une plus grande quantité d'acide urique se formait, cette formation était diminuée
par la magnésie. Mais notre expérience nous a démontré que les carbonates alcalins sont plus efficaces
que la magnésie; plusieurs fois nous avons eu recours
aux sous-carbonates, et constamment nous avons vu

que l'acide urique qui était mêlé dans les urines de nos malades passait à l'état d'urate alcalin, pris non seulement par la bouche, mais par l'usage de bains entiers prolongés, dans l'eau desquels nous avons fait dissoudre de quatre à six onces de soude et de potasse.

Les alcalis et les acides ont été aussi conseillés pour tenter la dissolution des calculs dans la vessie. Les Fourcroy, Mascagny, Vauquelin, Guyton-Morveau, Marcet, Jurine et autres chimistes, conseillèrent successivement l'usage de l'alcali. L'acide sulfurique étendu dans un liquide, l'acide nitrique, l'acide muriatique, l'oxalique, l'hydrochlorique, ont eu tour à tour leurs partisans.

Les carbonates de potasse me paraissent préférables à tous les nombreux moyens que la thérapeutique tient à sa disposition ; pour tous ceux qui ont étudié avec soin les affections calculeuses et l'influence du régime sur la formation de la gravelle, le bon effet des boissons aqueuses prises en grande quantité, le bicarbonate de potasse uni aux boissons diurétiques et mucilagineuses, en le faisant prendre à la dose d'un demi-gros pendant huit ou quinze jours, dans une livre d'eau chaque fois ; puis à celle d'un gros dans la seconde quinzaine, puis à un gros et demi, et porté successivement à deux gros dans l'espace de deux mois ; ce n'est que de cette manière qu'on peut obtenir des résultats efficaces.

Les eaux de Vichy dont on peut faire usage au repas, de même que les bains entiers de sous-carbonate de potasse, concourront puissamment à faire

obtenir de bons effets aux malades qui ne se découra-
geront pas d'un pareil régime.

Un avocat à la cour d'appel de Paris, qui avait tous
les symptômes de la pierre, et qui éprouvait depuis
longtemps de fréquentes envies d'uriner, se présenta
à moi dans le courant de 1834 ; je le sondai à différentes fois, et je reconnus l'existence de petits calculs
d'une grande friabilité.

Je le mis pendant trois mois à l'usage des bains
alcalins , du bicarbonate de soude pris à des doses
minimes d'abord, puis augmentées fréquemment ; il
rendit successivement plusieurs calculs dont le plus
fort était de la grosseur d'une petite noisette. Parfois
il éprouvait de la douleur dans leur émission ; je dila-
tai le canal de l'urètre avec des bougies d'un calibre
n° 11 , équivalant à 3 lignes et demie de diamètre,
je réduisis en poussière plusieurs de ces calculs formés entièrement d'acide urique , et au bout de trois
à quatre mois , ce malade fut complètement soulagé.
J'ai eu l'occasion de lui passer plusieurs fois la sonde
sans rien ressentir qui puisse me faire supposer qu'il
y eût de plus volumineux calculs.

Ce malade a été soumis à un régime sévère ; il doit
de temps en temps reprendre des bains alcalins, faire
usage des eaux de Vichy et du bicarbonate de soude,
et j'ai lieu d'espérer qu'à l'aide de ces moyens sa gué
rison se maintiendra.

Le bicarbonate de soude peut être pris à de hautes
doses sans causer d'accidents ; ce fait nous a été démontré principalement chez le malade dont nous

venons de rapporter la guérison ; il en a fait usage pendant longtemps à la dose de deux gros par jour , sans en être incommodé. Le *soda-water* pulvérulent des Anglais, préparé avec l'acide tartrique et le bicarbonate de soude qu'ils y font entrer , en fait une boisson alcaline gazeuse agréable, et efficace en même temps pour combattre la gravelle et les affections calculeuses.

De l'action des eaux de Vichy sur la gravelle et les calculs de la vessie.

Depuis plus de deux siècles les eaux de Vichy ont été le sujet de nombreuses recherches. Mareschal, le premier, les regardait comme utiles dans les maladies des reins et de la vessie. Les ouvrages récents publiés sur ces eaux, sont les travaux de MM. d'Arcet, Petit, Chevalier et Durand-Fardel (1) ; ils nous font connaître l'influence des eaux thermales de Vichy sur quelques sécrétions et particulièrement sur celles de l'urine ; l'alcalinité qu'acquiert ce liquide chez les personnes qui font usage de ces eaux, les considérations qui s'y rattachent et les applications qu'on peut en faire.

D'Arcet a vu : 1° qu'un verre d'eau de Vichy , qui contient 18 grains de bicarbonate de soude , ne donne pas à l'urine de l'alcalinité, mais que les urines rendues restent claires après le refroidissement , et ne laissent déposer qu'une petite quantité de mucus ; 2° que deux verres d'eau de Vichy rendent

(1) DURAND-FARDEL. Des eaux de Vichy , considérées sous les rapports clinique et thérapeutique, spécialement dans les maladies des organes de la digestion et dans le traitement de la goutte. 1851 , 1 vol. in-8. 3 fr.

les urines alcalines, et que les urines qu'on rend sont alcalines pendant huit ou neuf heures ; 3° que lorsqu'on prend trois verres d'eau les urines restent alcalines pendant vingt-quatre heures ; 4° que lorsqu'on prend jusqu'à cinq verres d'eau de Vichy , l'urine sécrétée pendant la nuit reste claire parfaitement ; 5° que l'urine alcaline entre en putréfaction et exhale une odeur infecte ; 6° que la prise d'un seul bain peut donner lieu à un changement dans les urines , qui , d'acides qu'elles étaient, deviennent alcalines ; 7° que le régime alimentaire qu'on suit à Vichy peut donner lieu à un changement dans les urines , qui , d'alcalines qu'elles étaient avant de se mettre à table , acquièrent après le repas de l'acidité, mais sans qu'il y ait persistance : le lait, le régime laiteux et les acides ou les substances qui contiennent des acides sont particulièrement, selon ce chimiste célèbre, les substances qui jouissent de la propriété de faire cesser l'alcalinité des urines ; 8° que l'action alcaline des eaux sur l'urine ne s'arrête pas après qu'on a cessé de les boire , et que le corps paraît pouvoir se saturer profondément d'alcali qu'il cède ensuite aux urines , ou qu'il empêche la formation des acides qu'on a observés dans les urines des sujets sains ; 9° qu'en général l'urine des femmes paraît devenir plus facilement alcaline que celle des hommes ; 10° que l'urine des buveurs avait, terme moyen , 1,014 de densité, et qu'un litre peut saturer , au moment où elle vient d'être rendue, jusqu'à 2 grammes 4 décigrammes d'acide sulfurique ; 11° que l'uri-

ne peut aussi devenir alcaline sans donner lieu à
aucun accident pour ceux qui font usage continuel
des eaux de Vichy; 12° que les eaux de Vichy donnent
aussi aux excréments de l'alcalinité ; qu'il en est de
même pour les sueurs ; 13° qu'on pourrait employer
l'alun, le sulfate acide d'alumine et de potasse , à la
dose de 16 grammes, pour empêcher les urines des
buveurs d'entrer en putréfaction et d'exhaler une
odeur infecte ; 14° que l'acide carbonique des bicarbonates a sur les sécrétions une influence bien marquée.

D'Arcet a établi ensuite dans son travail : 1° que
les savants qui ont étudié l'action des alcalis sur l'u-
rine n'ont pas attaché assez d'importance aux différents résultats que l'on obtient, selon que l'on fait
usage des alcalis purs ou des alcalis combinés avec
l'acide carbonique (les *bicarbonates*), et que la
présence de l'acide carbonique suffit pour changer
le mode d'action des alcalis ; 2° qu'on peut alcaliser
l'urine sans danger, pourvu que l'on fasse usage pour
produire cet effet des bicarbonates alcalins, et qu'on
en aide l'action dissolvante par des boissons chargées d'acide carbonique; 3° que les travaux de plusieurs savants ont déjà fait connaître les avantages
que peut présenter l'emploi des alcalis, soit purs ,
soit carbonatés, dans le traitement des affections
des voies urinaires, mais qu'il est permis d'espérer
plus de succès de ce mode de traitement maintenant
que l'on connaît l'efficacité de l'acide carbonique, et
que l'innocuité des bicarbonates est bien démontrée ;

4° que ce qu'on observe dans les établissements thermaux où se trouvent les eaux alcalines gazeuses, dans les fabriques de soude et de sel de soude, enfin en Angleterre, où l'on consomme une si grande quantité d'une eau alcaline gazeuse (*soda-water*), démontre la possibilité d'obtenir des succès, en examinant de nouveau, avec plus d'exactitude qu'on ne l'a fait jusqu'ici, le traitement des calculs et de la gravelle par le moyen des dissolvants chimiques.

Dans son second travail, d'Arcet nous indiquait la formule des pastilles alcalines de bicarbonate de soude, le mode de préparation de ces pastilles et leur usage; pastilles que l'on appelle indistinctement *pastilles alcalines de Vichy* ou *pastilles de d'Arcet*, du nom de leur inventeur.

Dans un troisième opuscule, d'Arcet indique le moyen de préparer le bicarbonate de soude, à l'aide de l'acide carbonique qui se dégage des eaux de Vichy. Ce célèbre chimiste faisait aussi connaître tout le parti qu'on peut en tirer pour le rouissage du chanvre et pour l'incubation artificielle. C'est par l'application de ces utiles procédés qu'à Vichy on prépare aujourd'hui les eaux de Seltz factices et du bicarbonate de soude.

Disons cependant que l'action des substances chimiques qui peuvent réagir sur la gravelle et sur les pierres de la vessie n'ont pas été encore le sujet d'applications assez nombreuses, et qu'il importe, dans l'intérêt de l'humanité, de faire de nouvelles recherches, de nouvelles applications de ces moyens, applications qui, d'après les récents travaux de MM. d'Arcet, Magendie, Laugier, Bourdois de la Motte, Petit, Chevalier, Durand-Fardel et autres auteurs recommandables, pourront fournir des résultats de la plus haute efficacité.

Pour nous, adoptant pleinement l'opinion de M. Magendie, nous disons avec lui que l'eau simple prise en abondance par les premières voies ou bien par injections, jouit d'une action dissolvante de la gravelle et même de la pierre; que l'emploi habituel d'une grande quantité de liquides aqueux, des infusions, des décoctions de plantes regardées comme diurétiques et mucilagineuses, que l'usage des eaux minérales quelles qu'elles soient a suffi chez beaucoup de graveleux pour diminuer la quantité de graviers, ou pour favoriser leur expulsion, et souvent même pour faire disparaître chez eux cette tendance à la diathèse calculeuse.

Les **expériences** faites par les Littré, Brande, Morand, Home, Marcet, Fourcroy et Billeret viennent à l'appui des observations suivantes.

1° Presque toutes les eaux minérales de France que l'on rencontre à chaque pas peuvent être considérées comme convenables pour combattre les affections graveleuses. Il faut considérer l'action des eaux sur les calculs comme pouvant être expliquée, pour les unes par la grande quantité de liquide dont le malade fait usage, pour les autres par la réaction des principes qu'elles peuvent contenir sur la gravelle et sur la pierre.

2° Si les eaux minérales de Vichy, auxquelles on accorde plus de vertu qu'elles n'en ont véritablement, paraissent jouir d'une efficacité plus marquée sur d'autres eaux minérales, on le doit sans doute à ce qu'elles contiennent en plus grande proportion un sel alcalin, et cependant il serait dangereux pour les malades atteints de calculs de porter trop loin leur confiance en ces eaux ; en ce sens, qu'ils pourraient perdre un temps précieux pour une opération qui deviendrait plus difficile et plus douloureuse, si, bien convaincus de la présence de calculs urinaires, ils allaient plusieurs saisons de suite faire usage de ces eaux minérales dans l'espérance de s'en débarrasser.

3° Notre opinion est que les eaux minérales de Vichy, celles de Contrexeville et autres, seront plus utiles après une opération, pour empêcher le retour des diathèses calculeuses et enlever chez les malades cette tendance qu'ont leurs urines à déposer dans la vessie de la gravelle, qui peut en s'y agglomérant devenir la base de graviers et de calculs.

Des calculs de la vessie. — De leur formation. — De leurs caractères. — Moyens de les reconnaître.

On s'est généralement beaucoup occupé de rechercher quelles sont les substances qui passent dans les urines ; des analyses nombreuses ont été faites sur des individus en état de santé qui avaient fait usage de tel ou tel aliment ; des analyses pareilles ont été

faites sur des malades qui avaient fait usage de tels
ou tels médicaments. Ces expériences ont eu lieu
pour constater les propriétés particulières commu-
niquées à ce liquide, non seulement par les sels
chimiques, mais encore par les substances végétales,
et pouvoir en tirer ensuite des inductions favorables
sur la manière dont les calculs se forment dans le
réservoir de l'urine. Toutes ces expériences, qui ont
conduit les savants qui s'en sont occupés à classer et
à désigner ces corps étrangers, et à reconnaître leurs
diverses compositions, ne les ont pas conduits à expliquer le phénomène de formation première, ce qui
cependant serait si important à savoir pour préserver les malades sujets à cette affection et à ses fréquentes récidives.

Les calculs peuvent être divisés en plusieurs espèces : 1° les calculs d'acide urique ; 2° d'urate d'ammoniaque ; 3° de phosphate de chaux ; 4° de phosphate de chaux et de phosphate d'ammoniaque et de
magnésie ; 5° les calculs de phosphate d'ammoniaque
et de magnésie ; 6° les calculs d'oxalate de chaux ;
7° les calculs qui contiennent la silice ; 8° les calculs
de carbonate de chaux ; 9° les calculs d'oxide cystique ; 10° les calculs d'oxide xantique ; 11° et les
calculs de fibrine, qui ont été signalés par Marcet.

Les calculs d'acide urique sont d'une couleur
rougeâtre ou *rouge brun*. Ces couleurs ne sont pas
les seules qu'affecte cette variété de calculs : nous
les avons souvent rencontrées *jaune orangé, jaune
doré, blanc sale, rouge brique, gris noirâtre.*

Ces calculs varient pour la forme ; leur surface est quelquefois lisse, d'autres fois au contraire elle est cristallisée et présente des aspérités sur toutes ses formes.

Il est rare que le calcul d'acide urique soit entièrement formé de ce seul principe ; il est presque constamment accompagné d'urate d'ammoniaque, d'une matière colorante, et d'une matière animale grasse, que nous avons souvent observée dans nos expériences.

En pulvérisant le calcul d'acide urique et en le traitant par l'eau distillée bouillante, il se dissolvait en petite quantité dans ce liquide, et nous l'avons obtenu par évaporation. Traité par la potasse et par la soude caustique, il augmente de volume, et forme une espèce de pâte qui se dissout lorsqu'on ajoute une nouvelle quantité de solution de potasse et de soude étendue d'eau, en laissant pour résidu une espèce de dépôts floconneux qui nous ont paru formés de phosphate, d'oxalate ou de carbonate de chaux.

Les calculs d'acide urique sont solubles dans l'acide nitrique ; la solution, qui a une couleur jaune, prend une belle couleur pourpre lorsqu'on l'expose à l'action d'une douce chaleur, sur une petite capsule plate de porcelaine. Si l'on traite cette matière colorante par l'eau, elle devient de couleur carmin : on peut faire cette expérience en n'employant qu'une très petite quantité d'acide nitrique sur un petit calcul d'acide urique.

Les calculs d'acide urique, chauffés après avoir été

placés dans une petite coupelle de platine, donnent
l'odeur de la corne brûlée, l'odeur de l'acide hydro-
cyanique; si les calculs sont d'acide urique pur, on
obtient un résidu presque nul; si au contraire ils sont
formés d'acide urique et de phosphate, on obtient
un résidu plus considérable, qui est alcalin, qui se
dissout sans effervescence dans l'acide nitrique, et qui
fournit un liquide d'où l'on peut, après l'avoir filtré,
précipiter le phosphate dissous par l'ammoniaque;
phosphate qui se présente alors sous forme de flocons
neigeux. Si les calculs sont formés d'acide urique et
d'oxalate, on obtient un résidu très alcalin, qui est
à peine soluble dans l'eau.

Les calculs d'acide urique, chauffés dans une petite
cornue, donnent un acide sublimé blanc, en belles
lames, qu'on a désigné sous le nom d'acide *pyro-urique*,
et qui maintenant est généralement connu par les
chimistes sous celui d'*acide cyanurique*.

Les calculs d'urate d'ammoniaque sont plus rares
que les précédents, ces calculs sont presque constamment mêlés à des phosphates terreux et à l'acide
urique. Ils varient pour la couleur du gris au blanc.

Ceux de phosphate de chaux, formés seulement de
ce sel, ne se rencontrent que rarement; ces calculs
présentent souvent des granulations incohérentes,
friables. Les calculs de phosphate de chaux se dissol-
vent facilement dans les acides nitrique et hydrochlorique, et laissent pour résidu de la matière animale
que l'on peut séparer, et qui contient une matière
gélatineuse, qui acquiert une odeur fade qui est très
reconnaissable.

Les calculs de phosphate de chaux et de phosphate ammoniaco-magnésien sont terreux et crétacés , de couleur grisâtre ; ils contiennent parfois de l'urate de chaux. Chauffés au chalumeau , ils se fondent avec une grande facilité, ce qui leur a fait donner le nom de *calculs fusibles*.

Ces graviers sont composés de phosphate ammoniaco-magnésien uni à de la matière animale et à de l'acide urique. La section de ces graviers montre qu'ils sont composés de plusieurs couches concentriques, et par conséquent que leur formation doit être d'une certaine lenteur ; on rencontre assez fréquemment cette espèce de calculs chez les hommes adonnés à la bonne chère , qui usent d'un régime fortement azoté, composé de viandes, gibiers, ragoûts, poissons, fromages , etc.

Les calculs d'oxalate de chaux sont encore plus rares que les précédents ; ils présentent une surface inégale qui a été comparée à celle du fruit du mûrier, d'où leur est venu le nom de *calculs mûraux*. Leur couleur varie beaucoup ; elle est parfois rouge foncé, marron, grise, brune , noire, d'autres fois d'un jaune orangé qui les ferait prendre pour des calculs d'acide urique.

Si les calculs d'oxalate de chaux contiennent de l'acide urique ou un urate , on dissout cet acide soit libre, soit combiné, à l'aide de la potasse, et on précipite par un acide.

Les calculs qui contiennent de la silice sont peu fréquents ; il en est de même de ceux de carbonate de chaux, qui se rencontrent rarement chez l'homme, et beaucoup plus fréquemment chez les herbivores. Nous en dirons autant des calculs d'oxide cystique, dont la découverte date seulement de 1810. C'est Wollaston qui le premier rencontra ce corps dans un calcul qui lui avait été remis par le docteur Reeve, de Norwich. Cette variété de calculs est de forme plate, de couleur jaune citrine ; ils paraissent de véritables cristallisations confuses. Placés entre l'œil et la lumière, dit M. Magendie, ils offrent une transparence qui rappelle celle de la topaze. Exposés à la flamme d'un chalumeau, ils brûlent et exhalent une odeur spéciale extrêmement fétide.

Les calculs d'oxide xantique, découverts par Marcet, sont sphériques, très petits, d'un tissu dur, compacte, lamelleux, d'une couleur jaune brun, et sont encore heureusement fort rares. Nous n'avons point eu occasion d'en rencontrer ; ils sont insolubles dans le bicarbonate de potasse et dans le carbonate saturé d'ammoniaque. C'est sans aucun doute une des variétés de pierres que l'on attaquerait difficilement dans la vessie par des dissolvants, et même qui par sa dureté résisterait aux instruments destinés au broiement.

De la gravelle. — Coliques néphrétiques.

On a donné le nom de *gravelle* aux produits qui se déposent en se séparant avec facilité de l'urine, et en affectant souvent la forme de petits cristaux, quelquefois celle de fragments agglomérés les uns aux

autres, enfin quelquefois même celle de petits calculs
formés de plusieurs couches.

Une grande quantité de personnes rendent habituellement ou par intervalles, avec leurs urines, un
sable rougeâtre ou de petites pierres de forme, de
couleur et de volume variables. Cette affection si fréquente attaque plus particulièrement les hommes que
les femmes, les gens riches, amis de la table, dont
le corps est replet, et qui font peu d'exercice. Il est
des individus qui n'en éprouvent ni gêne ni douleur,
si ce n'est un léger sentiment d'ardeur quelquefois au
moment de l'émission de l'urine et des petites pierres
qu'elle charrie. Chez ceux-là on conçoit parfaitement
que la gravelle n'est pas même une incommodité ;
mais ces cas sont rares ; il est bien plus fréquent que
l'expulsion du sable ou des pierres soit précédée ou
accompagnée d'agitation, de malaise général, et particulièrement dans la région lombaire ; la fièvre s'empare du malade, il ressent des douleurs aiguës dans
les reins et le trajet des uretères ; l'urine est supprimée, du sang parfois coule avec abondance par le
canal de l'urètre ; le sommeil se perd, toutes les
fonctions sont troublées ; ces divers symptômes se
prolongent plusieurs jours et ne cessent entièrement
qu'après l'expulsion d'une ou plusieurs pierres plus
ou moins volumineuses.

La gravelle n'est que le premier degré de plusieurs
maladies qu'il est difficile de guérir et même souvent
de soulager ; telles sont les pierres dans les bassinets
ou dans les uretères, la pierre dans la vessie, pour

laquelle le broiement ou l'opération de la taille ne sont que des palliatifs, puisque le calcul tend toujours à se former de nouveau. Lorsqu'elle se prolonge, la gravelle expose à plusieurs accidents graves, tels que la néphrite, la rétention d'urine, les abcès et fistules urinaires, l'hématurie ou pissement de sang, qui a déjà été décrit dans un de nos précédents chapitres.

Depuis nombre d'années, j'ai été à même de faire sur la gravelle des observations intéressantes, propres à éclairer ceux qui sont attaqués de cette affection sur le véritable traitement à suivre, et à leur indiquer en même temps quelle est l'hygiène qui leur est plus spécialement applicable.

Formation de la gravelle.

Les boissons aqueuses prises en grande quantité, avons-nous dit, ont la propriété de fondre ou de dissoudre, par disgrégation, un grand nombre de substances solides. En général, l'eau dissout d'autant mieux que sa température est plus élevée; mais ce pouvoir de l'eau a un terme : c'est le *point de saturation*, comme le dit le célèbre membre de l'Institut, M. Magendie, c'est-à-dire le moment où elle a dissous d'une substance toute la quantité qu'elle peut en dissoudre. Ce point varie donc suivant les substances; beaucoup sont *très solubles*, c'est-à-dire que l'eau seule peut en dissoudre une très grande quantité avant d'être saturée, tandis que d'autres sont *très peu solubles*, c'est-à-dire qu'il faut une quantité considérable d'eau pour en dissoudre une très faible proportion. Si l'eau dans laquelle a lieu la dissolution vient à se refroidir, si les substances qu'elle a dissoutes sont en très forte proportion, si elle est en repos, ou si son mouvement est uniforme et lent; bientôt les substances solides qu'elle tenait en dissolution s'en séparent, forment au fond du vase soit des cristaux, si ce sont des substances susceptibles de cristalliser, soit de simples dépôts, si les matières qui se déposent ne sont point aptes à prendre la forme cristalline.

Ces faits, que les usages ordinaires de la vie ont rendus familiers à chacun, et que l'on peut vérifier dans une foule de circonstances, expliquent très bien la première origine de la gravelle. En effet, notre urine est formée par de l'eau, qui tient en dissolution certain nombre de substances différentes qui ont plus ou moins de tendance à abandonner le liquide où elles sont dissoutes, et à se précipiter sous diverses formes. C'est à cette source qu'il faut rapporter les dépôts fréquents qu'offre l'urine dans l'état de la plus parfaite santé et ceux qui ont lieu dans les maladies. Les sables, graviers, petits calculs, les pierres les plus fortes et les plus dures ont toutes une semblable origine; ce sont des substances que l'urine devait tenir en dissolution, et qui se sont précipitées dans l'intérieur des voies urinaires.

De la fréquence, de la forme, de la couleur, de la consistance et du volume de la gravelle formée par l'acide urique.

Les sables ou graviers rendus par les graveleux diffèrent de forme; il est des graviers sphériques, lisses à leur surface; d'autres sont de petits corps anguleux; on croirait, en les examinant, qu'ils se sont détachés de calculs urinaires plus volumineux renfermés dans la vessie. Nous ne partageons pas cette opinion, ayant en notre possession plusieurs graviers de cette forme, rendus par des malades chez qui, par les explorations réitérées de la sonde, nous n'avons rien rencontré qui puisse nous faire croire que cette variété tenait à des fragments détachés de calculs plus ou moins volumineux contenus dans les voies urinaires.

Les gravelles sont de couleur jaune, d'autres d'un gris cendré, plus fréquemment d'un rouge fauve; pour leur consistance, elle varie depuis une dureté extrême jusqu'à la fragilité à la moindre pression. Quant au volume, les graviers qui ont été rendus par des malades qui étaient soumis à nos soins ont varié depuis la grosseur d'une très petite noisette jusqu'à l'état de sable plus ou moins fin.

La connaissance de la composition des matières qui constituent les sables et graviers rendus par les personnes attaquées de gravelle n'a pu être acquise qu'après la rénovation de la chimie et les perfectionnements apportés aux procédés d'analyse par les chimistes modernes, et pour ainsi dire nos contemporains. En effet, Van-Helmont, le chimiste du xviie siècle le plus enclin aux explications et aux applications des principes de la science aux phénomènes de l'état de santé et de maladie, ne put arriver qu'à comparer la formation des graviers dans l'urine à celle du dépôt du vin ou à la formation du tartre; c'était peu sans doute relativement à la science, mais c'était beaucoup si on a égard à tout ce que ses prédécesseurs avaient avancé de ridicule.

Scheele, en 1776, commença le premier à faire connaître la véritable nature des concrétions rendues avec l'urine; il démontra qu'elles étaient le plus souvent formées par un acide particulier, qu'il nomma *lithique*, et qu'il reconnut pour un des éléments de l'urine. Les travaux des Wollaston, Fourcroy, Vauquelin, Brande, Marcet, Lassaigne et Proust, vinrent ensuite pleinement confirmer la découverte de l'illustre chimiste suédois, et y ajoutèrent plusieurs faits importants. Il est reconnu aujourd'hui qu'outre l'acide lithique de Scheele, nommé maintenant, d'après Pearson, *acide urique*, les graviers contiennent encore du phosphate ammoniaco-magnésien, du phosphate et de l'oxalate de chaux, etc.

J'ai eu occasion d'analyser moi-même des graviers et des pierres rendus par des graveleux, et dans un grand nombre de cas j'ai vu ces concrétions formées par l'acide urique uni à une petite quantité de matière animale; dans d'autres, les graviers étaient presque entièrement formés d'oxalate ou de phosphate de chaux.

Avant de nous occuper du traitement de la gravelle formée d'acide urique, appelée *gravelle rouge*, il est nécessaire de faire connaître les propriétés de l'acide urique, et de dire quelles sont les circonstances qui en déterminent la présence parmi les éléments de l'urine.

L'urine de l'homme et celle de plusieurs animaux qui se nourrissent plus particulièrement d'aliments fortement azotés, tels que la chair de toute espèce, le poisson, les coquillages, les œufs, etc., contiennent de l'acide urique. Sa proportion varie avec celle des aliments azotés dont les animaux font usage ; s'ils se nourrissent exclusivement de matières animales, l'urine est abondamment chargée d'acide urique, et même peut en être entièrement formée, comme cela résulte des expériences faites par Vauquelin et Wollaston sur les oiseaux. Cependant on ne trouve point d'acide urique dans l'urine du lion et du tigre, mais on y trouve de l'urée en grande proportion ; au reste, la quantité et la nature des aliments n'influent pas seulement sur la production de l'acide urique, mais sur celle des autres substances salines en dissolution dans l'urine ; ce fait est de la plus haute importance sous le rapport de la production de la gravelle et des calculs.

Si, au contraire, les animaux se nourrissent de végétaux, comme il arrive aux herbivores, l'urine ne présente aucune trace d'acide urique. M. Magendie a fait, il n'y a que quelques années, une série d'expériences qui tendaient à prouver que si l'on privait, pendant un certain temps, un animal carnassier de toute nourriture azotée, et que si on le nourrissait avec du sucre, de la gomme, de l'huile, substances réputées nutritives, qui cependant ne contiennent pas d'azote, l'urine de ces animaux, au bout d'un laps de temps très court, est entièrement privée d'acide urique.

On doit déduire de ces faits la conséquence, importante pour le sujet qui nous occupe, qu'il existe une relation évidente entre le régime et la présence de l'acide urique dans l'urine; en d'autres termes, qu'il n'existe d'acide urique dans l'urine qu'autant que les animaux se nourrissent de chair et autres aliments azotés. M. Chossat, qui a publié récemment un très intéressant travail relatif à l'influence des aliments sur les propriétés physiques de l'urine, est arrivé à des conséquences entièrement confirmatives de cette théorie. Il a trouvé, en expérimentant sur lui-même avec une attention et une patience dignes d'éloges, que l'urine donne d'autant plus de résidu, lorsqu'on la fait évaporer au bain-marie, que l'on prend plus d'aliments, et que la quantité d'aliments restant la même, toutes choses égales d'ailleurs, le résidu est d'autant plus abondant que le régime est plus azoté.

Jusqu'ici nous n'avions pas de données exactes sur la composition chimique de l'acide urique; on savait seulement qu'il contenait une grande proportion d'azote, mais cette proportion n'avait point encore été fixée d'une manière précise. Nous devons à M. Bérard, professeur de Montpellier, une analyse récente de l'acide urique; suivant cet habile chimiste, il est composé, sur cent parties en poids, de :

Azote.............	39,16
Carbone..........	33,62
Oxigène..........	18,88
Hydrogène........	8,34
	100,00

Le même chimiste a fait une remarque qui peut devenir utile dans le traitement de la gravelle , c'est que l'acide urique a une très faible capacité de saturation , de sorte qu'il forme des sels qui en diffèrent pour la solubilité, quand il se trouve en contact avec de très petites quantités de bases susceptibles de se combiner avec lui (1).

L'acide urique possède plusieurs propriétés qu'il est indispensable de relater ici. Lorsqu'il est dégagé de toute substance étrangère, il est solide, d'un jaune pâle , plus pesant que l'eau. Sans saveur, sans odeur et sans action très évidente sur la teinture de tournesol , il ne se décompose point à l'air , et ce qu'il faut remarquer avec soin, c'est que l'eau, à la température de 15 à 16°, n'en dissout que 1/1720° de son poids; bouillante, elle en dissout 1/1150°, et le laisse déposer , par le refroidissement, sous forme de petites lames. L'acide urique est insoluble dans l'alcool; les sels qu'il forme avec les bases salifiables ne sont solubles, d'une manière très sensible , qu'autant que les bases le sont elles-mêmes et qu'elles sont en excès. Presque tous les acides sont susceptibles de les décomposer; en effet, si l'on verse un excès d'acide qui ait tant soit peu de force dans une dissolution de sous-urate alcalin, l'acide urique en sera précipité tout–à-coup.

(1) Les récents travaux de MM. Rayer et Becquerel sur les *maladies des reins et les urines* ne laissent rien à désirer dans l'état actuel de la science. Nous engageons beaucoup nos confrères à consulter ces ouvrages , fruits de longues études et de pénibles recherches.

Telles sont les circonstances de l'histoire de la formation de l'acide urique qu'il nous importait de
rappeler; c'est en grande partie sur elles que sont
fondés les conseils que nous donnons aux malades
atteints de gravelle qui désirent détourner et combattre une affection dont les conséquences peuvent
être très graves lorsqu'elle est abandonnée à elle-
même.

Des causes de la gravelle.

Au premier rang des causes qui produisent la gravelle, il faut placer une nourriture trop succulente ,
l'habitude des tables somptueuses et des mets recher-
chés, et particulièrement ceux qui sont préparés
avec des substances animales. J'ai été à même de
faire cette observation sur un très grand nombre de
graveleux auxquels j'ai donné des soins; la plupart
étaient des gens du monde d'un embonpoint considérable , ayant passé l'âge de l'énergie musculaire ,
grands mangeurs de viandes, de poissons, de gibier,
toutes substances très azotées , et propres, en conséquence, à former l'acide urique. Une preuve bien
concluante de l'influence des aliments sur la formation de l'acide urique en plus grande quantité , peut
se prendre chez les personnes qui , habituellement
sobres, font un repas extraordinaire où elles mangent
beaucoup plus que de coutume; le lendemain matin,
et quelquefois le soir même, leur urine est fortement
colorée, et laisse déposer une grande quantité d'acide
urique.

Si , joint à cette nourriture très substantielle , on fait peu d'exercice, on mène une vie sédentaire , on exerce peu ou point le système musculaire , comme cela arrive chez les gens de lettres, les hommes de cabinet , les joueurs qui commettent l'imprudence de se placer, en sortant de prendre un repas succulent, à une table de jeu , les chances pour la production de cette affection sont bien plus nombreuses. En effet , le système musculaire est celui dont la nutrition est la plus rapide et qui consomme le plus de substances nutritives quand son action est souvent mise en jeu ; aussi toutes les personnes qui exercent beaucoup leurs muscles ont-elles besoin de manger davantage et d'user d'aliments azotés , tels que les viandes. Si l'on fait usage des mêmes aliments, et en quantité considérable, sans faire agir les organes musculaires , ceux-ci ne s'emparent pas de toute la matière nutritive azotée ; elle se trouve en excès dans l'économie, se dirige vers les reins, principal émonctoire de l'azote, elle s'y transforme en acide urique, et concourt ainsi à former la gravelle.

Il est cependant des circonstances qui augmentent ou diminuent la quantité de l'urine , circonstances qui sont favorables ou défavorables au développement de la gravelle d'acide urique. Plus l'on boit , plus l'urine est abondante ; nous en avons à chaque instant la preuve. Si donc un grand mangeur de substances animales boit beaucoup d'eau, de vin léger, de vin mousseux, etc., la quantité de son urine sera plus que suffisante pour dissoudre l'acide urique

formé par les reins , et il sera moins exposé à être
atteint de la gravelle ; si , au contraire, il boït peu,
ou s'il ne boit pas en raison des aliments dont il use,
ou bien encore s'il boit beaucoup , mais que ce soit
des liquides chargés d'alcool, tels que les vins chauds,
l'eau-de-vie , les liqueurs fortes, son urine sera peu
abondante, et dissoudra par conséquent moins d'acide
urique , celui-ci tendra d'autant plus à se séparer et
à former des graviers.

S'il suffisait de boire beaucoup pour éviter la gravelle, les personnes qui y sont le plus exposées, je
veux dire les grands mangeurs, en souffriraient peu,
car il est rare qu'elles aient des scrupules sous ce
rapport; mais une cause particulière et encore peu
connue agit chez eux en sens inverse : je veux parler de la diminution de l'action des reins par l'usage
de la nourriture animale.

Les boissons chaudes, telles que le café, le thé, le
punch, qui excitent la transpiration cutanée avec
plus ou moins de force, auront donc le fâcheux effet
d'augmenter la proportion d'acide urique en rendant
les urines plus rares; il en sera de même du séjour
prolongé dans le lit, qui, soit en excitant la transpiration à la peau, soit en rendant plus lent le passage
de l'urine des reins à la vessie, favorise la formation
de la gravelle. Des effets semblables ont été observés
chez des malades qui, à la suite de quelques frac-
tures, avaient été forcés de rester au lit pendant deux
ou trois mois. L'habitude funeste de garder longtemps les urines dans la vessie est aussi une des

causes qui peuvent occasionner la présence de la gravelle.

Premiers symptômes de la gravelle.

Celui qui doit être atteint de la gravelle ressent, quelques mois avant son apparition, un sentiment particulier de fourmillement, d'engourdissement dans la région des reins; son urine est foncée en couleur, et laisse déposer, au bout d'une ou deux heures, un sédiment rougeâtre plus ou moins abondant. Ordinairement les malades font peu d'attention à ces premiers symptômes; cependant ils accroissent insensiblement; le sentiment d'engourdissement des reins se change en une véritable faiblesse douloureuse qui varie d'intensité. Le lendemain du jour où elle a été plus forte, une certaine quantité de sable est évacuée avec les urines. Chez quelques malades, ces évacuations se font sans douleurs; mais souvent aussi elles sont accompagnées d'un sentiment de chaleur et même de brûlure dans le trajet de l'urine; dans d'autres cas, elles excitent des douleurs très vives dans la vessie et l'urètre : de la fièvre, de l'anxiété, de l'insomnie, accidents qui ne cessent ou ne se modèrent qu'après la sortie du sable rouge.

Tant que ces évacuations n'ont lieu qu'à des époques éloignées, une ou deux fois, par exemple, on n'est point encore atteint gravement de la gravelle; si l'expulsion de ce sable se fait plus fréquemment, si elle revient de mois en mois, par exemple, ou même plusieurs fois dans le mois, qu'elle soit douloureuse ou non, la gravelle existe, et l'individu qui en est arrivé là peut un jour être atteint de graviers assez forts pour nécessiter une opération, s'il n'a rien fait pour détruire chez lui cette disposition à la gravelle; car il est rare que les choses en restent là : bientôt les douleurs des reins prennent de l'accroissement et sont par instants intolérables; souvent le malade a la conscience d'un corps étranger qui descend dans l'urètre, et qui signale sa progression par une sorte de déchirure du canal qu'il parcourt. Tels étaient les cas d'un malade de Lyon, d'un général, l'un et l'autre forts et replets, gros mangeurs, et sujets à rendre des graviers assez volumineux, dont la sortie pénible était presque toujours précédée de coliques néphrétiques très douloureuses. Chez eux comme chez presque tous ceux qui sont atteints de cette maladie, ces différents symptômes étaient accompagnés d'envies fréquentes d'uriner, de la rétraction d'un ou des deux testicules, de crampes dans les muscles inférieurs, de nausées et de vomissements; il y a impossibilité pour les malades, de garder longtemps la même position; ils ne sauraient se tenir debout et encore moins marcher; quelquefois même ils ne peuvent supporter le mouvement d'une voiture bien suspendue. Ces accidents peuvent durer deux ou quatre jours, puis ils cessent tout-à-coup. Enfin, au bout d'un temps plus ou moins long, le plus souvent dans les vingt-quatre heures, le malade s'aperçoit, en urinant, qu'il existe dans l'urètre un corps solide que l'urine entraîne, mais qui gêne son cours et finit cependant par s'échapper et tomber avec elle dans le vase qui la reçoit. Ce corps solide, lancé quelquefois avec violence hors de l'urètre par la colonne d'urine qui le pousse devant elle , n'est autre chose qu'un calcul dont la marche douloureuse à travers les voies urinaires a été d'autant plus lente et plus difficile que son volume est plus considérable, sa forme plus irrégulière, et les canaux parcourus plus étroits. Malheur à ceux qui ont, dans ces cas, des rétrécissements de l'urètre, ou quelques-unes des nombreuses affections qui bouchent incomplètement le col de la vessie! car alors ces calculs ne peuvent se frayer une route, ou ils retombent dans la vessie pour y augmenter de volume avec le temps, et d'autres fois s'arrêtent dans le col de cet organe, s'y implantent, et n'en sont plus retirés qu'avec beaucoup de difficulté. Tel était encore le cas de ce vieillard de Montreuil, âgé de soixante-seize ans, à qui je parvins à retirer de l'urètre, arrêtés vers la glande prostate, cinq ou six petits calculs, qui , en bouchant complètement le passage, ne lui permettaient plus de lâcher une seule goutte d'urine. Telle était la position douloureuse d'un malade de Lorient, venu il y a quelques années se mettre entre mes mains et celles de M. Leroy. Pissant très mal depuis quinze ou vingt ans , atteint de rétrécissements considérables de l'urètre, il avait des pierres amassées derrière ces obstructions et enchatonnées dans le tissu propre de la glande, qui ont nécessité une opération de boutonnière pratiquée au périnée, d'où plusieurs calculs ont été retirés , et qui en avait dans la vessie un second de dix-huit lignes d'étendue, qui a nécessité aussi plusieurs opéra-tions de lithotritie ; ce malade, dont l'affection était des plus graves et des plus compliquées, est aujour-d'hui miraculeusement et complètement guéri. J'ai déjà eu occasion de signaler ce malade en traitant des calculs prostatiques.

Ces calculs, rendus ainsi par le canal de l'urètre, sont rarement solitaires ; presque toujours il en sort successivement plusieurs dont le volume est variable.

Je ne m'appesantirai point sur les symptômes par-ticuliers à la gravelle, car ils sont généralement connus ; je crois en avoir assez dit pour tirer cette induction importante dans le traitement de cette ma-ladie, savoir, que la solidification de la matière des graviers se fait aussitôt que l'urine est formée, c'est-à-dire dans les bassinets, et peut-être même, comme semblent l'annoncer les fourmillements, les douleurs lombaires sourdes que ressentent les malades, dans la substance tubuleuse des reins, où les anatomistes savent qu'on aperçoit aisément l'urine avant qu'elle n'arrive aux uretères.

S'il était d'une bonne logique de conclure du par-ticulier au géneral, on pourrait considérer ce fait comme démontré ; car j'ai trouvé plusieurs fois, en faisant des autopsies de malades qui avaient succom-bé à des affections graves des organes urinaires, j'ai trouvé non-seulement des graviers d'acide urique entre les fibres de la substance rayonnée des reins, mais encore des graviers assez volumineux. Cette solidification peut s'opérer dans les reins, dans les bassinets, les uretères, la vessie et même dans le canal de l'urètre.

Une fois les graviers formés dans les bassinets ou ailleurs, ils s'accroissent en recevant à leur surface de nouvelles couches qui se précipitent successivement, comme il est facile de s'en convaincre en les coupant transversalement; on reconnaît alors qu'ils sont presque tous composés de couches concentriques. Plus leur descente est lente et difficultueuse, plus il y a lieu à craindre que leur grosseur n'augmente; et réciproquement, plus leur volume est considérable, plus on doit redouter que leur marche ne soit lente, et par suite qu'ils n'acquièrent des dimensions encore plus considérables, dimensions qui ne leur permettraient plus de s'engager dans l'urètre, et d'être expulsés au dehors.

Il peut encore arriver que par sa figure irrégulière un petit gravier s'arrête dans un point quelconque du trajet de l'urine, s'y accroisse, et mette plus ou moins d'obstacle au passage des autres calculs; c'est ainsi que commencent les calculs des reins et la plupart des pierres de la vessie.

Nous pouvons donc conclure de tout ce qui vient d'être dit, sans crainte d'être démenti, que toutes les pierres dans les reins, dans les uretères et la vessie, ne sont le plus souvent que des suites de la gravelle, et que si l'on avait apporté quelque attention à cette première affection, traitée en général avec assez de légèreté, on aurait pu diminuer une grande

quantité d'opérations, et épargner bien des souffrances. Cette lacune, qui a existé jusqu'à présent dans
la science, nous allons tâcher de la remplir.

Traitement de la gravelle. —Des indications et du régime à suivre
pour s'en préserver.

Les indications à remplir dans le traitement de la
gravelle sont : 1° de tâcher de diminuer la quantité
d'acide urique que forment les reins ; 2° d'augmenter
la sécrétion des urines; 3° d'empêcher la solidification
de l'acide urique, en saturant fortement cet acide ;
4° les graviers ou calculs étant formés, tenter leur
dissolution, ou favoriser leur évacuation.

Telles sont les indications curatives les plus im-
portantes ; nous les examinerons successivement, et
ferons connaître les moyens de les remplir.

L'existence de l'acide urique dans l'urine étant liée
avec l'usage des substances animales ou végétales
azotées, comme aliment, et la proportion de cet
acide étant presque toujours en raison de la quantité
d'aliments employés, pour diminuer la quantité
d'acide urique, il suffit en général de diminuer la
quantité des aliments propres à le produire ; il y a
des cas même où il faut supprimer entièrement
l'usage de ces aliments et les remplacer par des substances alimentaires qui, contenant peu ou point
d'azote, ne sont pas de nature à exciter la formation
de cet acide.

C'est surtout quand l'urine charriera du sable
rouge que ce premier moyen est efficace; j'ai vu

souvent des malades se guérir d'un semblable état
en cessant de manger de la viande le matin , se contentant de café au lait ou de chocolat. Quelques jours
après un pareil régime , ils s'apercevaient que le
sable commençait à diminuer , surtout lorsqu'ils
avaient la précaution de ne pas trop manger au dîner
de manière à réparer et au-delà la privation qu'ils
s'étaient imposée au repas du matin.

Il faut se conduire différemment chez les personnes
qui, ne prenant pas de la viande au déjeuner, ne
font qu'un seul repas copieux. Je leur conseille toujours de s'abstenir ou de diminuer de moitié la quantité habituelle de leurs aliments. Ce moyen fort simple
produit bientôt la cessation de la formation du sable.
Le dîner est, pour bien des gens, surtout pour les
vieillards, l'action la plus importante de la journée ;
c'est le moment d'une véritable et positive jouis-
sance : conseiller de la diminuer et de la rendre
moins longue est très souvent mal accueilli. J'ai rencontré de ces graveleux gastronomes qui, bien per-
suadés des dangers qu'ils couraient, n'avaient pas la
force d'obtenir d'eux-mêmes de diminuer d'une once
la quantité de leurs aliments; et cependant, sans
exagération, ils mangeaient trois fois plus qu'il ne
fallait pour se nourrir convenablement.

On n'éprouve pas autant de difficultés chez ceux
qui ont des calculs, car la douleur et les autres accidents qui accompagnent cette cruelle maladie parlent
à chaque instant en faveur du régime, et souvent
même rappellent vivement au malade à table la né-

cessité de la modération. Malheureusement, cette diminution de la quantité d'aliments, suffisante pour faire cesser la formation du sable de l'urine, ne réussit pas aussi bien pour les calculs, pour peu que leur volume et leur nombre soient considérables. Il faut recourir à d'autres moyens que nous indiquerons dans les paragraphes uivants.

J'ai guéri et amélioré sensiblement la situation de quantité de graveleux par le simple changement de régime. Un employé supérieur dans une de nos administrations de Paris, menant, par sa position, une vie sédentaire, était depuis bien des années tourmenté par la gravelle; il s'adressa à moi en 1833; je parvins à lui persuader que le changement de régime aurait plus d'effet sur sa maladie que tous les remèdes qu'il ne cessait de faire; il souffrait parfois beaucoup des retours périodiques de cette affection. Je lui composai un régime alimentaire, qui ne fut pas pour lui une privation complète, en le mettant à l'usage de l'eau de Seltz et de Vichy, au pain de seigle à ses repas, aux pâtisseries, aux légumes farineux, préparés au beurre; au riz, aux pommes de terre, aux légumes verts; aux boissons sucrées, pour remplacer le vin. Cet employé, assez gros mangeur, contentait amplement son appétit; il prenait abondamment des boissons aqueuses que je lui avais indiquées, et depuis bientôt vingt années ce malade n'a eu que deux rechutes, qui ont été occasionnées, d'après ses aveux, par le retour de ses anciennes habitudes. En suivant ce régime sévère, ce malade s'est constamment privé de liqueurs, café, vin pur; le thé est la seule boisson dont il a fait usage, car je ne l'avais point compris dans la prescription générale.

Le moyen le plus simple pour augmenter la sécré-tion des urines, c'est de boire beaucoup, surtout des boissons aqueuses, connues pour être de puissants diurétiques. Ce moyen est en effet la ressource de bon nombre de graveleux, qui, pour diminuer la quan-tité des graviers, ou pour favoriser leur expulsion, boivent abondamment, et urinent à proportion. Plusieurs, à notre connaissance, parviennent par ce seul moyen, et sans même changer de régime, à rendre les évacuations des calculs très rares, et quel-ques autres ont été assez heureux pour les faire cesser entièrement. Pour produire ces résultats chez eux, peu importe la nature des boissons, pourvu que l'eau en soit la base : aussi y a-t-il un grand nombre de décoctions, d'infusions végétales, d'eaux minérales surtout, vantées comme spécifiques de la gravelle : telles sont les décoctions de graine de lin, de chien-dent; celle de queues de cerises, devenue si populaire, celle *d'uva ursi* (raisin d'ours), de pariétaire, de pa-riera brava, de saxifrage; la racine d'asperges, de fenouil, etc. Telles sont encore la bière blanche pure ou étendue d'eau, les eaux minérales de Vichy, de Contrexeville, de Carlsbad, de Bussang, de Luxeuil, de Vinca, d'Uriage, de Spa, et une foule d'autres moins connues, mais dont les vertus seraient pareil-lement efficaces pour atteindre le but qu'on se pro-pose, qui est d'exciter l'action des reins, et de rendre les urines abondantes. C'est ainsi qu'agissent les eaux minérales artificielles, très chargées d'acide carbonique; les eaux de Seltz, par exemple, le soda-water, dont les Anglais font une si grande consommation. Souvent aussi les malades qui font usage des infusions végétales y ajoutent, soit du sel de nitre, soit du bicarbonate de soude, pour rendre ces boissons plus diurétiques et exciter d'une manière plus vive l'organe sécréteur de l'urine.

Ce n'est pas cependant que ces diverses boissons puissent être indifféremment employées dans tous les cas; car telle convient au goût, à l'estomac de certains malades, et produit un effet diurétique prononcé, qui répugnera, ou sera indigeste et point du tout diurétique pour d'autres. Il faudra donc diriger les malades, et s'arrêter de préférence à celle qui sera agréable au goût, qui ne pèsera point sur l'estomac, et qui produira l'effet diurétique le plus marqué, sans avoir égard d'ailleurs à la nature de la boisson. Une fois qu'on a trouvé le liquide qui réunit les qualités désirées, il faut que le malade en prenne en grande quantité : quatre à six pintes par jour ne doivent point paraître trop, surtout si la gravelle est intense; la quantité pourra être moindre dans les cas où la gravelle ne se montrerait naturellement qu'à des intervalles éloignés.

L'inconvénient le plus à craindre dans ce mode de traitement, c'est l'affaiblissement de l'action des organes abdominaux : l'appétit se perd, les digestions deviennent laborieuses, une faiblesse générale peut s'emparer du malade ; ces divers accidents obligent de modérer la quantité de ces boissons diurétiques, et de choisir celles qui sont légèrement aromatiques, et par conséquent moins débilitantes pour l'estomac. M. Magendie, à qui nous devons un excellent opuscule, *Recherches physiologiques et médicales sur les causes de la gravelle*, nous assure que les dérangements d'estomac occasionnés par des boissons débilitantes ont souvent cessé en donnant aux malades qui y étaient sujets des boissons à la glace.

Enfin, lorsque le régime peu azoté et des boissons abondantes ne suffiront pas pour s'opposer avec succès à la solidification de l'acide urique dans les organes urinaires, il faudra recourir aux moyens que la chimie et la physiologie ont fait connaître, et qui consistent à faire combiner l'acide avec des bases alcalines ou terreuses, de manière à former des sels beaucoup plus solubles que ne l'est l'acide urique lui-même.

La rapidité du passage des boissons et des médicaments de l'estomac à la vessie a paru de tout temps merveilleuse, et l'on a fait un grand nombre d'hypothèses pour en rendre raison. En effet, il n'est personne qui ne sache que certaines substances alimentaires ou médicamenteuses, portées dans l'estomac, donnent très promptement à l'urine des qualités particulières, qu'elles en altèrent l'odeur, comme les asperges, ou la couleur, comme la rhubarbe ; plusieurs substances salines passent sans altération dans l'urine avec la même promptitude. J'ai fait prendre du nitre à des malades, et examinant leur urine une demi-heure après, j'y ai retrouvé ce sel ; plusieurs physiologistes regardaient ce fait comme inexplicable. Comment les boissons peuvent-elles passer aussi rapidement à travers les vaisseaux chylifères, les glandes mésentériques, les racines du canal thoracique, ce canal lui-même, et suivre ensuite les organes de la circulation ? Les admirables travaux physiologiques de M. Magendie nous ont démontré que les boissons ne suivaient pas du tout cette route ; elles sont prises par les veines sanguines intestinales et transportées directement dans les organes urinaires, ce qui explique la rapidité avec laquelle elles arrivent dans la vessie.

Pour saturer l'acide urique et empêcher la formation de la gravelle, on emploie assez généralement aujourd'hui les eaux de Vichy ou le bicarbonate, que l'analyse chimique fait trouver en assez grande quantité dans ces eaux minérales. On sait que l'acide carbonique favorise la dissolution des sels qui sont contenus dans l'urine, et qu'on peut en pousser la dose fort loin sans irriter les voies urinaires.

Non-seulement les carbonates produisent ce résultat, mais les alcalis purs ont aussi le même avantage ; en effet, l'expérience a appris depuis longtemps que la potasse et la soude pures, convenablement étendues d'eau, se combinent avec l'acide urique aussitôt qu'elles sont parvenues dans les organes urinaires. On obtient de semblables effets avec la chaux et la magnésie ; mais en général la vessie supporte moins bien les alcalis purs que les carbonates saturés.

La manière d'administrer les carbonates est fort simple; les carbonates de soude et de potasse étant solubles dans l'eau, en toutes proportions, peuvent indistinctement être donnés en dissolution dans une grande quantité de véhicule, en dissolution concentrée, et même sous forme solide; il n'en est pas ainsi du carbonate de chaux et du carbonate de magnésie, qui ne sont point solubles; on est obligé de les faire prendre sous la forme pulvérulente ou de les suspendre dans de l'eau au moyen d'un mucilage. Leur insolubilité les rend en général moins efficaces que les précédents; quelquefois même ils ne sont point absorbés, et forment dans le canal intestinal des concrétions qui peuvent causer des accidents.

La dose des divers carbonates ne doit pas être non plus la même; ceux de chaux et de magnésie, peuvent être portés à plusieurs gros en vingt-quatre heures; quelques personnes en prennent jusqu'à une once dans le même intervalle. L'emploi des carbonates de soude et de potasse demande plus de circonspection; si la quantité dépasse vingt-quatre ou trente-six grains en vingt-quatre heures, le plus souvent l'estomac est dérangé de ses fonctions, et des vomissements surviennent quelquefois; il n'est d'ailleurs pas très rare que ces accidents arrivent même quand la dose n'a pas été aussi considérable. Plus de précautions doivent encore être prises relativement à la soude et à la potasse, ces deux alcalis, à raison de leur causticité, ne peuvent être administrés qu'étendus d'une quantité d'eau assez grande pour qu'ils ne fassent sentir à la langue qu'une légère impression. Les malades peuvent prendre dans un jour jusqu'à une livre de cette dissolution sans aucun inconvénient. La chaux pure s'administre de la même manière ; mais la dose de sa dissolution peut être élevée jusqu'à deux livres ; l'eau de chaux ordinaire est très propre à cet usage.

Quant à la magnésie, dont M. Brande a plus particulièrement fait connaître tous les bons effets, quand les autres moyens ont échoué, elle peut être prise sous toutes les formes et pour ainsi dire à toutes les doses : en poudre, en suspension dans l'eau, en pastilles ou en bols, depuis dix grains jusqu'à une once et plus en vingt-quatre heures.

Les eaux minérales contenant des carbonates terreux et alcalins sont aussi utilement employés à combattre la gravelle ; mais il est difficile qu'elles puissent saturer entièrement l'acide urique, à raison de la petite quantité de carbonate qu'elles contiennent ; prises en grande quantité, leur action la plus évidente est d'exciter fortement la sécrétion urinaire.

D'Arcet, qui a fait des expériences chimiques sur les eaux de Vichy, estime qu'elles doivent promptement rendre les urines alcalines à cause de la forte proportion de bicarbonate de soude qu'elles contiennent. Il a préconisé surtout les bains des eaux minérales de cet établissement, comme puissant moyen

de seconder l'action des eaux de Vichy en boisson ; il
a constaté que les bains seuls avaient suffi fort souvent pour alcaliser l'urine et diminuer la densité de
ce liquide. Pour mon compte j'ai remarqué que la
prise de ces eaux constipait fortement les malades,
et que les purgatifs les plus énergiques ont souvent
dû être employés pour combattre cette opiniâtre
constipation ; j'étais forcé en outre de faire suspendre
ces eaux prises à l'intérieur, si je voulais voir revenir
les selles habituelles chez plusieurs malades.

De tous les divers moyens que je viens d'indiquer
pour combattre la gravelle et les calculs, on deman-
dera peut-être lequel est préférable, c'est-à-dire quel
est celui qui a des effets plus prononcés et qui présente le moins d'inconvénients. Il est difficile de répondre à cette question : chacun de ces moyens
compte des résultats avantageux en sa faveur ; mais
il n'en est aucun qui n'ait dû être suspendu, soit
parce qu'il fatiguait l'estomac, soit parce qu'il exci-
tait des douleurs vives dans les voies urinaires, et
particulièrement dans la vessie et le canal de l'urètre.
L'art de les employer consiste à en continuer l'usage
aussi longtemps qu'il est efficace, à le cesser aussitôt
qu'il se manifeste quelque effet désavantageux, et
enfin à les remplacer habilement l'un par l'autre ;
car tel individu qui ne pourra supporter quelques
grains de carbonate de soude, s'accommodera très
bien de celui de potasse, et de même pour les autres
substances désignées. Mais, quelle que soit la méthode que l'on emploie, il faut qu'elle ait pour effet

évident l'alcalinité de l'urine; sans quoi on n'en pourra rien espérer pour la cure de la gravelle; du moins elle ne produira aucun résultat dont la théorie rende raison. Si elle produit quelque amélioration, il faut alors la considérer comme simple moyen empirique.

L'emploi des alcalis, comme moyen curatif de la gravelle, est un de ceux dont les effets sont les plus marqués et les plus prompts. Le soulagement qu'il opère dans certains cas est très marqué; j'ai vu, par son secours, des accès très violents de colique néphrétique calculeuse être calmés en quelques heures; mais il faut dire aussi que si le régime n'est point changé, que si, en général, les causes de la gravelle ne sont pas éloignées par les moyens indiqués, l'emploi des carbonates terreux ou alcalins, des alcalis même, ne peut être considéré que comme un palliatif, dont les effets finissent même par devenir nuls au bout d'un très court laps de temps.

Nous avons parfois vu la gravelle s'accompagner d'accidents graves, tels que douleur, fièvre, vomissement, hémorrhagie, suppression d'urine, lorsque surtout les sables et petits graviers sont retenus, soit dans les bassinets, soit dans les uretères ou la vessie. On sent que si l'on ne parvient pas à arrêter de pareils désordres, elle peut rapidement occasionner la mort.

Dès l'instant donc que l'embarras, la gêne, la douleur dans la région lombaire, ou l'expulsion d'une plus ou moins grande quantité de sable, annonceront qu'il existe quelques concrétions urinaires formées dans les reins, il faudra mettre tout en œuvre pour en procurer l'expulsion, ce qui ne contrariera en rien les moyens à prendre pour prévenir la formation de nouvelles matières de ce genre, car les uns et les autres se favorisent réciproquement.

L'expulsion du sable rouge est celui qui présente le moins de difficultés; la finesse des grains, la facilité de leur déplacement par une petite quantité d'urine, le peu d'obstacles que mettent à leur progression les inégalités ou étroitesses des voies urinaires, tout concourt à favoriser leur évacuation : aussi suffit-il, dans la plupart des cas, de boire une certaine quantité de boisson aqueuse ou même de l'eau pure, pour que leur expulsion ait lieu sans difficulté; beaucoup de graveleux obtiennent cet avantage en buvant, à différentes époques de la journée, mais particulièrement le soir et le matin, soit un grand verre d'eau, soit une égale quantité d'eau minérale diurétique, telle que Seltz, Contrexeville, Vichy, etc., soit un ou deux verres de bière légère.

Avec cette précaution simple, quelques-uns de nos malades ont pu ne rien changer à leurs habitudes, jouir même des plaisirs de la table, et s'exposer impunément aux causes qui produisent la gravelle; mais combien en avons-nous connu beaucoup moins heureux, qui étaient forcés non-seulement de se modérer sur leur régime, mais encore de ne pas décesser de suivre les moyens que nous avons indiqués précédemment!

S'ils ont le malheur de se dévier de cette sévère règle de l'hygiène, les douleurs des reins les assiégent constamment; un état fébrile survient, ils éprouvent des insomnies continuelles, et cet état peut se prolonger des mois entiers. Quelques-uns ont retiré momentanément du soulagement des bains ordinaires, de l'application des sangsues, des saignées; mais le véritable moyen de modérer, ou mieux encore de faire cesser ces accidents, c'est le régime indiqué. D'ailleurs, si les malades ne prenaient pas ce parti salutaire, le sable n'est plus la seule matière qu'ils évacuent; les calculs se forment et produisent tous les inconvénients attachés à leur passage à travers les voies urinaires.

Quelques personnes atteintes de gravelle depuis longtemps, assez heureuses pour que leur urine n'ait jamais formé qu'un sable rouge et fin, se croient en sûreté contre les accidents fâcheux qui résultent de l'obstruction des uretères par les calculs, et prennent occasion de là pour ne suivre aucun régime. Leur opinion n'est point fondée, et leur sécurité peut leur devenir funeste : il n'est pas rare que des calculs se forment après plusieurs années de simples formations de sable, et d'ailleurs, n'avons-nous pas vu des individus chez qui les uretères se sont complètement obstrués par la seule accumulation de graviers très fins?

S'il est important de favoriser l'expulsion du sable et des graviers, à plus forte raison doit-on prendre tous les moyens possibles pour évacuer les calculs formés dans les voies urinaires ; leur grosseur, leur nombre, les formes irrégulières qu'ils affectent quelquefois, les aspérités de leur surface, sont autant de causes qui rendent leur progression difficile et qui produisent souvent leur rétention. On rencontre fréquemment des graveleux qui , depuis dix, quinze ans et même davantage rendent périodiquement des calculs souvent même d'un volume assez grand, et qui n'en sont pas fortement incommodés ; ces individus sont privilégiés ; leurs uretères ont probablement une largeur considérable, ainsi que l'urètre ; les calculs qu'ils rendent ne sont point de forme irrégulière, et surtout il n'y a pas chez eux cette susceptibilité nerveuse qui fait d'une irritation légère une véritable maladie, comme il n'est pas rare de l'observer chez d'autres malades. Mais, lors même que les calculs sont expulsés avec facilité, sans douleur, il est prudent de boire tous les jours une certaine quantité de liquide aqueux, qui rende l'urine plus abondante ; car il peut se faire que, faute de suivre cette conduite, un calcul s'arrête tout-à-coup et cause des accidents.

Les personnes assez heureuses pour rendre du sable ou des graviers sans souffrance retirent en général de l'avantage de l'exercice à cheval ou dans des voitures un peu rudes ; les secousses qu'elles éprouvent sont favorables à la progression des calculs. C'est aussi dans le but d'obtenir un effet analogue qu'il faut conseiller aux graveleux de prendre de temps à un autre un vomitif. La pression forte et soutenue que les muscles abdominaux exercent sur les viscères renfermés dans l'abdomen pendant les efforts pour vomir, doit, il est aisé de le concevoir, contribuer à aider à la marche des calculs vers la vessie et l'urètre.

Nous avons dit que bien des malades ne rendaient pas le sable et les calculs avec la même facilité; que chez plusieurs, comme nous avons été à même de l'observer fréquemment, ces évacuations s'accompagnaient de douleur très aiguë dans les reins et les uretères, de fièvre, d'agitation, d'anxiété pendant la nuit, de crampes dans les membres inférieurs, de vomissements, et d'envies fréquentes et infructueuses d'uriner et d'aller à la selle. Tous ces accidents durent pendant le trajet des calculs à travers les bassinets et les uretères. Dans ces cas nous cherchons non-seulement à favoriser la sortie des calculs par les boissons, mais encore nous nous occupons de calmer les vives irritations survenues, par tous les moyens propres à les faire cesser. La diète la plus rigoureuse, les sangsues, les saignées générales, les ventouses scarifiées, les bains locaux et généraux, les fomentations et fumigations émollientes, les demi-lavements opiacés, tels sont les moyens que nous mettons en pareil cas en usage, en les proportion-nant avec la plus grande attention à l'intensité du mal, à l'âge, au tempérament et aux forces du sujet.

L'emploi de ces divers moyens est assez ordinaire-ment suivi d'un bon résultat; peu à peu les accidents diminuent, la fièvre s'apaise, le sommeil reparaît; l'urine, qui s'écoulait difficilement, reprend son cours et entraîne avec elle un ou plusieurs graviers ; quelquefois, s'ils sont volumineux, de formes irrégulières, les accidents sont plus longs, six, huit, douze jours environ, et demandent que l'usage des moyens ci-dessus soit continué avec persévérance.

On sentira qu'il est de la plus haute importance que la cessation des accidents soit accompagnée de l'expulsion d'un ou de plusieurs calculs, car si le contraire arrivait, tout porterait à croire que les calculs non expulsés produiront bientôt de nouveaux désordres, puisqu'ils peuvent devenir le noyau de formation de concrétions urinaires beaucoup plus volumineuses.

Quant à la suite de ces coliques néphrétiques, auxquelles nous avons vu tant de malades en proie, il n'arrive aucune évacuation graveleuse, nous avons constamment cherché les moyens de déterminer l'expulsion des calculs retenus dans les uretères ou dans la vessie. Les boissons diurétiques, les bains et les frictions sèches ou huileuses ont été continués; les promenades à cheval et en voiture, lorsque les douleurs du malade le permettaient, ont été mises en usage pour aider à la sortie du calcul ; lorsque nous avions le pressentiment que le corps étranger était retenu à l'embouchure des uretères dans la vessie, nous cherchions à l'en dégager à l'aide d'une petite sonde d'argent n° 5, portant à son extrémité une très petite courbure, pour pouvoir avec précaution la tourner et retourner avec facilité et en engager le bout dans les uretères. Cette opération délicate et difficile demande à être faite avec beaucoup de réserve et de douceur, et par une main bien exercée à employer la sonde. En portant le doigt indicateur dans l'intérieur du rectum et en le promenant à plusieurs reprises sur la paroi antérieure de cet intestin, point correspondant au fond de la vessie, on parvient aussi à imprimer quelques secousses ou déplacements favorables, qui, peut-être, faciliteront l'expulsion des graviers.

Si un calcul de très petit volume s'est engagé dans quelques excavations ou replis de la membrane muqueuse de la vessie, des injections faites à l'aide de la sonde à double courant parviennent quelquefois à déloger le calcul ; une petite pince lithotriptique, introduite dans l'organe urinaire distendu par une injection d'eau, rencontre le corps étranger, le brise avec facilité, et procure immédiatement son expulsion au-dehors en plusieurs fragments.

Malgré toutes ces indications, les calculs peuvent ne point être rendus, et rester enclavés dans les bassinets, les uretères ou la vessie. Là, ils ne tardent pas à s'y accroître par l'addition successive de nouvelles couches d'acide urique ou de sels urinaires.

Tels sont les moyens que nous mettons en usage depuis qu'une pratique étendue nous a mis à même d'être souvent consulté par des malades atteints de gravelle et de calculs. Comme bien d'autres praticiens animés d'un véritable amour de l'art de guérir, nous voudrions pouvoir assurer et faire connaître à nos malades un dissolvant capable de les débarrasser de ces corps étrangers sans leur proposer d'opérations; mais malheureusement nous n'avons point encore de preuves positives de la dissolution d'un calcul arrivé à un certain volume. On sait seulement, par les nombreuses expériences qui ont été faites, que j'ai, pour mon compte, renouvelées fréquemment, que de petits calculs formés entièrement d'acide urique ont été attaqués et détruits par l'usage des alcalins; nous avons vu des néphrites calculeuses se dissiper. Mais disons-le et à regret, il n'existe aucun lithontriptique pour le plus grand nombre de pierres vésicales, et les eaux de Vichy elles-mêmes, qui jouissent d'une faveur très marquée, ne feraient que faire perdre aux malheureux atteints de concrétions urinaires volumineuses un temps bien précieux et plus utilement employé à une opération de lithotritie qui les délivrerait de leurs calculs, si l'on juge que cette nouvelle et heureuse méthode soit applicable à leur état, ou même à une opération de taille, à laquelle nous n'hésiterions pas à nous soumettre nous-même, en voyant l'habileté avec laquelle cette grave opération est pratiquée aujourd'hui par nos célèbres chirurgiens et les chances heureuses de réussite qui l'accompagnent si souvent.

Les travaux qui, depuis quelques années, ont été entrepris dans l'espoir d'arriver à dissoudre les pierres dans la vessie, sont trop louables en eux-mêmes pour que personne songe jamais à les déprécier. Dans un de nos premiers travaux sur les maladies des voies urinaires, qui parut en 1831, nous entretenions déjà nos lecteurs de nos recherches à cet égard, et nous engagions nos confrères à imiter notre exemple, à renouveler nos expériences, à les pousser plus avant, s'il était possible; puis à nous faire connaître avec franchise ce que l'on peut espérer des dissolvants. Malheureusement, rien n'est encore certain à cet égard, et une imprudente temporisation deviendrait funeste à ceux qui croient à la puissance illusoire des eaux de Vichy, dont les vertus dissolvantes ont été pompeusement annoncées, non-seulement par les journaux, mais encore dans un opuscule dû à la plume d'un médecin qui, tout en faisant un effrayant tableau des affections calculeuses et des dangers des moyens curatifs nouveaux, n'a sans doute pas calculé le mal immense qu'il ferait en attirant aux eaux chaque saison des calculeux qui, comptant trop sur leurs vertus dissolvantes, laisseraient les organes urinaires se détériorer, le corps étranger grossir assez pour rendre impossible, ou du moins très chanceuse, la lithotritie. Tout ce qui entraîne une perte de temps, dans une maladie où le temps a tant d'importance, est éminemment dangereux; c'est donc à tort que cet auteur a proclamé que le traitement par le bicarbonate de soude et les bains alcalins ne peut entraîner après lui aucun danger. Combien de malades, à notre connaissance, qui ont rendu à Contrexeville ou à Vichy des graviers ou petits calculs, se sont félicités de leurs résultats, et chez qui ensuite nous avons trouvé des pierres volumineuses et même des calculs en grand nombre dans le réservoir de l'urine! Les miracles du remède anglais de madame Stephens, de l'eau de chaux et de la lessive des savonniers, ne sont pas assez loin de nous pour qu'on ait complètement oublié dans quelles affligeantes méprises tombèrent alors les observateurs les plus graves et les plus consciencieux. Profitons des erreurs de nos prédécesseurs, et garantissons-nous des écueils qu'ils ont rencontrés. Nous savons tous aujourd'hui que ces eaux ont pour vertu de modifier la sécrétion rénale et la nature de l'urine; mais il ne s'ensuit pas que les eaux de Vichy aient dissous et détruit des calculs. Elles seront toujours plus utiles aux graveleux et à ceux qui auront été délivrés de la pierre; les premiers, par son usage, rendront avec plus de facilité et d'abondance leurs gravelles, et les seconds pourront espérer de prévenir jusqu'à un certain point la formation de nouveaux calculs, et de détruire chez eux cette prédisposition calculeuse. Certes, la part que nous faisons aux eaux minérales dissolvantes en général est encore assez belle pour que MM. les médecins, inspecteurs de ces eaux, ne nous accusent pas de mauvais vouloir et de partialité à leur égard.

CHAPITRE IV.

DU BROIEMENT DE LA PIERRE DANS LA VESSIE.

—

Mon intention n'est point de faire l'histoire de la lithotritie, d'entrer dans les débats que son apparition suscita entre deux praticiens rivaux ; je ne m'étendrai point pareillement sur les multiples changements ou modifications qui ont été apportés par plusieurs chirurgiens à l'appareil destiné à cette opération. Les instruments les plus simples , les moins compliqués, et surtout les plus solides, nous paraîtront toujours ceux qui mériteront la préférence. J'ai déjà observé avec plaisir que les inventeurs eux-mêmes y renonçaient, et faisaient bon marché au lit du malade de leurs innovations de difficile et très souvent douloureuse application. C'est là le fait d'esprits sages et observateurs ; je me plais à leur rendre cette justice.

De tous les instruments de lithotritie, le brise-pierre à coulisse , à pression et à percussion, dû à M. Heurteloup, est le plus simple par sa structure, et le plus puissant par ses effets. C'est donc à ce dernier procédé, à quelques modifications près, que nous nous sommes arrêté , et celui auquel nous devons le

succès que nous obtenons tous les jours dans la pratique de cette nouvelle et ingénieuse opération.

Notre brise-pierre est composé de deux tiges glissant
l'une sur l'autre , et disposées de manière à repré-
senter une sonde plus ou moins volumineuse, demi-
courbe , quand l'instrument est fermé, et une pince
à deux branches, quand il est ouvert. L'une des tiges
de l'instrument est double, c'est-à-dire composée de
deux lames latérales , entre lesquelles glisse l'autre
tige , soit pour avancer , soit pour reculer , sous
l'action de la main seule, du compresseur à coulisse,
ou bien encore du marteau. L'extrémité vésicale de
chaque tige est armée, du côté correspondant à
l'autre tige , de dents propres à assujétir le corps
étranger, et à en faciliter la division. Cet instrument
est celui qui demande le moins d'espace pour se développer; il a simplicité de structure , manœuvre
facile , puissance et rapidité d'action. C'est donc le
lithotribe le meilleur que nous possédions aujourd'hui.
Cet instrument , qui peut être de diverses grosseurs,
est introduit dans la vessie comme une sonde ordinaire , puis ouvert et fermé par un simple mouvement de va-et-vient que lui imprime la main. On
saisit assez souvent le corps étranger de suite ; et ,
si on le manque , on peut le chercher à droite , à
gauche, en arrière ou en avant, sans faire éprouver
une grande fatigue aux malades.

Manœuvre du brise-pierre.

On injecte , à l'aide d'une sonde en argent d'un
petit volume, de trois à quatre onces d'eau tiède dans

la vessie ; on a eu soin préalablement d'élever le bassin, en plaçant un oreiller roulé sous les fesses du malade ; on introduit l'instrument ; il suffit fort souvent, avec un peu d'habitude, d'ouvrir et de fermer l'instrument pour saisir la pierre, et la briser avec la paume de la main, si elle est friable; d'autres fois le compresseur à gouttière devient nécessaire ; on l'adapte au brise-pierre, et alors la division du corps étranger ne résiste pas à cette pression; si la pierre paraissait très dure, il serait préférable cependant de donner quelques petits coups de marteau, qui suffisent assez ordinairement pour faire éclater les pierres d'une dureté extrême. La percussion doit quelquefois être continuée pendant plusieurs minutes si le calcul est d'une grande dureté. Si une pierre résiste et n'éclate pas aux premiers coups de marteau, il n'est pas besoin, pour la rompre, d'augmenter la violence du choc, on s'exposerait certainement à briser son instrument en agissant ainsi. Que l'on continue la percussion d'une manière égale, et bientôt, sans avoir besoin d'augmenter la force des coups, l'ébranlement que la répétition des chocs détermine dans les molécules de la pierre en amène la rupture. Deux et trois minutes de percussion ont été parfois nécessaires pour produire la disjonction du calcul.

Les fragments des calculs sont ordinairement plus faciles à saisir que la pierre elle-même : il suffit bien souvent d'appuyer la convexité de la branche femelle du brise-pierre sur le bas-fond de la vessie, et d'écarter la branche mâle, puis de la rapprocher, pour que des fragments se trouvent pris et broyés successivement.

La durée des séances de lithotritie est variable, et dépendante du degré de fatigue qu'éprouve le malade. Il est des individus qui supportent très bien ces opérations, qui mangent et marchent immédiatement après chaque séance ; d'autres sujets, très nerveux, très impressionnables, chez qui la vue seule des instruments, l'introduction préalable de la sonde qui doit servir à conduire l'injection dans la vessie, produisent un effet nerveux tel, qu'un tremblement général s'empare d'eux, des contractions vésicales se déclarent, l'eau injectée est violemment expulsée, et se faisant jour à travers les parois du canal et l'instrument lithotriteur, force à suspendre son opération. Il faut, dans ces cas, assez fréquents du reste, préparer les malades par des introductions quotidiennes de bougies, soit en cire, soit en gomme élastique, d'un volume assez élevé; recourir aux bains émollients, aux boissons émulsives et aux demi-lavements laudanisés. On se trouve bien encore, chez les sujets susceptibles et nerveux, de l'usage d'une pommade dans laquelle on incorpore un ou deux grains de sel de morphine sur un gros de cérat ordinaire, et d'employer ce mélange à graisser les instruments destinés à parvenir dans le réservoir de l'urine.

La séance terminée, il est toujours prudent de tenir le malade au repos et à la diète, de le placer dans un bain, si l'on ne veut pas s'exposer à voir survenir des inflammations de vessie, ou quelques réactions fâcheuses, qui pourraient se faire sur le cerveau ou sur le canal intestinal. Il importe de recommander au malade de boire abondamment de l'eau de chiendent émulsionnée, ou de l'infusion de pariétaire pour faciliter la sortie des détritus. Le malade doit en outre garder le lit, et faire usage, s'il veut marcher un peu, d'un suspensoir bien fait, afin de prévenir ces engorgements des testicules, si fréquents dans le cours de ces opérations, surtout si la santé du malade et le peu de fatigue qu'il ressent de ces séances de lithotritie permettent de les renouveler à des distances rapprochées.

Avant de retirer l'instrument de la vessie, il faut s'assurer si le brise-pierre est bien fermé, si du détritus en trop grande quantité ne s'interpose pas entre ses mors, ce qui rendrait sa sortie fatiguante et douloureuse pour le malade.

Il arrive assez fréquemment que des fragments de pierre s'engagent dans le canal de l'urètre. Cet accident, qui est peu à redouter, se renouvelle souvent et à plusieurs reprises, sur le même individu, dans le cours de son opération. Ces fragments de calcul demandent à être extraits sur-le-champ; il peut même devenir nécessaire de les briser dans l'urètre. Je n'ai recours à cette petite opération, très peu douloureuse pour le malade, que lorsque ces fragments sont à une petite distance du méat urinaire, et que je peux les atteindre facilement avec une pince allongée, parce qu'alors cette pratique ne présente ni inconvénient, ni grande fatigue, ni souffrance pour le malade. Si l'ouverture du méat urinaire est trop petite,

si les parcelles de calcul sont retenues à la fosse naviculaire , je fais sur son trajet une petite moucheture,
que je prolonge à l'intérieur légèrement, qui de suite
facilitera le passage de ma pince, ou d'une petite curette,
pour ramener sur-le-champ au-dehors ces petits
fragments. Si le cas arrive que ces fragments soient
arrêtés beaucoup plus loin, et à peu de distance
surtout du col de la vessie, je n'hésite pas à les faire
rentrer dans ce viscère, à l'aide d'une grosse sonde
en gomme élastique courbe, sans mandrin ; et si le
calcul est trop volumineux, enclavé dans la portion
prostatique, et résiste au refoulement de la sonde
flexible, ou même à un cathéter en argent ou en
plomb, je pousse une injection d'eau tiède à travers
une grosse sonde évacuatrice, dont les yeux vastes et
allongés se trouvent placés en regard ; cette injection
entr'ouvre le col de la vessie, affaisse la glande
prostate, et facilite la rentrée de ces fragments dans
le réservoir de l'urine ; souvent même cette sonde
évacuatrice procure le passage d'une grande partie de
ces fragments ou détritus à travers le canal , sans
l'exposer à s'irriter et à se déchirer ; les yeux de cette
sonde sont assez largement ouverts pour permettre à
des morceaux assez volumineux de s'y engager à la
sortie de l'eau injectée.

Quant aux fragments qui ne s'engageront pas, je
les saisirai de nouveau à l'aide du brise-pierre comme
un calcul entier , et ensuite j'en produirai la disjonction. Chez certains calculeux, urinant encore avec
force, et dont la vessie peu altérée jouit encore de

toute sa contractilité, il arrive quelquefois que d'une séance de broiement à l'autre, ces fragments, dont on a procuré la rentrée, viennent de nouveau s'engager dans la portion prostatique de l'urètre; le cas échéant, j'ai préféré placer une sonde en gomme élastique courbe, à demeure, munie de trous assez grands, où très souvent encore les détritus et fragments de calculs s'engageaient avec facilité, sans souffrance pour le malade, et sans danger pour la continuation de nos séances subséquentes de lithotritie. Ma pince urétrale, qui m'a rendu de si grands et signalés services dans maintes occasions de pierres arrêtées dans le trajet de l'urètre, ne diffère des pinces à polypes des fosses nasales que par sa longueur, la force de ses branches, et la disposition de ses dentelures. M. Leroy-d'Étiolles a vu par lui-même avec quelle facilité j'ai extrait des fragments de calculs durs et volumineux, et je les ai réduits en poussière.

Des moyens de reconnaître la pierre dans la vessie.

S'il est aisé à une main exercée de reconnaître la multiplicité des calculs, il n'est pas à beaucoup près aussi facile d'en apprécier le nombre; on ne peut même, après avoir pratiqué la lithotritie, avoir à cet égard que des données approximatives. Le nombre des calculs qui peuvent être contenus dans une vessie est extrêmement variable; des mouvements latéraux, imprimés avec la sonde d'argent ou celle que nous nommons *à chapelets*, à très petite courbure, font entendre un cliquetis qui ne laisse que peu de doute à cet égard.

Depuis que la lithotritie a pris place dans la science chirurgicale, l'appréciation exacte du volume de la pierre est d'une très grande importance, elle est même devenue chose essentielle, car c'est en grande partie d'après cette appréciation que l'opérateur décide si le broiement est ou n'est pas praticable, et de quel degré de force seront les instruments qu'il devra employer.

En général, il est facile de distinguer une pierre petite d'une pierre volumineuse; lorsque la sonde, parcourant librement la vessie, ne rencontre de corps dur que dans un point peu étendu, lorsque ce contact n'est que momentané et difficile à reproduire, lorsque le bruit résultant du choc de la sonde est sec et clair, lorsque les symptômes existent depuis peu de temps, l'on a tout lieu de croire que le calcul est petit et solitaire.

Lorsqu'au contraire la sonde, aussitôt après son entrée dans la vessie, rencontre la pierre et continue de la toucher dans les divers mouvements qu'on lui imprime, si le bruit produit par son choc est fort, que la sonde à petite courbure ne tourne que très difficilement, il est probable que la pierre a un volume considérable. Les plus gros calculs se rencontrent, pour l'ordinaire, dans les vessies les plus petites, les plus contractées, racornies, et les plus malades. Parfois, mais ces cas sont plus rares, j'ai vu des pierres volumineuses ayant séjourné pendant nombre d'années dans la vessie sans avoir déterminé des altérations profondes et bien tranchées dans ce viscère. On comprend que si la sensibilité et la contraction de la vessie ne sont point exagérées, et que le corps étranger permette le développement du brise-pierre, et qu'il soit saisi, ce calcul, malgré sa grosseur, pourra être détruit par le broiement.

La forme des calculs n'est pas sans influence sur le succès d'une opération de broiement; la plus grande partie sont ovoïdes et légèrement aplatis sur deux de leurs faces; l'acide urique les compose pour l'ordinaire quand ils affectent cette forme. Cependant cette espèce de concrétion est quelquefois tout-à-fait plate. Les calculs formés par l'oxalate de chaux sont arrondis et mamelonnés, tandis que nous remarquons que ceux dont le phosphate de chaux, d'ammoniaque et de magnésie, forme la base, sont irrégulièrement sphériques.

La mesure des deux diamètres longitudinal et transversal de la pierre peut bien, jusqu'à un certain point, en indiquer la forme, mais non d'une manière bien exacte. Je ne saurais tracer pour cela de règle bien précise, car suivre avec le bec d'une sonde le contour d'une pierre n'est pas toujours chose facile, et ne suffit pas pour en déterminer la figure; ce n'est que par cette grande habitude de sonder et une grande attention que l'on peut y parvenir.

La dureté des calculs vésicaux est très variable; cette différence provient ordinairement de la matière qui les compose ; ainsi, les calculs formés par l'oxalate de chaux sont pour la plupart extrêmement durs ; les calculs d'urate, d'ammoniaque, ceux même d'acide urique, tiennent le second rang pour la densité ; enfin les plus mous sont composés, en général, des trois phosphates de chaux, d'ammoniaque et de magnésie.

J'ai cependant rencontré des calculs, formés entièrement d'oxalate de chaux, qui s'écrasaient avec facilité, et avec la main, sans recourir au marteau ni au compresseur. Tel était le cas d'un malade d'Anvers, à qui j'ai broyé deux pierres, qui, l'une et l'autre, n'avaient pas moins de quatorze et dix-huit lignes d'étendue, et qui a été délivré en dix séances de ses calculs, sans qu'aucun accident soit venu traverser nos opérations.

En général, on doit conclure de là que la lithotritie est peu grave, entraîne après elle peu de dangers et de douleurs pour les malades, lorsque 1° la vessie est saine ; 2° les pierres qu'elle contient petites et peu anciennes. Cette opération est, comme on le voit, tantôt l'une des plus faciles et des plus innocentes de la chirurgie, tantôt l'une des plus difficiles et des plus graves, suivant les conditions dans lesquelles se trouvent le malade, la pierre et la vessie. Opérer de bonne heure dans un cas, si faire se peut, savoir s'abstenir ou tailler dans l'autre, telle est la conduite à tenir.

Lorsqu'il s'agira de reconnaître une pierre dans la vessie, la forme et la courbure de la sonde qui doit

servir à cet effet ne sont pas chose de peu d'importance. En effet, combien ne voyons-nous pas de
malades chez qui cette affection a été totalement
méconnue par des praticiens mêmes qui jouissent
d'une réputation de bon opérateur dans leurs pro-
vinces, et même à Paris, où il ne manque dans les
hôpitaux aucun des moyens nécessaires pour les praticiens qui désirent se familiariser avec la sonde et
devenir habiles dans la pratique du cathétérisme! J'ai
vu bien souvent une pierre peu volumineuse renfermée dans la vessie échapper tout-à-fait à mon attention, lorsque j'employais à sa reconnaissance une
sonde d'argent à courbure très prononcée. Cela
s'explique facilement : les mouvements de l'instrument dans la vessie sont bornés; on ne peut que
difficilement en incliner le bec soit à droite soit à
gauche, il ne pénètre pas dans le bas-fond de la
vessie; la pierre n'est touchée, si elle l'est, que par
la convexité de la courbure, c'est-à-dire par cette
portion de la sonde qui ne permet pas d'apprécier le
volume et la forme du calcul. Si la vessie est profonde,
et c'est ordinairement ce qui a lieu par suite de la
tuméfaction de la prostate, qui très souvent accompagne la pierre, si le bas-fond est fortement déprimé,
si le calcul est placé dans l'une des parties latérales
de cet organe, il y a des chances pour qu'il ne soit
pas senti, car une sonde à grande courbure ne peut
atteindre dans divers points de la vessie. C'est sans
doute l'usage de ces sondes qui a trompé quatre praticiens de Dijon, qui, à maintes reprises et pendant

plusieurs années, ont exploré la vessie d'un malade
de cette ville, qui vint au mois de décembre 1836 se
confier à mes soins. Je découvris de suite une pierre
assez volumineuse qui paraissait implantée dans le
bas-fond de la vessie. Un médecin de Paris, parent
du malade, qui ne croyait point à la présence d'un
corps étranger renfermé dans cet organe, paraissait
douter de mon diagnostic; je proposai de suite notre
honorable confrère M. Leroy-d'Étiolles, qui percutait
d'une manière si claire sur le calcul, que tous les
assistants qui étaient dans la chambre restèrent éton-
nés et bien convaincus. J'annonçai alors qu'il était
trop tard, que les désordres du côté des reins, que
l'état d'hypertrophie de la vessie, la tuméfaction
considérable de la prostate, et les matières purulentes
que ce malade rendait avec les urines, étaient autant
de contre-indications pour le broiement; que la taille
était préférable, sans cependant espérer la réussite,
les chances étant tout aussi défavorables pour cette
opération que pour le broiement. Ce malade fut confié
aux soins éclairés de M. Leroy, qui partageait mon
opinion à cet égard, et qui eut la délicatesse de me
dire qu'il n'entreprendrait ce malade qu'autant que
je l'abandonnerais. Ce praticien habile parvint à saisir
à la première séance la pierre, à en briser quelques
morceaux; mais les accidents si graves chez ce malade augmentèrent d'intensité; les besoins d'uriner,
qui se faisaient ressentir de dix minutes en dix minutes, devinrent encore plus fréquents. Il était d'une
difficulté extrême d'injecter une once de liquide dans

lè réservoir urinaire pour distendre la vessie. Il arriva enfin que M. Leroy renonça à continuer ces opérations, qui auraient pu compromettre les jours du malade, et conseilla la taille pareillement; mais le malade ne voulut point en entendre parler. Il retourna dans son pays au bout de quinze jours, sans emporter aucun bienfait de son voyage, ni même l'espoir d'une amélioration ou d'un soulagement pour le temps qui lui restait à vivre avec une aussi grave affection, à laquelle il eût remédié certainement si on lui avait fait connaître quelques années plus tôt que la présence d'une pierre dans la vessie avait attiré et occasionné tous les désordres des voies urinaires, qui infailliblement auraient disparu les uns et les autres si le corps étranger avait été broyé en temps utile.

Des chances plus heureuses ont eu lieu pour plusieurs malades, entre autres pour un ancien colonel d'artillerie, chez qui la pierre avait été méconnue pendant plusieurs années par son médecin, et qui en portait quatre à cinq dans la vessie, dont il a été délivré parfaitement par la lithotritie.

Un malade de Lyon, qui fut dans cette ville sondé par deux praticiens habiles, qui l'un et l'autre lui assuraient qu'il n'existait point de pierre dans la vessie, et envisageaient sa maladie comme le fait d'un catarrhe vésical, fut sondé par moi, il y a plusieurs années. Ayant rencontré, après des recherches répétées, une pierre d'un diamètre assez grand, je l'attaquai et la brisai complètement en six séances, malgré quelques difficultés que présentait la glande prostate, qui, engorgée et assez volumineuse, faisait saillie dans cette portion du conduït, et gênait l'entrée du brise-pierre dans la vessie. Mais ce n'est qu'en pratiquant le cathétérisme exploratif avec des sondes n° 5 en argent ou en platine, portant à leurs extrémités des courbures très courtes et brusques, que je découvris cette pierre après plusieurs jours de recherches. Ce malade est parti au bout de deux mois parfaitement guéri; l'état des voies urinaires était satifaisant.

Nous avons en outre des sondes, dites *à chapelet*, qui, dans leur courbure, portent des renflements sphériques attenant les uns aux autres, qui, en frottant sur les calculs et passant de l'un à l'autre, nous procurent, outre un choc plus marqué, la connaissance que les pierres sont multiples.

Deux autres dispositions rendent encore ces sondes exploratives commodes. Ce sont un robinet pour retenir le liquide et le laisser échapper à volonté, et une boîte à liége pour recevoir la canule de la seringue destinée à faire l'injection préalable à l'opération du broiement.

Pour découvrir la pierre dans la vessie, on doit s'environner de toutes les ressources qui sont à la disposition du chirurgien, car si, dans la plupart des cas, il est facile de sentir les corps étrangers que contient cet organe, il arrive aussi parfois qu'ils échappent à des recherches multipliées. Depuis douze à quinze années que nous employons particulièrement les bougies en gomme élastique à bout olivaire pour dilater les rétrécissements de l'urètre, il nous est arrivé maintes fois, sans autre instrument qu'une de ces bougies molles et flexibles qui pénètrent dans l'intérieur de la vessie, sans piquer et sans irriter cet organe et le canal, de constater avec leur secours, et de suite, la présence de calculs dans le réservoir de l'urine ; ces bougies, qui pénètrent très bien, ne causent presque pas de douleurs aux malades.

Des calculs même assez volumineux peuvent échapper cependant à toutes les recherches les plus convenablement dirigées ; la pierre peut être enchatonnée, et ne se montrer à nu dans la vessie que par un point très peu étendu ; si elle est contenue dans un kyste, et sur les parties latérales de la poche urinaire, il n'est point extraordinaire que la sonde ne puisse la découvrir. J'ai senti des calculs que le lendemain ma sonde ne rencontrait plus ; il me fallait plusieurs explorations nouvelles pour retrouver de nouveau le corps étranger que je savais pertinemment exister. Cette impossibilité passagère de sentir des calculs s'observe chez les sujets dont les fibres musculaires de la vessie sont très développées, disposées par faisceaux faisant une saillie prononcée dans la cavité de l'organe, formant ce que nous appelons des *vessies à colonnes*. Lorsque deux de ces colonnes sont séparées l'une de l'autre par un intervalle qui répond au volume du calcul, elles peuvent le saisir lorsque la vessie contractée le presse, le retenir quelque temps et le rendre inaccessible au contact de la sonde.

La situation à donner au malade, soit pour rechercher la pierre, soit pour la broyer, quoique d'une
importance secondaire, n'est cependant pas chose
indifférente, car c'est surtout dans ces recherches
minutieuses et attentives que la circonstance la plus
minime en apparence peut devenir la cause d'un
succès, ou d'une application sans résultat. Il est du
reste des cas où la possibilité d'introduire le brise-
pierre et de saisir le calcul peut dépendre de la
manière dont serait posé le malade, et du plus ou
moins d'inclinaison du bassin.

Le malade sera placé sur un lit ordinaire, assez
élevé toutefois pour que le chirurgien ne soit pas obligé
de se courber d'une manière incommode ; il faut que
les matelas soient fermes et résistants ; il faut aussi
que le bassin soit élevé par un ou deux coussins
roulés, le tronc reposant à plat, les épaules et la
tête légèrement relevées. Je n'ai jamais eu occasion
de me servir d'aucun des lits mécaniques qui ont été
inventés pour placer les malades, j'ai vu même avec
plaisir que plusieurs lithotriteurs, qui en étaient
partisans, en ont abandonné l'usage ; ils peuvent
être favorables, commodes même dans certaines
opérations de lithotritie, mais ils ne sont pas indispensables, et c'est peut-être une des modifications les
plus heureuses que d'en être arrivé à pratiquer la
lithotritie sans être précédé chez les malades par ces
lits, rectangles, à étau et à bascule. Toutefois le lit
rectangle de M. Heurteloup était une heureuse invention ; le mouvement de bascule qu'il permet d'im-

primer au malade dans des circonstances difficiles où l'on ne pourrait pas se rendre maître de fragments de pierre placés en bas et en avant de la vessie, ce mouvement de bascule les déloge, et peut faciliter leur saisie dans les mors du brise-pierre (1).

CHAPITRE V.

DE L'INFLUENCE QUE QUELQUES MALADIES PEUVENT EXERCER SUR L'OPÉRATION DU BROIEMENT.

Les maladies de la glande prostate, de la vessie ; l'hypertrophie avec racornissement, l'irritabilité de cet organe, sont des obstacles fréquents et difficiles à vaincre, qui nous forcent quelquefois de renoncer à la lithotritie pour recourir à la taille, qui dans ces cas est souvent elle même mortelle.

Lorsqu'un calcul dont le diamètre dépasse vingt-quatre lignes est contenu dans une vessie dont la sensibilité et la puissance de contraction sont ainsi exagérées, il est à craindre que l'opération du broiement non-seulement ne réussisse pas, mais encore empire l'état du malade. Malgré l'attente de la vive

(1) Le docteur Heurteloup, praticien fort habile, possède des instruments d'une grande force, d'une fabrication supérieure ; il lui arrive parfois de détruire des calculs très volumineux dans une seule séance.

douleur qui suit chaque émission d'urine, les malades sont contraints de céder à ce besoin impérieux d'uriner qui se renouvelle de quart d'heure en quart d'heure ; la vessie ne contenant plus qu'une ou deux cuillerées de liquide, repousse l'injection que l'on veut y faire pénétrer pour pouvoir développer les instruments destinés à saisir la pierre ; le malade, comme nous avons eu l'occasion de le dire, fait des efforts involontaires et convulsifs jusqu'à ce que tout le liquide soit expulsé. Pendant cette contraction, la sonde, serrée par la poche urinaire, ne peut exécuter aucun mouvement, ou bien elle est chassée dans le canal de l'urètre. Cette réaction de la vessie paraît être sollicitée tantôt par l'injection, tantôt plus particulièrement par la présence des sondes ou des instruments lithotriteurs. Nous avons vu chez d'autres malades, la vessie, au bout de quelques instants, fatiguée, pour ainsi dire, de l'énergie qu'elle vient de déployer, devenir tout-à-coup plus souple, se relâcher pour ainsi dire, et n'opposer plus, bien qu'elle soit vide, autant de résistance au développement et à la manœuvre des instruments ; quelquefois même il a été possible, malgré la fâcheuse réunion de ces deux circonstances (calcul volumineux et hypertrophie de la vessie avec racornissement), de broyer le corps étranger et de procurer une guérison complète.

Nous administrons avec avantage l'opium à la dose de trois grains dans l'espace de huit à dix heures, moitié en pilules, moitié en lavements. Les narcotiques administrés à l'intérieur à doses élevées diminuent sensiblement l'irritabilité de la vessie, permettent d'injecter dans cette cavité une plus grande quantité de liquide, et donnent ainsi dans quelques cas la possibilité de saisir et de briser des pierres qui sans cela n'eussent pas pu l'être.

La paralysie de la vessie s'est encore souvent opposée au broiement de la pierre, en rendant surtout la sortie des fragments très difficile, puisqu'il faut en quelque sorte amener successivement tous les détritus en dehors, la vessie ne faisant plus ses fonctions. Cette maladie est heureusement peu commune. La cause ordinaire de la paralysie de la vessie est la lésion de la moelle épinière ; mais alors elle n'existe pas seule, et les membres inférieurs sont privés également de l'influence nerveuse. L'hémiplégie, toujours grave par l'importance de l'organe lésé, fréquemment accompagnée de l'œdème des jambes, est certainement une complication fâcheuse des calculs vésicaux, mais elle est également défavorable à la lithotritie et à la taille, et je partage tout-à-fait l'opinion de notre confrère et ami M. Leroy-d'Étiolles, qui nous dit que si les conditions locales sont favorables, que si le calcul est petit et si la vessie n'est pas profondément altérée dans sa texture, la lithotritie, suivie de l'extraction artificielle des fragments et détritus, doit encore être préférée à la taille, qui, par la tendance à l'infiltration du tissu cellulaire, offre moins de chance de guérison que dans les circonstances communes.

Le catarrhe de la vessie est un des accompagne-ments fréquents de la pierre, et pour l'ordinaire il n'en est que la conséquence. Dans le plus grand nombre de cas, en effet, dès que la pierre est enle-vée, l'inflammation catarrhale disparaît.

Les degrés auxquels peut exister cette inflamma-tion sont très variables, comme on a pu le voir dans le chapitre spécial que nous avons consacré à cette affection. Chez un certain nombre de malades, les mucosités qui en sont le produit sont très peu abon-dantes; et, chez quelques autres, elles forment le quart, la moitié de la totalité de l'urine rendue. L'aspect de ces mucosités est également fort diffé-rent : tantôt elles ne produisent qu'un simple nuage; le plus souvent elles forment au fond du vase une masse visqueuse, filante, assez semblable au blanc d'œuf, mais plus tenace; parfois c'est un dépôt formé de flocons muqueux, concrétés; d'autres fois enfin c'est un véritable pus que l'urine tient en suspension.

La nature des calculs exerce une grande influence sur la nature et le degré de l'inflammation catarrhale de la vessie; c'est une opinion assez généralement accréditée, non-seulement par les malades calculeux, mais même par les médecins, que le degré de l'inflammation catarrhale de la vessie et la douleur qui l'accompagne sont en raison du plus ou moins d'aspérités de la surface de la pierre; il semble natu-rel au premier abord qu'il en soit ainsi, et pour-tant l'observation montre le contraire. Les pierres formées par l'oxalate de chaux, ordinairement hérissées de mamelons, qui les font ressembler à une mûre, et leur ont fait donner le nom de *calculs mûraux*, sont ceux dont le séjour dans la vessie produit en général le moins d'inflammation; tandis que les pierres formées par le phosphate triple, dont la surface est lisse dans la plupart des cas, sont presque toujours accompagnées d'un catarrhe vésical très intense et d'une altération profonde de la muqueuse.

Cependant la réunion du catarrhe de la vessie, de la rétention d'urine et de la pierre n'est pas un empêchement au broiement. Cette opération a fait souvent même disparaître à la fois les trois affections. Si cependant le catarrhe existe simultanément avec la rétention d'urine chez un malade très âgé, que les symptômes viennent à s'aggraver, et que la mort ne tarde pas à en être la suite, cette terminaison funeste peut aussi être l'effet d'une résorption purulente, ou encore être produite par le développement d'une néphrite, à laquelle donne lieu souvent la rétention d'urine prolongée; mais chez ces malades on observe un état d'adynamie bien prononcé, un hoquet presque continuel et très fort, que rien ne peut calmer. Ce hoquet doit être pour tout praticien observateur un signe certain d'une prochaine et funeste terminaison des affections des organes urinaires et spécialement des reins.

Lors donc que le catarrhe de la vessie s'est déclaré, par suite de la présence de corps étrangers dans la vessie, l'introduction des instruments lithotriteurs, loin d'accroître l'inflammation de la vessie et la sécrétion catarrhale , en fait diminuer souvent le dépôt après chaque séance de broiement , et disparaître complètement, avant même que le dernier fragment de pierre soit évacué. Disons aussi que ces faits sont rares , que souvent le catarrhe subsiste après l'expulsion complète de la pierre : c'est alors qu'il faut tenter d'en opérer la guérison en employant les moyens nombreux sur lesquels nous avons précédemment appelé l'attention. Les résineux à l'intérieur et en injection, unis à l'opium ; le goudron, les capsules de térébenthine ou de copahu , tels sont les médicaments qui bien souvent agissent avec efficacité. Les diurétiques à haute dose ont aussi fait disparaître des catarrhes vésieaux qui avaient résisté à l'emploi des résineux. Les bains de Barèges sulfureux et de vapeur produisent aussi de bons résultats, lorsque surtout on soupçonne qu'un vice dartreux ou rhumatismal entretient ces catarrhes chroniques. D'autres n'ont cédé qu'au temps et au changement de climat. La multiplicité des remèdes de toute espèce , qui ont été proposés par quantité d'auteurs , ne sont malheureusement qu'une fausse richesse et la preuve la plus convaincante de leur peu d'efficacité dans certaines affections catarrhales très anciennes.

Les fongus, l'ulcère, le cancer de la vessie, et les nombreuses variétés d'affection de la glande prostate sont autant de causes qui , séparément ou réunies , peuvent s'opposer à ce que l'on puisse pratiquer avec de bons résultats l'opération du broiement de la pierre. Ils rendent plus difficile la découverte des corps étrangers; ils diminuent les chances de guérison ; et cependant ils ne sont pas encore un empêchement absolu à la lithotritie. C'est alors que le choix des instruments propres à briser la pierre devient d'une grande importance.

Nous regardons encore comme défavorable l'engorgement de la glande prostate, si fréquent surtout chez les vieillards, maladie si méconnue de nos jours, que nous rencontrons souvent comme compagne obligée de toutes les affections de l'urètre et de la vessie : car il est rare qu'un rétrécissement un peu ancien du canal , que le séjour prononcé d'un calcul dans la vessie ne produise pas à la longue une tuméfaction plus ou moins considérable de ce corps glandulaire.

Les conditions dans lesquelles se trouve cet organe sont d'une très grande importance pour la pratique de la lithotritie. L'engorgement de la glande prostate met souvent obstacle à l'introduction de toute espèce de sondes ou bougies, et à plus forte raison d'instruments métalliques durs et volumineux. C'est alors qu'il devient nécessaire de préparer le canal et le col de la vessie à recevoir les instruments lithotriteurs, en dilatant et en affaissant cette glande par le passage de sondes courbes ou à béquilles et de bougies. Ce n'est qu'en la déprimant graduellement que l'on parviendra à redresser insensiblement le canal.

En général , on a trop compliqué le procédé instrumental pour tout ce qui concerne le traitement des maladies de la vessie et de l'urètre; chaque opé-

rateur a voulu avoir sa méthode, son perfectionnement, sa modification particulière à un brise-pierre
ou à un porte-caustique. On a cru servir la science,
et on lui a nui considérablement en empêchant les
médecins de la province d'essayer de mettre en pratique tel ou tel procédé opératoire; effrayés qu'ils
étaient des mille et une inutilités que les fabricants
leur imposaient, comme indispensables dans le cours
d'une opération, et des prix exhorbitants de toutes
ces prétendues découvertes. Mon but a été de sim-
plifier, d'élaguer de l'arsenal du chirurgien toutes
les superfluités dont régulièrement chaque semaine
les séances académiques nous annoncent la découverte. Pour mon compte, j'ai constamment voulu
être au courant de toutes ces innovations; bonnes
ou mauvaises, je me les suis procurées ; je les ai fait
confectionner souvent sous les yeux de leurs auteurs,
et par leurs propres ouvriers; c'est à regret que je
le dis, les deux tiers de ces inventions, enfantées pé-
niblement, ne valent pas l'honneur d'être nommées.
Viendra le moment où, en imitant quelques-uns de
nos prédécesseurs, dont nous déplorons la perte,
nous nous attacherons moins à innover et compliquer
notre arsenal chirurgical qu'à chercher à le rendre
simple, solide et facile à manier. Ce n'est qu'alors
que les méthodes opératoires seront plus répandues,
que le monopole n'en restera pas entre quelques
mains, très habiles d'ailleurs : mais l'humanité et
l'art ne pourront que gagner au vœu que je forme,
et dont je désire vivement voir la réalisation avant peu.

En parlant des causes diverses qui peuvent s'opposer à l'opération de la lithotritie, et des quelques
accidents qui peuvent aussi survenir à la suite, je ne
dois pas omettre la liberté entière du canal de l'u-
rètre. Le lecteur sentira combien il est indispensable
pour cette opération que les instruments pénètrent
avec facilité, et que les débris de la pierre trouvent
aussi une issue libre.

J'ai rencontré déjà maintes fois chez des malades
des hernies scrotales volumineuses, des hydrocèles
anciennes, des tumeurs de différente nature, surtout
des hémorrhoïdes du rectum, qui apportaient des
changements notables dans la direction du canal de
l'urètre, au point de rendre très difficile l'introduction de la moindre bougie. J'ai déjà dit plus haut que
la tuméfaction seule de la glande prostate, si fréquente d'ailleurs chez ceux qui sont affectés de la
pierre ou de rétrécissements de l'urètre, était bien
souvent une des causes qui s'opposaient à la réussite
de la nouvelle opération.

Lorsque le canal est étroit naturellement ou rétréci
par quelques-unes des causes que nous avons énumé-
rées au chapitre qui traite spécialement des obstructions de l'urètre, on voit de suite la difficulté que
doivent éprouver les fragments des calculs à se frayer
un passage au-dehors.

Les rétrécissements de l'urètre sont tellement communs, que pour mon compte j'ai eu à traiter plus de
trois mille personnes qui en étaient atteintes, et que
maintes fois, sur quantité d'individus, ces rétrécisse-

ments existaient en même temps que des calculs, soit dans la vessie, soit dans le canal de l'urètre , ou bien encore enclavés dans la prostate. En général nous pouvons assurer que les rétrécissements ont été la cause déterminante de la formation de ces concrétions, par la difficulté qu'ils apportent à l'émission de l'urine.

S'il arrive que des graviers descendent des reins , et qu'ils soient d'un petit volume , ils franchiront facilement le col de la vessie et le canal ; mais si ce conduit est rétréci dans un point , si l'urine sort par un filet mince, et sans aucune force d'impulsion , le gravier ne sera point expulsé, et ne tardera pas à devenir une véritable pierre. On voit que les obstructions de l'urètre , les engorgements de la prostate peuvent encore d'une autre manière devenir cause de calculs : lorsqu'ils sont très forts et que l'urine sort avec une grande difficulté , il est rare que les contractions des muscles qui entourent la vessie se soutiennent assez longtemps pour que l'évacuation du liquide urinaire soit complète. La portion restante s'altère, se corrompt ; elle irrite la vessie, la sécrétion des mucosités augmente, l'ammoniaque se développe dans le dépôt qu'elles forment , et de sa combinaison avec les acides urique et phosphatique de l'urine résulte la formation d'un et même de plusieurs calculs.

Il est donc indispensable, avant d'entreprendre une opération de lithotritie, de rendre au canal de l'urètre son diamètre naturel, autant, on le voit, pour donner passage aux instruments que pour fournir une issue aux détritus et fragments des calculs et aux urines par la suite.

C'est en plaçant dans le canal , une heure chaque jour , deux bougies en gomme élastique , courbes ou affilées , et à bout olivaire , que nous obtenons cette dilatation, en augmentant le calibre d'un quart de ligne de trois en trois jours, et les faisant succéder l'une à l'autre ; on arrive presque aussi vite par cette distension temporaire que par la dilatation à l'aide des sondes à demeure, qui entraîne parfois avec elle des accidents, et augmente le catarrhe et l'irritabilité de la vessie , qui accompagnent presque toujours la présence de la pierre dans ce viscère.

Les bougies introduites de cette manière chaque jour une demi-heure , une heure seulement, sans être d'un volume excessif , ont pour bon résultat, au bout de dix à douze jours , de bien préparer l'urètre à recevoir les instruments de lithotritie ; elles émoussent parfois chez certains malades nerveux et sensibles , qui sont si fréquemment sujets à la syncope ou à un accès de fièvre ; presque aussitôt après ces premières tentatives de dilatation, cet effet cesse au bout de quelques jours, et ils n'éprouvent plus ni la même crainte ni les mêmes sensations de douleur.

Il peut arriver encore que la membrane de la vessie soit fongueuse , saignante, qu'il existe des varices au pourtour du col de la vessie ; alors le moindre contact de la sonde suffit pour provoquer un écoulement sanguin. Cette circonstance, bien que défavorable, ne nous empêche pas de pratiquer la lithotritie ; cette disposition à saigner, que je retrouve dans l'urètre de quantité de malades atteints de rétrécissements, diminue pour l'ordinaire à mesure que l'opération avance, et souvent je la vois disparaître à la seconde ou troisième introduction des bougies ou du brise-pierre.

Les spasmes de l'urètre et de la vessie peuvent encore jusqu'à un certain point s'opposer parfois à la lithotritie, mais je dois dire qu'ils ne sont pas des obstacles insurmontables. Dans l'état actuel de cette opération, ce qu'il y a encore de plus difficile, c'est de pouvoir dire : *Ici le broiement doit et peut être appliqué ; là il ne convient pas, la taille lui est préférable.*

J'ai omis à dessein de grossir ce volume en parlant de la taille, en faisant en quelque sorte un parallèle entre cette opération sanglante et la lithotritie ; ce parallèle a été déjà fait par un homme consciencieux et habile, de l'amitié duquel nous nous honorions ; l'estimable et regrettable Blandin, professeur à l'École de médecine et chirurgien de l'Hôtel-Dieu, a cherché à établir, dans sa thèse de concours sur ce sujet, les cas dans lesquels la lithotomie ou la lithotritie conviennent plus spécialement ; et tout en faisant sentir, avec cette réserve et cette modestie qui le caractérisaient, combien il était difficile, dans l'état actuel de la science, de porter un jugement positif d'après les données fournies par l'expérience à la détermination des cas qui conviennent à l'une ou à l'autre de ces deux méthodes opératoires, cependant il a cru pouvoir assurer, et nous partageons son avis à cet égard, 1° que la taille doit être préférée à la lithotritie chez les enfants qui n'ont pas encore atteint quinze à seize ans; 2° que chez les adultes des considérations diverses doivent faire préférer tantôt la taille et tantôt la lithotritie; que si chez un adulte il n'existe qu'un ou deux calculs peu volumineux, libres dans la vessie, si les organes des voies urinaires ne sont point altérés, la lithotritie doit être préférée; 3° que chez les vieillards la lithotritie paraît aussi offrir plus de chances que l'opération de la taille, toutes choses égales d'ailleurs; 4° que chez les sujets affaiblis par de longs travaux de cabinet, nerveux et habitués à de profondes méditations, la lithotritie l'emporte encore sur la taille; 5° mais que la lithotritie doit céder le pas à la taille, toutes les fois que les voies urinaires ont subi de profondes altérations, surtout lorsque celles-ci siégent du côté des reins; 6° lorsque les pierres sont multiples ou volumineuses, alors tous les cas sont bons pour la taille. Là où la lithotritie cesse de rendre des services, la taille pourra encore être d'un utile secours, même alors que l'état du malade aurait été aggravé par des tentatives réitérées de broiement sans résultat.

La lithotritie marche aujourd'hui d'un élan rapide vers la perfection; depuis quelques années, elle a presque complètement changé de face, parce qu'on a senti, comme nous, qu'elle devait devenir plus simple, d'une application plus générale et plus facile : aussi depuis quelques années les résultats en sont-ils beaucoup plus satisfaisants. Les opérateurs ont acquis cette expérience de la main, qui est si utile dans toutes les opérations, et nous conclurons enfin que la lithotritie, avec son nouveau brise-pierre, est une heureuse conquête de la chirurgie, qu'elle doit marcher à la fois la rivale et la sœur de la lithotomie, et que toutes deux doivent se prêter désormais un mutuel secours.

CHAPITRE VI.

UN MOT SUR LES AFFECTIONS SYPHILITIQUES PRIMITIVES, ET LEURS ACCIDENTS SECONDAIRES ET TERTIAIRES.

Le virus syphilitique a-t-il perdu de son intensité, depuis que la maladie vénérienne existe ? On peut répondre avec assurance à cette question, qu'il est bien certain que l'on doit l'atténuation de ces symptômes, aux mœurs, à la civilisation, aux soins de propreté hygiéniques et surtout à la connaissance plus complète de la maladie et du traitement.

On a cru pendant longtemps à l'indispensable né–

cessité du mercure pour la guérison de ces affections,
et maintenant on y substitue presque exclusivement
l'iodure de potassium ; « hâtons-nous donc d'em-
» ployer ce remède, tandis qu'il guérit encore, »
comme le disait avec bonhomie notre savant et estimable maître le professeur Boyer, « car il est rare
» qu'un remède ou qu'une doctrine médicale durent
» plus de dix ans. »

On ne craint plus aujourd'hui de supprimer les
blennorrhagies dès le début aux moyens d'injections
sédatives et astringentes et même caustiques ; il y a
vingt années à peine, qu'une pareille pratique eût
été qualifiée de téméraire et de dangereuse.

Aujourd'hui le traitement des maladies vénériennes
est bien connu ; et dès qu'une personne redoute l'infection de ce virus , ou qu'elle s'aperçoit des premiers symptômes, elle s'empresse de réclamer les
soins de la science, et ce n'est que lorsque ces
premiers soins ont été négligés , que l'on a l'occasion
de constater ces ravages qui prouvent que le virus
syphilitique n'a rien perdu de sa violence. Ce sont ces
accidents que la pratique médicale appelle *secondaires*
et *tertiaires* ou bien encore *syphilis constitutionnelle.*

Le chancre est le type de l'affection vénérienne.
Cette infection virulente peut se développer aussi
bien sur l'homme que sur la femme, à tous les âges
de la vie, même dans le sein de la mère, ou par l'in-
termédiaire d'une nourrice ou de son nourrisson.
Aucun tempérament n'est réfractaire à son absorption ; et si l'on voit parfois des individus s'exposer

impunément à la contagion , cela tient seulement à certaines précautions hygiéniques dont ils s'entourent, à de grands soins de propreté avant et après le coït, ou bien encore à ce qu'ils ne sont pas dans les conditions favorables à l'absorption de ce virus.

La syphilis n'est pas une maladie propre aux seuls organes génitaux ; c'est surtout ce qui différencie les maladies virulentes de celles qui ne le sont pas. Les maladies non virulentes n'ont jamais leur siége primitif qu'aux organes génitaux, et en particulier sur la membrane muqueuse de ces organes ; tandis que la maladie vénérienne, la *vérole*, peut envahir un individu par un point quelconque de la surface du corps. Il est vrai que le plus souvent le siége du mal débute d'abord aux parties génitales, mais seulement parce que c'est la voie d'infection la plus naturelle.

Il survient souvent des écoulements blennorrhagiques par suite des rapports sexuels de deux personnes saines; on n'est jamais atteint de chancre que par suite de rapports avec une personne qui est elle-même actuellement affectée de cette ulcération syphilitique.

La vérole, maladie virulente et contagieuse, provient toujours d'une sécrétion morbide qui, déposée sur la peau ou sur une membrane muqueuse dénudée, y suscite au bout de très peu de jours du prurit, de la démangeaison , une légère chaleur, à la place que doit envahir le chancre; on y voit s'y développer une élevure rouge de forme papuleuse , une petite vésicule remplie de sérosité s'y développe, la pustule

augmente rapidement, la vésicule se crève, la sérosité s'en écoule et l'on aperçoit une ulcération, dont
l'ouverture est moins étendue que le fond, dont les
bords sont taillés à pic, décollés, tendant à se renverser en dehors. Le pourtour ou la base sur laquelle
elle repose est dur, engorgé; le pus fourni par le
chancre est mal lié, d'un gris sale, souvent mêlé de
débris de chair et de sang. Les points où on l'observe
le plus souvent chez l'homme sont : la partie inférieure du gland, du frein du filet, autour de la couronne du gland, sur le prépuce et sur les bourses; à
l'anus, aux lèvres, à la langue, au fond de la gorge,
aux paupières, aux doigts mêmes; chez la femme,
c'est surtout à la fourchette, qu'il est le plus fréquent,
aux plis des petites et grandes lèvres, dans toute la
longueur du vagin, et jusque sur le col de la matrice ;
on le rencontre aussi à l'anus, sur les seins et au
mamelon.

Le chancre peut guérir sans laisser de traces, bien
qu'il soit parfaitement vénérien, et que le pus qu'il
fournit, étant inoculé, produise des chancres, et
même l'infection générale, appelée *accidents secondaires et tertiaires*, ou bien encore *syphilis constitutionnelle*.

Les accidents secondaires et tertiaires arrivent à
des époques indéterminées, six mois, une année et
plus après la cessation des accidents primitifs ; ils ne
sont pas transmissibles par le contact ou l'inoculation ;
mais ils sont une cause fréquente, à la longue, de
phthisies pulmonaires, d'écrouelles, de scrophules,

ou de cancers, affections que présente si souvent la génération actuelle.

Les accidents tertiaires sont bien plus graves que les secondaires; ceux-ci sont, pour ainsi dire, une maladie de la peau ou des membranes muqueuses, des syphilides papuleuses, susceptibles de guérir parfaitement par un traitement approprié, et sans laisser de trace dans la constitution, tandis que les accidents tertiaires pénètrent plus profondément dans nos tissus; ils envahissent bien souvent le tissu cellulaire fibreux, les muscles, les organes parenchymateux et les os, et même le système nerveux.

C'est sous l'influence de cet empoisonnement général du sang, que l'on voit survenir des ulcères opiniâtres qui s'établissent à la gorge, au nez, aux paupières, qui détruisent le voile du palais, les os palatins, les cartilages et les os du nez; qu'il arrive ces gonflements des os, ces exostoses, caries et nécrôses; ces douleurs ostéocopes nocturnes, ces tumeurs gommeuses répandues sur diverses parties du corps, ces testicules durs et squirrheux ou affectés de sarcocèle; ces bubons ou engorgements des ganglions lymphatiques, le résultat direct de l'absorption du pus contagieux. On ne saurait trop recommander aux malades de s'adresser aux hommes de l'art, quand ils pensent avoir à redouter d'aussi formidables accidents. Il est une remarque très consolante à faire : c'est que, quand les accidents secondaires ont été convenablement traités, les malades sont tout-à-fait à l'abri des accidents tertiaires. La vérole est une

maladie comme une autre, facile à diagnostiquer;
dont le pronostic n'a rien de funeste, et dont le
traitement bien dirigé est sûr et exempt de danger.
Quand l'autorité le voudra il lui sera facile de diminuer les maux produits par cette affection. Le vrai
et seul moyen est de renoncer au système de mystère,
d'intimidation et de séquestration qu'on a suivi jusqu'à ce jour; en augmentant la surveillance d'une
part, et de l'autre, les moyens de secours et de guérison. Que les vénériens, au lieu d'être repoussés,
soient admis indistinctement dans tous les hôpitaux,
que tous les praticiens soient appelés à leur donner
des soins et à étudier directement les symptômes
syphilitiques dans toutes leurs formes, et l'on verra
avant peu les ravages de la maladie, déjà bien limi-
tés, se réduire encore à une plus faible proportion,
s'ils ne disparaissent complètement, comme j'en
crois à la possibilité.

Revenons-en au traitement du chancre primitif
qui guérit spontanément dans un délai déterminé,
sans même avoir besoin d'un traitement spécifique ;
quant à la syphilis constitutionnelle, elle guérira bien
plus promptement et plus sûrement par un traitement
mercuriel.

Dans le chancre primitif, le traitement local a une
grande influence, tant pour en abréger la durée que
pour prévenir l'infection générale. Je pratique toujours avec succès la cautérisation de la pustule initiale, non-seulement comme moyen de diminuer les
chances de l'infection générale, mais encore pour

abréger autant que possible la durée des symptômes locaux ; je mets les malades au repos, à un régime adoucissant, les privant de tous les excitants, tant en boissons qu'en aliments ; si je n'arrive pas à temps, ou que la cautérisation n'ait pas réussi, je prends la précaution de proportionner les pansements à la quantité de la suppuration, de bien absterger chaque fois les surfaces voisines, et de les recouvrir avec de la charpie sèche et molle, qui a l'avantage de bien absorber les liquides sécrétés et d'en empêcher l'épanchement. Il est rare qu'au bout de trois semaines, un mois au plus, le malade ne soit guéri radicalement.

Si j'ai à combattre des accidents secondaires ou tertiaires, je n'hésite pas à recourir au traitement spécifique : le mercure à très petite dose, en fait la base ; la liqueur de Van-Swieten, les pilules de deuto-iodure de mercure, le sirop de gaïac de deuto-iodure ioduré. Quelques boissons, dites sudorifiques, font la base de tout mon traitement. (1)

Ce traitement devra être continué pendant six semaines, deux mois environ ; tous les huit jours je fais reposer un jour ou deux le malade, lui faisant prendre un bain sulfureux le premier jour, et une purgation légère, le lendemain, soit avec de l'eau minérale de Pullna, ou deux verres de limonade purgative au citrate de magnésie. Pendant tout le

---

(1) Nous avons employé bien souvent le Rob de Laffecteur, ce vétéran des remèdes anti-syphilitiques, pour combattre les accidents secondaires et tertiaires, et il est rare que ce médicament nous ait fait défaut.

temps du traitement , le malade s'abstient de vin
pur, liqueurs, café noir, viandes salées ou épicées ,
vinaigre, aliments de haut goût. Au dixième jour le
malade commence à s'apercevoir d'un mieux très
sensible, la teinte rouge cuivrée des taches répandues
sur sa peau disparaît; les ulcères, les plaies de mauvaise nature se détergent; les ragades et végétations
s'affaissent; les fissures se cicatrisent; la teinte gris-
plombée du visage, ce signe caractéristique de la vérole disparaît pour faire place à la coloration primitive et naturelle de la peau. Les cheveux ne tombent
plus et au contraire ils commencent à repousser;
enfin, le moral du malade subit aussi une transformation en rapport avec son amélioration générale.

Disons-le avec orgueil et bonheur, en terminant cet
ouvrage, et ce court aperçu, sur les affections vénériennes, que de malades atteints de syphilis constitutionnelle, mal conseillés et plus mal traités encore,
s'abandonnant à la tristesse et au désespoir, en voyant
leur état empiré sous l'influence d'un mauvais traitement, ont recouvré la santé entre nos mains, et cela
en fort peu de temps. Combien, maintes fois, n'avons-
nous pas joui de leur surprise et de leur étonnement
quand ils voyaient la rapidité avec laquelle nous les
guérissions, et surtout, combien était simple l'arsenal thérapeutique où nous puisions, pour arriver à
des résultats aussi complets qu'inespérés.

ÉTABLISSEMENT DES NÉOTHERMES.

⚊◆⚊

Bien souvent des malades de la province ou de l'étranger nous écrivent pour nous demander si nous avons une maison de santé où ils pourront recevoir nos conseils et nos soins.

Nous nous empressons de leur recommander l'Etablissement des Néothermes, rue de la Victoire, n° 56, nouvellement restauré et dirigé par un administrateur très entendu; situé à notre proximité, ils y trouveront, des bains ordinaires et sulfureux, des douches et vapeurs, une galerie couverte, chauffée en hiver; jardin, salle de billard et de conversation; table d'hôte et des chambres meublées à des prix modérés. Enfin, tout le confort que peuvent désirer des malades aisés, qui ne veulent cependant pas se trouver dans une maison de santé, spécialement consacrée à recevoir telle ou telle nature d'affection.

⚊◆⚊

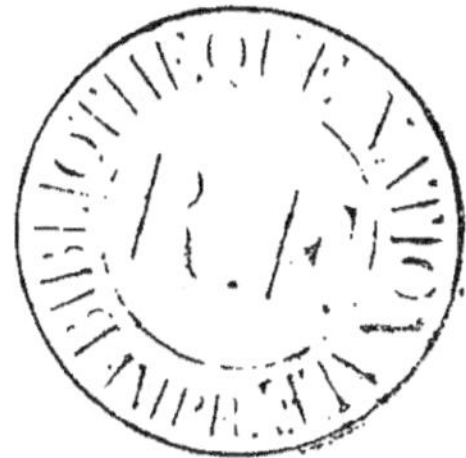

TABLE DES MATIÈRES.

DEUXIÈME PARTIE.

*Des reins. — Des uretères. — Du diabète sucré ou glucosurie. —
De la gravelle et des calculs. — Des causes, des symptômes et
des divers modes de traitement de ces maladies.*

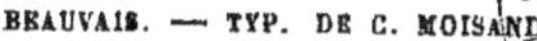